DER GROSSE GU KOMPASS

Sven Sommer

Homöopathie

➤ Sicher und schnell zum richtigen Mittel
➤ Mehr als 130 Beschwerdebilder
➤ Über 100 Mittelbeschreibungen

Für Ihre Hausapotheke

Preisgünstige Ledertaschen in verschiedenen Größen samt Zubehör zum Buch (S. 17) bekommen Sie zum Beispiel im Taschenvertrieb bei **Gegko, R.Yap, Wertinger Str. 4, 86456 Gablingen, E-Mail:** <mail@gegko.de>, **Webseite:** <www.gegko.de>. *Damit können Sie sich Ihre Taschenapotheke selbst zusammenstellen und abfüllen. Auf Anfrage nennt Gegko Ihnen auch eine der Agentur bekannte und Ihnen am nächsten gelegene Apotheke, welche diese Taschen bereits mit Globuli bestückt anbietet.*

Sven Sommer

Heilpraktiker und Absolvent der Heilpraktikerschule Josef Angerer in München, arbeitet seit Jahren in eigener Praxis in England und Spanien auf den Gebieten Homöopathie, Bachblüten und Akupunktur. Autor von sieben Büchern über Homöopathie, darunter »GU Kompass Homöopathie für Kinder« sowie die Bestseller »GU Kompass Homöopathie« und »Der große GU Kompass Homöopathie«. Seine Bücher sind in 15 Ländern erschienen und wurden über eine Million Mal verkauft. Mehr über den Autor, seine Bücher und über homöopathische Taschenapotheken zu seinen Büchern finden Sie auf seiner Webseite: <www.svensommer.com>

INHALT

Ein Wort zuvor   4

Mit Homöopathie behandeln   5
Grundlagen   5
Einnahme und Dosierung   8
Antworten auf wichtige Fragen   11
Die homöopathische Hausapotheke   16
Die Selbstbehandlung   19
Beispiele, die Ihnen helfen   21

Homöopathische Erste Hilfe   26

Körperliche Symptome von A–Z   41

Störungen des Allgemeinbefindens   149

Beschwerden von Kindern   176
Kindertypen und ihre Mittel   192

Leitsymptome wichtiger homöopathischer Mittel   195

Zum Nachschlagen   249
Wichtige Begriffe in der Homöopathie   249
Bücher, die weiterhelfen   251
Sach- und Beschwerdenregister   252

EIN WORT ZUVOR

Als ich 1995 das Manuskript für einen kleinen homöopathischen Ratgeber schrieb, der nur für meine Patienten und Bekannten gedacht war, konnte niemand ahnen, wie groß und anhaltend die Nachfrage danach sein würde. In den letzten Jahren scheinen viele Menschen im Umgang mit den »harten« Drogen der Schulmedizin sehr vorsichtig geworden zu sein. Das Interesse an risikoarmen Therapien ist immens gestiegen und die Homöopathie hat sich dabei wie keine andere zur Eigenbehandlung hervorgetan.

Leser und Patienten sind an mich herangetreten und haben wieder und wieder den Wunsch nach einem umfangreichen Ratgeber geäußert, der bei vielen Beschwerden detailliert über die homöopathische Behandlung Auskunft gibt, ohne dabei an Übersichtlichkeit und schnellem Zurechtfinden einzubüßen.

Im vorliegenden Buch habe ich nach bewährter Art weit über 120 der wichtigsten homöopathischen Mittel aufgeführt. Damit lassen sich jetzt die Mehrzahl aller Beschwerden, die einer Selbstbehandlung zugänglich sind, kompetent behandeln.

Wenn Sie darüber hinaus bei Bedarf, bei Unsicherheit in der Mittelwahl und in ernsten Fällen Rat und Hilfe durch einen Arzt oder Heilpraktiker hinzuziehen, wird Ihnen und Ihrer Familie Der große GU Kompass **Homöopathie** ein hilfreicher und treuer Begleiter werden.

Sven Sommer

Mit Homöopathie behandeln

Grundlagen

Der deutsche Arzt und Chemiker Samuel Hahnemann (1755 – 1843), mit den medizinischen Resultaten seiner Zeit höchst unzufrieden, entwickelte eine sanfte Heilmethode, die seinen Patienten schnell und sicher helfen sollte. Er nannte sie Homöopathie. Der Begriff kommt aus dem Griechischen und bedeutet soviel wie »Ähnlich dem Leiden«.

Das Ähnlichkeitsprinzip

Das Wirkprinzip der Homöopathie beschreibt der Satz: »Ähnliches möge mit Ähnlichem geheilt werden« (lateinisch: »similia similibus curentur«). Dies besagt, dass eine Substanz, die beim gesunden Menschen bestimmte Krankheitssymptome hervorruft, einen kranken Menschen mit denselben oder ähnlichen Symptomen zu heilen vermag. Um Vergiftungen zu vermeiden, werden in der Homöopathie hohe Verdünnungen der Wirksubstanz eingesetzt. Als Folge sind homöopathische Mittel frei von Nebenwirkungen.

Homöopathie und Impfung

Das zunächst verwirrend klingende Prinzip wird verständlich, wenn man es mit einer Impfung vergleicht. So wird etwa bei der Pockenimpfung dem Patienten die abgeschwächte Form eines ähnlichen Krankheitserregers (der Erreger der Kuhpocken) gegeben, worauf der Körper Abwehrkräfte gegen Pocken entwickelt. Man nennt diesen Vorgang Immunisierung. Die Pockenimpfung entspricht voll und ganz dem Heilprinzip der Homöopathie: Eine ähnliche Substanz (Kuhpocken) wird in ungefährlicher Form (abgeschwächter Erreger) als Wirkstoff gegen die Krankheit beim Menschen eingesetzt. Beide Methoden, Homöopathie und Impfung, stimulieren das körpereigene Abwehrsystem (Immunsystem) und wurden interessanterweise im selben Jahr (1796) von den beiden Ärzten Samuel Hahnemann (in Deutschland) beziehungsweise Eduard Jenner (in England) publik gemacht. Warum die Homöopathie trotzdem der Impfung gegenüber kritisch eingestellt ist, erfahren Sie auf Seite 15.

Die Entdeckung

Schon 1790 stellte Hahnemann in seinem berühmten Selbstversuch mit Chinarinde, einem damals gängigen Mittel gegen Malaria, Erstaunliches fest: Obwohl nicht an Malaria erkrankt, entwickelte er nach regelmäßigem Trinken einer Chinarinden-Abkochung Symptome, die sonst nur bei Malariapatienten auftraten. Er zog daraus den Schluss, dass Chinarinde zwar bestimmte Krankheitssymptome bei Malaria bessert, bei zu starker Dosierung aber am Gesunden genau diese Symptome hervorruft. Als sich diese Beobachtung mit anderen Substanzen bestätigte, verallgemeinerte Hahnemann seine Erkenntnis zum Ähnlichkeitsprinzip der Homöopathie. Bekannte homöopathische Mittel, die dieses Prinzip verdeutlichen, sind zum Beispiel:

- *Apis*, die Biene (Seite 201), hilft gegen Wespen- und Bienenstiche
- *Coffea*, der Kaffee (Seite 215), hilft gegen Schlaflosigkeit und nervöse Überreiztheit
- *Urtica urens*, die Brennnessel (Seite 248), hilft gegen leichte Verbrennungen
- *Tabacum*, der Tabak (Seite 246), hilft gegen Übelkeit und Schwindel (wie bei der allerersten Zigarette)

Arzneimittelprüfung und Arzneimittelbild

In der Folgezeit machten Hahnemann, seine Mitarbeiter und später seine Nachfolger mit den verschiedensten pflanzlichen, tierischen und mineralischen Substanzen weitere Versuche an sich und gesunden Testpersonen. Bei dieser als Arzneimittelprüfung bezeichneten Vorgehensweise wurden alle Symptome, die nach Einnahme einer Testsubstanz auftraten, mit großer Sorgfalt aufgezeichnet. Zusammen mit eventuell schon bekannten Beschreibungen von Vergiftungssymptomen entstand für jede Substanz ein eigenes Arzneimittelbild.

Die Homöopathie baut somit auf einem streng wissenschaftlichen System auf, das auf dem Ähnlichkeitsprinzip als Hypothese beruht, durch die Arzneimittelprüfungen am Gesunden geprüft und durch die Anwendung am Kranken bestätigt wurde. Tierversuche sind bei homöopathischen Mitteln überflüssig.

Hahnemann erzielte mit seinem homöopathischen Konzept sensationelle Erfolge. So behandelte er 1813 während einer Typhusepidemie 183 Typhuspatienten, von denen nur einer starb. Die Sterblichkeitsrate der konventionellen Behandlung lag bei über 50 %!

Mit Homöopathie behandeln

Potenzieren: Kräfte entfalten durch Verdünnen

Um auch hochgiftige Substanzen ohne Gefahr einsetzen zu können, müssen sie in mehreren Schritten stark verdünnt werden. Hahnemann hatte sich dabei angewöhnt, nach jedem Verdünnungsschritt kräftig und rhythmisch zu verschütteln. Es ist seine weitere große Leistung, dass er den bis heute nicht erklärbaren Einfluss des Verschüttelns auf die Wirksamkeit der Mittel festgestellt und untersucht hat. Obwohl zu erwarten wäre, dass die Wirkung mit zunehmender Verdünnung abnimmt, bewirkt diese Methode, dass sich die Kräfte (die Potenz) des Mittels noch stärker entfalten. Hahnemann sprach deshalb nicht mehr vom Verdünnen, sondern vom Potenzieren.

Die Potenzen

Das Potenziersystem der Homöopathie erscheint zunächst verwirrend, lässt sich aber leicht verstehen: Es gibt D-, C-, M- und LM- (= Q-) Potenzen.
- »D« steht für Verdünnung im Verhältnis 1:10,
- »C« für Verdünnung im Verhältnis 1:100,
- »M« ist eine Abkürzung für eine C1000,
- »LM« oder »Q« für Verdünnungsschritte 1:50 000.

Um ein homöopathisches Mittel in D-Potenzen herzustellen, wird vom gelösten Ausgangsstoff (Konzentrat, Ursubstanz) 1 Tropfen mit 9 Tropfen Alkohol verdünnt und verschüttelt. So entsteht die D1-Potenz. Wird von dieser wiederum 1 Tropfen mit 9 Tropfen Alkohol verdünnt (und verschüttelt), so ergibt dies die D2- Potenz. Ein Mittel in der Potenz D6 wurde folglich sechsmal hintereinander im Verhältnis 1:10 verdünnt und verschüttelt, die Potenz D12 zwölfmal.

Unterschiedliche Potenzen zeigen einen unterschiedlichen Einfluss auf das Krankheitsgeschehen. Je höher die Potenz, desto sanfter, sicherer und schneller wirkt das Mittel. Ein versierter Homöopath kann über die Art und Höhe der Potenz den einzelnen Krankheitsfall ganz gezielt beeinflussen. Als Faustregel lässt sich sagen, dass Potenzen bis zur D12 oder C12 (Tiefpotenzen) mehr auf der körperlichen Ebene wirken, mittlere Potenzen bis zur D30 oder C30 sowohl auf der körperlichen als auch auf der energetischen Ebene und Potenzen über der D30/C30 (Hochpotenzen) überwiegend auf der energetischen Ebene.

- *Tiefpotenzen:* Sie sprechen auf alle rein körperlichen Prozesse (zum Beispiel Schnupfen durch Kälte) gut an und zeichnen

sich durch eine breite, dafür aber schwache Wirkung aus. Ein Mittel in tiefer Potenz hat selbst dann noch einen schwachen Heileffekt, wenn es nicht richtig passt – einer der Gründe, warum tiefe bis mittlere Potenzen gerne zur Selbstbehandlung empfohlen werden.
- *Mittlere Potenzen:* Hier beginnt der Einfluss auf den seelisch-geistigen Bereich (zum Beispiel Schnupfen, der entsteht, weil man »die Nase reichlich voll« hat).
- *Hochpotenzen:* Sie wirken rasch und tiefgreifend, setzen aber eine große Übereinstimmung zwischen Arzneimittelbild und Krankheitssymptomen voraus. Viele klassische Homöopathen, die nahezu ausschließlich mit Einzelmitteln therapieren, arbeiten mit Hochpotenzen.

Sanfte und individuelle Behandlung

Bei einer homöopathischen Behandlung ist nicht nur die Diagnose (etwa Husten, Schnupfen oder Blasenentzündung) von Wichtigkeit, sondern es kommt vor allem auf die individuellen Krankheitssymptome an. Trotz vieler Gemeinsamkeiten bei einem bestimmten Krankheitsbild reagiert jeder Mensch doch auf seine eigene Art und Weise (beispielsweise hat nicht jeder Schnupfen dieselben Symptome). Dies macht verständlich, warum es in der Homöopathie einerseits für die gleiche Krankheit unterschiedliche Mittel gibt, andererseits aber auch dasselbe Mittel für unterschiedliche Krankheiten eingesetzt werden kann.

Wie man heute weiß, stimulieren und regulieren homöopathische Mittel die Selbstheilungsprozesse des Körpers (das Immunsystem) und stärken damit Körper und Gesundheit. Im Gegensatz dazu zielen konventionelle Medikamente – zum Beispiel Antibiotika – häufig darauf ab, etwaige Erreger abzutöten. Damit nimmt man aber nicht nur die Schwächung des Immunsystems in Kauf, sondern oft auch noch erhebliche Nebenwirkungen. Derart drastische Maßnahmen sollten für schwere, gefährliche oder hochinfektiöse Erkrankungen reserviert bleiben und nicht bei jedem banalen Infekt zur Anwendung kommen.

EINNAHME UND DOSIERUNG

Das Wichtigste bei der Selbstbehandlung ist, das passende Mittel zu finden. Bei einem falschen Mittel wird sich der Krankheitszustand nicht bessern. Haben Sie jedoch das richtige gewählt, werden Sie nahezu immer einen Heileffekt erreichen.

Mit Homöopathie behandeln

Welche Potenz?
Die zur Selbstbehandlung bewährten Potenzen sind bei jeder Mittelempfehlung angegeben (zum Beispiel: Nux vomica D12).

Wie häufig einnehmen?
Als Grundregel gilt: Je heftiger die Beschwerden, desto häufiger nehmen Sie das Mittel. Sobald Sie eine Besserung des Zustandes verspüren, nehmen Sie das Mittel seltener.

> Im Beschwerdeteil dieses Buches finden Sie bei jedem Mittel die geeignete Potenz und eine Dosierungsempfehlung, z. B.:
> - alle 10–15 min: alle 10 bis 15 Minuten je 1 Gabe
> - alle 4 h: alle 4 Stunden eine Gabe
> - 3mal täglich: 3mal täglich eine Gabe
> - 1mal wöchentlich: eine Gabe pro Woche
> - 1mal monatlich: eine Gabe pro Monat

AUSNAHMEN
- *Hochakutes Krankheitsgeschehen (die Beschwerden treten mit großer Geschwindigkeit und äußerster Heftigkeit auf):* Lösen Sie 1 Gabe des Mittels in 200 ml Wasser auf, verrühren Sie Wasser und Mittel kräftig mit einem Holz- oder Plastiklöffel und nehmen Sie alle 3 bis 15 Minuten einen kleinen Schluck davon (Wasserglasmethode).
- *Akutes Krankheitsgeschehen (die Beschwerden treten rasch und heftig auf):* Nehmen Sie das Mittel alle 1 bis 2 Stunden ein, in diesen kurzen Abständen aber nicht länger als einen Tag beziehungsweise nicht öfter als 12- bis 24mal in den ersten 24 Stunden. Anschließend nehmen Sie das Mittel in der Standarddosis, die bei den nicht akuten Beschwerden angewendet wird.

STANDARDDOSIS
Wenn Sie die im Buch empfohlenen Potenzen nicht zur Hand haben sollten, gelten bei nicht akutem Krankheitsgeschehen folgende Richtlinien:
- bis zur Potenz D6/C6: 3mal täglich 1 Gabe
- bis zur Potenz D15/C15: 2mal täglich 1 Gabe
- die Potenz C30: 1mal wöchentlich 1 Gabe
- die LM-Potenzen: 3mal wöchentlich 1 Gabe

Hochpotenzen ab D200/C200 (Ausnahme: LM-Potenzen) sollten

erst dann wiederholt werden, wenn die Wirkung der vorherigen Gabe abgeklungen ist (nach circa 4 bis 8 Wochen). Nehmen Sie Hochpotenzen generell nur nach Absprache mit Ihrem Homöopathen ein.

Bitte beobachten Sie nach jeder Gabe, ob eine Veränderung im Krankheitszustand eintritt. Sobald eine Besserung zu verzeichnen ist, verdoppeln Sie die Zeiträume zwischen den Gaben (also statt alle 2 Stunden beispielsweise nur noch alle 4). Nehmen Sie beim Gefühl, wieder gesund zu sein, das Mittel noch maximal für weitere zwei Tage in der halben empfohlenen oder Standarddosierung. Nehmen Sie das Mittel nur dann wieder, wenn die ursprünglichen Symptome erneut auftreten.

Wie einnehmen?

Homöopathische Mittel werden schon in der Mundschleimhaut vom Körper aufgenommen. Um die bestmögliche Wirkung zu erzielen ist es empfehlenswert, das Mittel für 1 Minute im Mund zu behalten, also die Globuli oder Tabletten im Mund zergehen zu lassen. Geben Sie das Mittel nicht unmittelbar vor oder nach dem Essen, Trinken, Rauchen oder Zähneputzen. Die Mundschleimhaut sollte frei von fremdem Geschmack sein, da ansonsten die Mittel weniger gut wirken können.

Werden zwei Mittel im Wechsel eingenommen, lässt man einen Zeitraum von 15 bis 30 Minuten zwischen der Einnahme der Mittel, oder Sie nehmen ein Mittel vormittags, das andere nachmittags bzw. ein Mittel vor dem Essen, das andere danach.

Was ist eine Gabe?

Homöopathische Mittel sind als Tropfen, Tabletten, Pulver und als Globuli (Kügelchen) erhältlich. In diesem Ratgeber werden Globuli als übliche Darreichungsform empfohlen. In den Ausnahmefällen, in denen eine andere Darreichungsform angebracht ist, wird darauf gesondert hingewiesen.

- ➤ *Tropfen* besitzen einen hohen Alkoholgehalt und sind deshalb bei Kleinkindern und Alkoholkranken zu vermeiden.
- ➤ *Tabletten* und *Pulver* verwenden als Grundsubstanz Milchzucker, sie dürfen bei Laktoseintoleranz nicht verwendet werden.
- ➤ *Globuli* oder Kügelchen sind Zuckerperlen, auf die das homöopathische Mittel aufgetragen wird. Der Zuckergehalt ist dabei so gering, dass dies auch für die meisten Diabetiker unbedenklich ist. Globuli sind bei Kindern jeden Alters sehr

beliebt und brauchen wenig Platz. Bei der Zusammenstellung einer homöopathischen Haus- und Reiseapotheke werden sie daher bevorzugt verwendet.

> #### Erwachsene
> - bis zur D3/C3: 15 bis 20 Globuli, 15 bis 20 Tropfen oder 3 bis 4 Tabletten
> - bis zur D15/C15: 5 Globuli, 5 Tropfen oder 1 Tablette
> - ab der D15/C15: 3 Globuli, 3 Tropfen oder 1 Tablette
>
> #### Kinder
> - bis zur D3/C3: 10 Globuli, 10 Tropfen oder 2 Tabletten
> - bis zur D15/C15: 5 Globuli, 5 Tropfen oder 1 Tablette
> - ab der D15/C15: 3 Globuli, 3 Tropfen oder 1 Tablette
>
> #### Kleinkinder
> - bis zur D3/C3: 5 Globuli oder 1 Tablette
> - bis zur D15/C15: 3 Globuli oder 1 Tablette
> - ab der D15/C15: 2 Globuli oder 1 Tablette
> - Globuli oder Tabletten in etwas Wasser auflösen (Tropfen sollten bei Kleinkindern wegen des hohen Alkoholgehaltes nicht verwendet werden)

Antworten auf wichtige Fragen

In diesem Abschnitt werden häufig gestellte Fragen im Umgang mit der Homöopathie beantwortet.

Wo sind homöopathische Mittel erhältlich?

Alle in diesem Ratgeber genannten Mittel sind in den empfohlenen Potenzen in jeder Apotheke ohne Rezept erhältlich. Viele Apotheken bieten auch unterschiedlich bestückte Haus- und Reiseapotheken an. Bei diesen ist allerdings nicht gewährleistet, dass alle Mittel dieses Buches enthalten sind. Mehr Informationen hierzu finden Sie auf Seite 2.

Ich habe zwar das Mittel, aber in einer anderen als der empfohlenen Potenz?

So lange es keine Hochpotenz (C200 und höher) ist, können Sie das Mittel ruhig verwenden. Bei der Dosierung halten Sie sich in diesem Fall bitte an die Richtlinien auf Seite 9.

Können auch mehrere homöopathische Mittel zusammen eingenommen werden?

Sollten für Ihre Symptome mehrere Mittel zutreffen, können Sie zwei bis drei gleichzeitig oder im Wechsel einnehmen. Empfehlenswert ist ein Abstand von 15 bis 30 Minuten zwischen den einzelnen Mitteln. Zwei der Mittel sollten dabei in niedrigen oder mittleren Potenzen (bis zur D15) gewählt werden, ein Mittel kann auch in einer höheren Potenz verabreicht werden (zum Beispiel C30).

Was passiert, wenn ich ein falsches Mittel nehme?

Die Einnahme eines falschen Mittels kann Ihnen (bei den hier aufgeführten Mitteln und empfohlenen Potenzen) nicht schaden. Das Mittel wird aber auch nicht helfen. Sollte sich also Ihr Krankheitszustand nicht verbessern, dann überprüfen Sie bitte anhand der Symptome und dieses Ratgebers, ob Sie das passende Mittel genommen haben. Überprüfen Sie auch, ob Sie das Mittel richtig eingenommen haben (Seite 10).
Verständlicherweise können in diesem Ratgeber nur die gängigsten der über 2000 homöopathischen Mittel aufgeführt sein. Wenn Ihre Symptome zu keinem der angeführten Mittelbilder passen und sich Ihr Zustand nicht bessert, sprechen Sie bitte mit einem in Homöopathie ausgebildeten Arzt oder Heilpraktiker.

Welche Reaktionen sind nach dem Einnehmen des Mittels zu erwarten?

- *Das Mittel hilft:* Es zeigt sich eine deutliche Besserung des Befindens, sowohl körperlich als auch psychisch. Meist tritt zuerst eine Besserung des Allgemeinbefindens ein, gefolgt von einer Besserung der spezifischen Beschwerden. Bei der Beurteilung des Heilverlaufes hilft das Heringsche Gesetz (Seite 249).
- *Das Mittel hilft nicht:* Meist haben Sie dann das falsche Mittel gewählt (oben). Es gibt manchmal Fälle, bei denen die Potenz des Mittels nicht stark genug wirkt, um den Heilprozess in die Wege zu leiten. Sind Sie überzeugt, dass die Krankheitssymptome zu Ihrem Mittel passen, dann versuchen Sie es mit einer anderen Potenz (statt einer D6 beispielsweise eine C30). In manchen Fällen kann für den Start des Heilprozesses das Reaktionsmittel Sulfur nötig sein (mehr dazu auf Seite 41).
- *Das Mittel hilft anfangs gut, dann aber nicht mehr:* Bitte überprüfen Sie zunächst, ob sich die Symptome verändert haben.

Veränderte Symptome müssen mit einem anderen Mittel behandelt werden. Notieren Sie die neuen Krankheitszeichen und suchen Sie nach dem nun passenden Mittel. Sollten die Krankheitssymptome sich nicht verändert haben, geben Sie das Mittel in einer anderen, meist höheren Potenz. Es kommt nicht selten vor, dass sich der Körper an ein Mittel gewöhnt und der Heilungsprozess erst mit der höheren Potenz (statt einer D6 beispielsweise eine D12) wieder in Gang kommt.

➤ *Die Beschwerden verschlimmern sich:* Immer wieder kann es vorkommen, dass sich die Krankheitssymptome anfangs etwas verschlechtern. Diese Heilkrise ist ungefährlich, meist nur von kurzer Dauer und als gutes Zeichen zu werten, da nun die körpereigenen Abwehrkräfte gegen die Krankheit vorgehen. Warten Sie mit der nächsten Gabe des Mittels, bis diese Erstreaktion (auch »Erstverschlimmerung« genannt) abgeklungen ist. Danach wird sich das Allgemeinbefinden verbessern und die Krankheitssymptome werden verschwinden. Auch ein Fieberschub kann als Erstreaktion auftreten, wenn der Organismus versucht, hitzeempfindliche Erreger durch Überwärmung abzutöten. Ist die Erstreaktion sehr stark, können Sie die Wirkung eines Mittels mit Kampfer (Seite 14) aufheben. Bleiben die Symptome bestehen oder fühlen Sie sich unsicher, dann setzen Sie sich bitte mit Ihrem Arzt oder Heilpraktiker in Verbindung.

Wann stellt sich eine Besserung ein?
Das kommt auf Ihre Beschwerden an. Als Faustregel gilt: Je akuter die Beschwerden, desto rascher wird das Mittel helfen. Je länger die Beschwerden schon bestehen oder je unbedenklicher sie erscheinen, desto länger müssen Sie erfahrungsgemäß warten, bis sich Ihr Befinden bessert.

Können Wechselwirkungen mit anderen Medikamenten und Therapien auftreten?
Bei den in diesem Ratgeber aufgeführten Mitteln treten in den empfohlenen Potenzen keinerlei Wechselwirkungen mit anderen Medikamenten oder Therapien auf. In der Tat können sich homöopathische Mittel mit anderen Medikamenten zu einer sinnvollen Therapie ergänzen. Auf keinen Fall dürfen Sie jedoch ohne vorherige Absprache mit Ihrem Arzt ein verordnetes Medikament eigenmächtig absetzen.

Können Kinder und schwangere Frauen mit homöopathischen Mitteln behandelt werden?

- Kinder, Kleinkinder und Säuglinge können ohne Bedenken die empfohlenen Mittel einnehmen. Bitte beachten Sie jedoch die richtige Dosierung für Kinder (Seite 11), die von den Empfehlungen abweichen kann.
- Schwangeren empfehle ich trotz der prinzipiellen Nebenwirkungsfreiheit homöopathischer Mittel, diese erst nach Absprache mit dem Arzt oder Heilpraktiker einzunehmen.

Beeinflusst die Aufbewahrung die Wirksamkeit der Mittel?

Eindeutig ja! Da homöopathische Mittel stark verdünnt (potenziert) werden, sind sie Fremdeinflüssen gegenüber empfindlich. Sie sollten Ihre Mittel an einem kühlen, dunklen Ort und nicht in der Nähe stark riechender Substanzen (wie Parfüme oder ätherische Öle) aufbewahren. Große Hitze, starke Lichteinstrahlung, Magnetfelder oder Röntgenstrahlen (auch Durchleuchtung im Flughafen) können die Wirksamkeit herabsetzen.

Was ist während einer homöopathischen Behandlung zu beachten?

Um die feinstoffliche Wirkung homöopathischer Mittel nicht zu stören, sollten einige Verhaltensregeln beachtet werden:

- Kaffee beeinträchtigt die Wirkung etlicher Mittel.
- Menthol (in Zahnpasta), Kampfer und andere ätherische Öle können die Wirkung stören.
- Drogen (auch Alkohol!), verschiedene konventionelle Medikamente, Operationen, selbst eine Zahnbehandlung können die Wirkung aufheben.
- Starker Lärmpegel, ein körperlicher oder emotionaler Schock, selbst sexuelle Exzesse sind schädlich.

Kurz und gut: Alles was Sie körperlich oder seelisch aus dem Gleichgewicht bringen kann, sollten Sie vermeiden. Eine gesunde ausgewogene Ernährung mit Vitaminen, Spurenelementen und Mineralien, regelmäßige körperliche Betätigung, ausreichend Ruhe und Schlaf unterstützen die heilende Wirkung der Mittel.

Kann ich eine homöopathische Behandlung mit anderen Therapieformen verbinden?

Da homöopathische Mittel lediglich die Selbstheilungskräfte anregen und regulieren, kann die Behandlung sehr gut zusammen

Mit Homöopathie behandeln

mit anderen naturheilkundlichen Therapien wie der Akupunktur, Kräuterheilkunde, Ernährungs- und Bachblütentherapie durchgeführt werden. Auch die Kombination mit schulmedizinischen und zahnärztlichen Behandlungen hat sich bewährt.
Für klassische Homöopathen allerdings ist die Homöopathie eine Einzeltherapie. Sie argumentieren, dass man bei der Anwendung von verschiedenen Therapieformen nicht weiß, was nun schlussendlich geholfen hat.

Ich bin gerade in homöopathischer Behandlung. Kann ich zusätzlich homöopathische Mittel einnehmen?

Dies sprechen Sie bitte mit Ihrem Therapeuten ab. Er kann am besten entscheiden, ob und in welchem Fall zusätzliche Homöopathika angebracht sind. Sollte er nicht erreichbar sein, können Sie bei akuten Störungen seine Basisbehandlung vorübergehend absetzen und nach Beseitigung der Störung wieder aufnehmen.

Warum sind Homöopathen Impfungen gegenüber kritisch eingestellt?

Leider sind Impfstoffe oft nicht so abgeschwächt, dass unerwünschte, ja selbst gefährliche Impfreaktionen ausgeschlossen werden können. Impfstoffe beinhalten zudem häufig Konservierungsstoffe oder tierische Eiweiße, auf die allergische Reaktionen möglich sind. Zudem stärkt nach homöopathischer Auffassung das »Durchmachen« gängiger Kinderkrankheiten das Immunsystem und fördert die Entwicklung des Kindes.
Weiter hat die Homöopathie viele bewährte Mittel, mit der Kinderkrankheiten gezielt beeinflusst werden können. Im Gegensatz dazu verfügt die konventionelle Medizin bei den meist von Viren verursachten Kinderkrankheiten über keine Medikamente und drängt deshalb zur Impfung. Ob Sie sich nun für oder gegen Impfungen entscheiden, wichtig ist, dass Sie sich vorab gut informieren. Beide Richtungen haben ihre Risiken und müssen im individuellen Fall abgewogen werden.

Gibt es wissenschaftliche Belege für die Wirksamkeit homöopathischer Mittel?

Ja, es werden immer wieder kontrollierte klinische Studien über die Wirksamkeit homöopathischer Mittel gemacht. Beispielsweise hat 1991 die renommierte Fachzeitschrift »British Medical Journal« 107 klinische Studien wiedergegeben, die in mehr als $3/4$ aller Fälle (über 75 %) dokumentierten, dass bei den verschiedensten Erkrankungen homöopathische Mittel erfolgreich helfen.

Wann ist es ratsam, einen in der Homöopathie ausgebildeten Arzt oder Heilpraktiker zu konsultieren?
Die Homöopathie kann alleine oder neben anderen naturheilkundlichen Therapien sehr erfolgreich bei Allergien, Hautproblemen und anderen chronischen Beschwerden eingesetzt werden. Die Behandlung erfordert allerdings ein genaues Studium des Patienten mit seinen für ihn typischen Reaktionsweisen und ein qualifiziertes homöopathisches Wissen (Konstitutionsbehandlung, Seite 250).

Wann ist es ratsam, einen Arzt oder Heilpraktiker zu konsultieren?
- Immer dann, wenn die Krankheitssymptome bedrohlich, sehr heftig oder ungewöhnlich sind
- Immer dann, wenn die Krankheitssymptome nicht besser oder gar anhaltend schlechter werden
- Wenn dieser Ratgeber eine fachliche Abklärung empfiehlt
- Immer dann, wenn Sie sich bei der Selbstbehandlung unsicher fühlen oder Ihr Allgemeinbefinden sehr angegriffen ist
- Bei anhaltenden oder wiederholt auftretenden Krankheiten

DIE HOMÖOPATHISCHE HAUSAPOTHEKE

Nicht nur in Notfällen ist es von Vorteil, das richtige Mittel gleich zur Hand zu haben. Sie können auch Alltagsbeschwerden schon in ihren Anfängen behandeln und somit oft im Keim ersticken. Eine geeignete Zusammenstellung von Mitteln benötigt nicht viel Platz. Die in Glasröhrchen abgefüllten Globuli passen je nach Zahl der Mittel in Ledermäppchen von unterschiedlicher Größe und sind so immer griffbereit.

Eine homöopathische Apotheke können Sie selbst zusammenstellen oder schon fertig gefüllt kaufen. Glasröhrchen und Taschen gibt es im Fachhandel und eine wachsende Anzahl von Apotheken füllt die Mittel für Sie ab (Seite 2). Ich möchte Ihnen hier 3 Versionen mit 30, 60 und 114 Mitteln vorstellen, die aufeinander aufbauen und sich ergänzen.
- *Die Standardtasche* enthält 30 Mittel. Die meisten kleineren Notfälle und Verletzungen sowie leichtere Beschwerden und Erkrankungen lassen sich damit gut behandeln.

Mit Homöopathie behandeln

- *Die Taschenapotheke* enthält die 60 am häufigsten verwendeten Mittel. Mit ihnen können Sie einen Großteil der alltäglichen Beschwerden behandeln. Sie haben mit der Taschenapotheke die wichtigsten homöopathischen Mittel griffbereit im Haus. Auch die gängigsten Konstitutionsmittel sind darin enthalten.
- *Die große Hausapotheke* enthält 114 Mittel. Damit lassen sich weitestgehend alle in diesem Buch beschriebenen Beschwerden behandeln.

Der Homöopathie-Kompass erwähnt insgesamt weit über 200 Mittel. Einige davon werden nur bei ganz spezifischen Beschwerden eingesetzt, sind deshalb nicht in die Hausapotheke aufgenommen und können bei Bedarf in einer Apotheke erworben werden. Andere Mittel sind nicht in der Hausapotheke enthalten, weil sie in größeren Mengen eingenommen werden müssen und die Glasröhrchen nicht genug Platz bieten. Hier empfiehlt sich die Anschaffung von ganzen Fläschchen. Im Anschluss an die drei Versionen der Hausapotheke finden Sie Empfehlungen für wichtige Mittel, die Sie in Fläschchen, in Tropfen- oder Salbenform anschaffen sollten (Seite 19). Selbstverständlich ist Ihnen freigestellt, weitere Mittel nach Ihrem persönlichen Bedarf hinzuzufügen.

Die Standardtasche (30 Mittel)

Aconitum C30	Gelsemium D12
Allium cepa D6	Hepar sulfuris D12
Apis D12	Hypericum D12
Arnica D12	Ignatia D12
Arsenicum album D12	Ipecacuanha D12
Belladonna D12	Kalium bichromicum D12
Bryonia D12	Magnesium phosphoricum D12
Cantharis D12	
Carbo vegetabilis D12	Mercurius solubilis D12
Chamomilla D12	Nux vomica D12
Colocynthis D12	Phosphorus D12
Cuprum metallicum D12	Pulsatilla D12
Eupatorium perfoliatum D12	Rhus toxicodendron D12
	Ruta D6
Euphrasia D6	Symphytum D6
Ferrum phosphoricum D12	Veratrum album D12

Die Taschenapotheke
(weitere 30 Mittel; insgesamt 60 Mittel)

Acidum phosphoricum D6
Antimonium crudum D12
Argentum nitricum D12
Calcium carbonicum D12
Calcium phosphoricum D6
China D6
Cimicifuga D12
Cocculus D6
Coffea 12
Conium D12
Drosera D6
Dulcamara D12
Graphites D12
Hamamelis D6
Kalium phosphoricum D6

Lachesis D12
Ledum D6
Luffa D6
Lycopodium D12
Natrium chloratum D12
Opium D12
Phytolacca D12
Rumex D6
Sepia D12
Silicea D12
Spongia D6
Staphisagria D12
Sulfur D12
Tabacum D12
Thuja D12

Die große Hausapotheke
(weitere 54 Mittel; insgesamt 114 Mittel)

Acidum nitricum D12
Acidum sulfuricum D6
Aconitum D12
Agaricus D12
Aloe D6
Ambra D4
Antimonium tartaricum D6
Antimonium tartaricum C30
Apis C30
Arsenicum C30
Arum triphyllum D6
Belladonna C30
Bellis perennis D6
Borax D6
Cactus D12
Calcium fluoratum D6
Capsicum D12

Carbo vegetabilis C30
Causticum D12
Chamomilla C30
Chelidonium D4
Cinnabaris D12
Coccus cacti D6
Colchicum D6
Cuprum C30
Dioscorea villosa D6
Glonoinum D12
Hyoscyamus D12
Ignatia C30
Iodum D12
Iris versicolor D6
Kalium carbonicum D12
Kalium iodatum D6
Lachesis C30

Mit Homöopathie behandeln

Mercurius corrosivus D12	Robinia D4
Mezereum D12	Sabadilla D6
Millefolium D12	Sambucus nigra D3
Natrium chloratum C30	Sanguinaria D12
Natrium sulfuricum D6	Selenium D12
Nux vomica C30	Stramonium D12
Petroleum D12	Tuberculinum C30
Phosphorus C30	Urtica urens D6
Podophyllum D8	Veratrum C30
Rhododendron D6	Zincum metallicum D12

Zusätzlich zu den Globuli in Glasröhrchen sollten Sie im Haus haben:
- *Tropfen:* Rescue-remedy-Tropfen (Notfall-Tropfen), Euphrasia-Augentropfen
- *Salben:* Rescue-remedy-Salbe, Arnica-Salbe
- *Urtinkturen:* Hypericum (10 ml), Calendula (10 ml)
- *Globuli in Fläschchen:* Okoubaka D2 (10 g), Echinacea D2 (10 g)

DIE SELBSTBEHANDLUNG

Die Behandlung mit homöopathischen Mitteln richtet sich nach den Krankheitszeichen (Symptomen) des Betroffenen. Sie gilt es zu erfragen, zu beobachten und gegebenenfalls zu notieren. Vier wichtige Fragen sollten als Erstes immer geklärt werden:
- Seit wann besteht die Krankheit?
- Wo ist der Sitz der Krankheit?
- Wie sehen die Krankheitssymptome aus?
- Was verbessert oder verschlechtert den Krankheitszustand?

Besonders hilfreich bei der Mittelfindung sind auffallende Symptome (Beispiel: starke stechende Schmerzen bei der allerkleinsten Bewegung) und absonderliche Symptome (Beispiel: Übelkeit wird durch Essen besser), besondere Bedürfnisse oder Abneigungen (Beispiele: starkes Verlangen nach Saurem; Abneigung gegen Fleisch) und die psychische Verfassung des Kranken (Beispiel: Sie sind sehr reizbar, cholerisch, gehen bei der geringsten Kleinigkeit in die Luft).

Um das passende Mittel zu Ihren Beschwerden im großen GU-Kompass Homöopathie zu finden, gehen Sie bitte folgendermaßen vor:

- **Schlagen Sie das geeignete Kapitel auf,** je nachdem, ob es sich um eine *Erste-Hilfe-Maßnahme,* um *körperliche Symptome, Störungen des Allgemeinbefindens* bei Erwachsenen oder um *Kinderkrankheiten* handelt.
- **Finden Sie Ihre wichtigste Beschwerde** anhand der alphabetischen Reihenfolge in den Kapiteln. Bei der Suche können Ihnen auch das Inhaltsverzeichnis, die Kolumnenzeilen am Kopf jeder Seite und das umfangreiche Sach- und Beschwerdenregister helfen.
- **Wegweiser** zeigen Ihnen bei besonders umfangreichen Rubriken die wichtigsten Mittel für eine bestimmte Symptomatik. Trifft die Symptomatik zu, müssen Sie nur noch die aufgeführten Mittel vergleichen.
- **Zwischenüberschriften** finden Sie immer dann, wenn die Vielzahl möglicher Homöopathika eine bessere Übersicht erfordert. Suchen Sie sich nun die grüne Zwischenüberschrift (und ihre Mittel heraus), die Ihre Beschwerde am besten beschreibt. Dadurch wird die Zahl der in Frage kommenden Mittel deutlich eingegrenzt.
- »**Allgemein bewährt**« lautet die Zwischenüberschrift für Mittel, die sich bei einer Beschwerde besonders bewährt haben. Sie können alleine oder zusätzlich zu anderen Mitteln eingenommen werden.
- **Vergleichen Sie Ihre Beschwerden mit den Beschreibungen.** Bei der Beschreibung der Symptome finden Sie unterschiedliche Schriftbilder, die über die Gewichtung Auskunft geben
  – **Fett gedruckt:** Diese Symptome (Leitsymptome) weisen eindeutig auf das beschriebene Mittel hin. Finden Sie diese Beschwerden bei sich deutlich und ausgeprägt, ist das Mittel in die engste Auswahl einzubeziehen.
  – *kursiv gedruckt:* Diese Symptome kommen häufig bei dem beschriebenen Mittel vor. Trifft die Beschreibung auf Ihren Zustand zu, kommt das Mittel in die engere Auswahl.
  – Normal gedruckt: Diese Symptome beschreiben zwar das Mittel, helfen aber weniger gut bei der Unterscheidung.
- **Das richtige Mittel steht bei der ähnlichsten Beschreibung** in der rechten Spalte. Neben dem Namen finden Sie die geeignete Potenz und Angaben dazu, wie häufig jeweils eine Gabe (Seite 10) einzunehmen ist. Finden Sie einen Stern* neben dem Namen (zum Beispiel Abrotanum* D6), so wird das Mittel in diesem Ratgeber ansonsten nicht mehr aufgeführt.

Mit Homöopathie behandeln

- **Beachten Sie Warnhinweise und Querverweise.** Warnhinweise finden Sie gegebenenfalls in der ersten Zeile der Beschreibungen. Wird auf fachliche Abklärung hingewiesen, so suchen Sie bitte Ihren Arzt oder Heilpraktiker auf. Beim Hinweis »zum Arzt!« ist auf jeden Fall eine ärztliche Abklärung geboten. Querverweise auf andere Mittel finden Sie im Text oder am Ende vieler Beschreibungen. Sie helfen beim Vergleich mit weiteren oder ähnlichen Symptomen. Lesen Sie bitte auch dort nach. Halten Sie sich immer die Grenzen der Selbstbehandlung (Seite 16) vor Augen.
- **Wenn Sie unsicher sind:** Nutzen Sie das Kapitel »Leitsymptome homöopathischer Mittel« (Seite 195) zur Kontrolle Ihrer Mittelwahl. Sie finden hier eine ausführliche Beschreibung aller wichtigen Symptome (Leitsymptome), die jedes Mittel charakterisieren. Über die alphabetische Anordnung erreichen Sie schnell das gewünschte Mittel.

Bitte beachten Sie beim Vergleich Ihrer Beschwerden mit den Beschreibungen der Mittel, dass nicht alle angegebenen Symptome auftreten müssen. Selbstverständlich kann sich auch die Heftigkeit Ihrer Beschwerden von der beschriebenen unterscheiden. Ziel Ihrer Bemühungen sollte immer sein, über die zu Ihrem Fall am besten passende Beschreibung das ähnlichste Mittel zu finden. Die folgenden »Beispiele, die Ihnen helfen« demonstrieren die Anwendung dieses Ratgebers.

BEISPIELE, DIE IHNEN HELFEN

Die drei folgenden Krankheitsfälle zeigen Ihnen beispielhaft, wie Sie vorgehen, um das passende Mittel zu finden.

Fall 1: Trockener Husten

Daniela, fünf Jahre alt, hat einen trockenen Husten. Sie hatte sich vor etlichen Tagen beim Spielen verkühlt, zuerst mit ein wenig Schnupfen, dann kam allmählich der Husten. Beim Husten tut der Brustkorb ein bisschen weh. Es sticht dann, sagt sie. Richtig einatmen kann sie nicht, da sie dann husten muss. Auch wenn sie vom Freien ins warme Haus kommt, geht der Husten los. Auf die Frage, ob sie denn Durst habe, nickt sie eifrig: ganz viel Durst auf Saft.

SO GEHEN SIE VOR

- Sie suchen unter den körperlichen Krankheitssymptomen (ab Seite 41) nach dem Stichwort »Husten« und wählen die far-

bige Zwischenüberschrift »Trockener Husten bei grippalem Infekt/Erkältung« auf S. 91.
➤ Sie überfliegen nun erst einmal die einzelnen Mittelbeschreibungen und achten dabei vorwiegend auf die fettgedruckten Leitsymptome. Beim dritten Mittel »stolpern« Sie auf Seite 92 über:

> • **allmählich sich entwickelnder Infekt;** beim Husten stechende Brustschmerzen; Sie halten sich den Brustkorb (Rumex, S. 93; Drosera, S. 93), sind gereizt, möchten Ihre Ruhe; Durst auf Kaltes
> ○ **Verschlechterung:** *durch Bewegung, Sprechen, tiefes Atmen;* beim Betreten eines warmen Raumes aus der Kälte (im Gegensatz zu Rumex, S. 93)
> → bewährt bei: trockenem Husten
>
> Bryonia D12
> 3 – 6 mal
> täglich

➤ Beim genauen Lesen der Symptome stellen Sie fest, dass die meisten Beschreibungen von Bryonia sehr gut auf Danielas Husten passen. Zwar hält sich Daniela noch nicht den Brustkorb vor Schmerzen, aber er tut schon weh.
➤ Jetzt lesen Sie die Symptome der übrigen Mittel in dieser Rubrik durch und stellen fest, dass keines besser zu Danielas Beschwerden passt. Bryonia ist somit das ähnlichste Mittel.
➤ Sicherheitshalber schlagen Sie noch das Kapitel »Leitsymptome wichtiger homöopathischer Mittel« (Seite 195) auf und studieren die wichtigsten Leitsymptome von Bryonia. Dabei stellen Sie fest, dass sich Ihre Vermutung bestätigt.

DIE BEHANDLUNG
Daniela bekam Bryonia D12 anfangs alle 4 Stunden eine Gabe. 24 Stunden später war der Husten besser und tat nicht mehr weh. Die Dosis wurde auf 3mal täglich eine Gabe reduziert und innerhalb von vier Tagen war Danielas Husten ganz verschwunden.

Fall 2: Fieber mit Gliederschmerzen
Thomas, 32 Jahre alt, ruft eines Morgens an. Die Grippe habe ihn plötzlich am Vorabend überfallen, er hätte in der Nacht hohes Fieber bekommen, um die 40 °C, mit klopfenden Kopfschmerzen vorwiegend hinter den Augen. Trotz 4 Tabletten Paracetamol seien das

Fieber und die Kopfschmerzen kaum besser geworden. Nun sei ihm zudem auch noch übel. Er hätte einen heißen berstenden Kopf, ansonsten sei ihm aber eher kalt und er wolle zugedeckt sein, obwohl er im Bett dampft und schwitzt. Zudem hätte er starke Gliederschmerzen, jede Bewegung sei unerträglich.

So gehen Sie vor

➤ Sie suchen unter den körperlichen Beschwerden nach Erkältung/Grippe/fieberhafter Infekt und studieren die Beschreibungen. Sie finden auf Seite 65:

● **durch feuchtkalte Luft oder nasses Haar**; *glühend rotes Gesicht, glänzende Augen*; **heißer Kopf, kalte Arme und Beine**; anfangs trockene, dann **dampfende, feuchte Haut**; *trotz Fieber Verlangen nach Wärme*; **klopfende Empfindungen**; Sie sind gereizt, später *benommen, mit Delirium*	Belladonna D12 alle ½–4 h

➤ Unter »Deutliche Gliederschmerzen« finden Sie auf Seite 66:

● **Zerschlagenheitsgefühl; Glieder- und Knochenschmerzen**, *pochende, berstende Kopfschmerzen hinter den Augen*; Fieber ist morgens am höchsten; mit Übelkeit und Erbrechen; schmerzhafter Husten (Bryonia, oben) ○ **Verschlechterung:** durch Bewegung	Eupatorium perfoliatum D12 alle ½–4 h

➤ Wie Sie sehen, decken die beiden Mittel die Symptome von Thomas' Grippe sehr gut ab.
➤ Nun studieren Sie die beiden Mittel Belladonna (Seite 205) und Eupatorium perfoliatum (Seite 219) im Kapitel »Leitsymptome wichtiger homöopathischer Mittel«. Sie erkennen, dass beide Mittel recht gut passen. Sie entscheiden sich deshalb, beide Mittel im Wechsel zu empfehlen.

Die Behandlung

Thomas wurde Belladonna D12 und Eupatorium perfoliatum D12 anfangs im halbstündigen Wechsel empfohlen. Bei zunehmender Besserung sollten dann die Einnahmeabstände verlängert werden. Anruf von Thomas am nächsten Tag: Schon nach drei Stunden waren alle Beschwerden wesentlich besser.

Fall 3 : Kummer, depressive Verstimmung und Schlaflosigkeit nach Todesfall

Andreas Mutter ist im September an Brustkrebs gestorben. Nachdem Andrea schon vor etlichen Jahren ihren Vater verloren hat, trifft sie der Tod der Mutter sehr. Sie kommt im Oktober zur Behandlung, weil sie trotz eines leichten Antidepressivums vom Arzt nicht schlafen kann. Sie hadert mit ihrem Schicksal, warum muss gerade ihr all dies passieren. Sie hat die Arbeitsstelle aufgegeben, weil ihr Chef nicht genügend Verständnis für ihre Situation aufgebracht hat. Sie weint viel, aber meistens alleine. Andere Leute regen sie schnell auf. Sie leidet unter starken Gefühlsschwankungen; Ärger und depressive Verstimmung wechseln sich ab.

So gehen Sie vor

➤ Sie suchen im Kapitel »Störungen des Allgemeinbefindens« nach den Begriffen »Kummer«, »depressive Verstimmung«, »Schlafstörungen«. Die Schlaflosigkeit sehen Sie zu Recht als ein Folgesymptom und die am wenigsten wichtige Rubrik. Unter »Kummer, Trauer, Heimweh« finden Sie auf Seite 162:

• **frischer Kummer**; Sie kommen über den Verlust eines geliebten Wesens oder Gegenstandes nicht hinweg; Heimweh; viel Seufzen und Weinen; *launisches oder hysterisches Verhalten*; starke Gefühlsschwankungen	**Ignatia C30** 1mal täglich

➤ Bei »Depressive Verstimmungen« lesen Sie zunächst die Beschreibungen unter »**Allgemein bewährt**« (Seite 153):

• **psychische Übererregbarkeit mit Angst und Spannungszuständen**, *aufgestaute Gefühle; schnell ärgerlich*; Kopfschmerz, Schwindel und Erschöpfung → bewährt bei geistiger Erschöpfung, Stress, Schlafstörungen, depressiver Verstimmung im Alter	**Piper methysticum D4** (Kava Kava) 3mal täglich

➤ Unter den beiden anderen farbigen Überschriften »Folge von Kummer, Sorgen, Leid« und »Rasche Stimmungsschwankungen« finden Sie (auf Seite 154) wiederum

- **wenn die Beschwerden noch nicht lange bestehen**; nach (Liebes-)Kummer und Heimweh; *rasch wechselnde Stimmung*; Sie *seufzen und gähnen viel*, neigen zu Lach- und Weinkrämpfen, sind nervös traurig; »Kloß im Hals«

  Ignatia C30
  1–2mal täglich

> Bei »Schlafstörungen« finden Sie unter der farbigen Überschrift »Kummer, Sorgen und Ängstlichkeit« (Seite 168):

- **frischer Kummer** (Heimweh, Liebeskummer oder *Verlust eines geliebten Wesens*); *starke Stimmungsschwankungen*; Neigung zu Lach- und Weinkrämpfen; viel Seufzen und Gähnen; müde am Tage und schlaflos nachts

  Ignatia C30
  1mal täglich

> Wie Sie erkennen, deckt Ignatia alle drei Beschwerden ab. Piper methysticum passt zudem gut als allgemein bewährtes Mittel bei depressiven Verstimmungen mit Schlafstörungen.
> Sie überprüfen die Leitsymptome der Mittel und sehen erneut, dass Ignatia (Seite 224) sehr gut bei allen drei Beschwerden passt. Piper methysticum könnte zudem bei der depressiven Verstimmung und den Schlafstörungen helfen.

Die Behandlung

Andrea bekam für die Schlaflosigkeit und die Depression aufgrund des frischen Trauerfalles Ignatia C30 einmal täglich eine Gabe und zusätzlich Piper methysticum D4 (Kava Kava), abends zum Schlafen 20 bis 40 Tropfen. Ignatia und Kava Kava wirken sehr gut und helfen ihr »ganz prima«, wie sie sagt, beim Einschlafen.

HOMÖOPATHISCHE ERSTE HILFE

Homöopathische Mittel haben sich in kleinen und größeren Notfällen über mehr als 200 Jahre sehr bewährt. Bitte halten Sie sich trotzdem immer vor Augen, dass hier keine Anleitung für die Behandlung bedrohlicher oder gar lebensgefährlicher Verletzungen erfolgen kann.

> **Zögern Sie im Notfall nie, einen Arzt oder Notarzt zu rufen!**

Setzen Sie sich auch dann mit einem Arzt oder Heilpraktiker in Verbindung, wenn Sie in kleineren häuslichen Notfällen bei der Selbstbehandlung unsicher sind.
Nicht beschrieben werden in diesem Ratgeber allgemeine Erste-Hilfe-Maßnahmen, wie die richtige Lagerung von Verletzten oder Bewusstlosen, die stabile Seitenlage, Wundversorgung oder gar Wiederbelebungsmaßnahmen. Diese können in Erste-Hilfe-Kursen, etwa beim Roten Kreuz oder Malteser-Hilfsdienst, erlernt werden.

> **Führen Sie im Notfall immer zuerst die allgemeinen Erste-Hilfe-Maßnahmen aus und verständigen Sie, wenn möglich, einen Arzt. Bis zum Eintreffen des Arztes können dann die aufgeführten homöopathischen Mittel eingesetzt werden. Bei Bewusstlosen werden die Lippen mit dem Mittel benetzt.**

Wichtige Ersthilfe-Mittel

RESCUE REMEDY (NOTFALL-TROPFEN/-SALBE)
- Gegen Schock bei Notfall und Verletzung jeglicher Art **sowohl beim Verletzten als auch beim Helfer**
- **bei Schreck, Angstzuständen, Verletzungen, Verbrennungen, Bewusstlosigkeit und Unfällen**
- → sehr bewährt: bei kleinen Kindern: bei allen kleineren Schocks und Verletzungen (Salbe drauf, ein paar Tropfen in den Mund, und die Welt ist bald wieder in Ordnung).

Anwendung: immer wieder 3–4 Tropfen pur oder 10 Tropfen auf ein Glas Wasser und dieses schluckweise trinken.

Homöopathische Erste Hilfe

ARNICA C30
Das Verletzungsmittel für alle (Un-)Fälle
- ➤ gegen Verletzungsschock, Schmerzen, Schwellung, Entzündung und Bluterguss
- ➤ wirkt blutstillend und beschleunigt die Wundheilung

Anwendung: alle $1/4$ bis 6 Stunden 1 Gabe (S. 10)

Dosierungshinweis: je akuter der Zustand, desto öfter wird ein Mittel gegeben; bei Besserung der Beschwerden (auch bei weniger akuten Beschwerden) wird das Mittel seltener gegeben.

ATEMNOT, PLÖTZLICHE
Allgemeine Erste-Hilfe-Maßnahmen vorrangig – zum Arzt!

• **Plötzliche Atemnot** nach Schreck, Schock, mit Panik und Angst; bei akuten Krankheiten und Unfällen; man glaubt, sterben zu müssen	Aconitum C30 alle 2–3 min
• gegen Schreck, Schock und die Panik bei plötzlicher Atemnot	Notfalltropfen alle 2–3 min
• **Schleim oder Erbrochenes blockiert die Atemwege;** rasselnde Atmung; Schwäche; **Sie frieren und Ihre Lippen sind leicht bläulich**	Antimonium tartaricum C30 alle 2–3 min
• **allergische Reaktion,** etwa nach einem Bienen- oder Wespenstich; blassrote, heiße, wässrige Schwellung; Atemnot ○ **Verbesserung:** kalte Umschläge, Kälte, Eis	Apis C30 alle 2–3 min
• **bei Blaufärbung des Gesichtes,** verzerrten Gesichtszügen, panischer Angst, fortgeschrittener Atemnot	Lachesis C30 alle 2–3 min
• Sie brauchen frische Luft, am besten zugefächelt; Kollaps; Sie haben ein blasses Gesicht, blaue Lippen	Carbo vegetabilis C30 alle $1/4$–6 h

BLUTUNGEN
*Allgemeine Erste-Hilfe-Maßnahmen vorrangig. Bei anhaltenden, wiederkehrenden, schweren und inneren Blutungen sowie bei Blutungen aus Nase oder Ohr nach Kopfverletzung – **zum Arzt!***

Bei allen Blutungen durch Verletzung

- **erstes und wichtigstes Mittel** bei Verletzungen aller Art; auch bei großer körperlicher Überanstrengung — Arnica C30, alle $1/4$–6 h
- **bei Verletzungsschock** mit Zittern, Angst, Unruhe, Frieren, Apathie — Aconitum C30, alle $1/4$ h
- → *bewährt gegen anfänglichen Schock und Schmerzen*; sowohl äußerlich als auch innerlich — Notfalltropfen, alle $1/4$–6 h

Zur äußerlichen Behandlung

- eine Kompresse mit verdünnter Tinktur (1:10 bis 1:1 mit keimfreiem Wasser verdünnt) stoppt Blutungen schnell; je stärker die Blutung, desto konzentrierter die Lösung — Calendula Tinktur

Hellrote Blutungen

- **hellrote Blutungen aller Art;** nach Sturz; Blutspucken und Bluthusten; bei Verdacht auf innere Blutungen; bei Blut in Stuhl oder Urin — Millefolium D12, alle $1/4$–6 h
- **hellrotes Blut; Nasenbluten bei Kindern;** Nasenbluten bei Fieber; schnell erschöpft und nervös; erröten leicht — Ferrum phosphoricum D12, alle $1/4$–6 h
- **hellrote Blutungen; bei häufigem Nasenbluten oder nach Zahnextraktion;** neigt zu Blutungen; bekommt äußerst leicht blaue Flecken; das Blut gerinnt nur langsam; auch bei Husten mit Blut im Sputum — Phosphorus C30, alle $1/4$–6 h
- **starke hellrote Blutungen;** Erbrechen oder Husten von Blut; Unterleibsblutungen; dabei schwach, blass und oft mit Übelkeit verbunden — Ipecacuanha D12, alle $1/4$–6 h

Dunkle venöse Blutungen

- **dunkle venöse Blutungen;** Blut gerinnt nur langsam; dunkle Blutungen aus Nase, Krampfadern, Hämorrhoiden; dunkle Blutung aus der Gebärmutter nach Sturz — Hamamelis D6, alle $1/4$–6 h
- **bei lange anhaltenden dunklen Blutungen;**
- → *bewährt bei Nasenbluten und Krampfaderblutungen;* **wenn Hamamelis nicht ausreichend hilft** — Vipera* D12, alle $1/4$–6 h

Homöopathische Erste Hilfe

• **dunkle bis schwarze Blutungen**; Krampfader- oder Unterleibsblutungen; bei älteren, schlanken Frauen mit trockener Haut	Secale cornutum D12 alle 1/4–6 h

NACH BLUTUNGEN

• **Blässe und Schwäche nach Blutverlust**; die geringste Anstrengung erschöpft; zittrig und kalt	China D6 alle 1/4–6 h

ERFRIERUNG, UNTERKÜHLUNG

*Bei jeder Erfrierung/Unterkühlung – **zum Arzt!***

• **äußerlich:** erfrorene Stellen mit kaltem Camphora-Wasser einreiben; 10 Tropfen auf 0,2 Liter Wasser	Camphora D1
• **bei Unterkühlung durch kalten Wind (kaltes Wasser);** mit Schüttelfrost, Zittern und Unruhe	Aconitum C30 alle 1/4–6 h
• **leichte Erfrierungen; brennende** stechende Schmerzen, wie von kalten Nadeln gestochen ○ **Verschlechterung:** durch **Kälte**	Agaricus D12 alle 1–6 h
• **Erfrierung mit Frostschauer und leichter Unterkühlung**; starke, brennende Schmerzen bei der Erwärmung	Arsenicum album D12 alle 1–6 h
• **Schock, Kollaps durch Kälte**; plötzliche Erschöpfung, Muskelstarre, der Puls ist nicht mehr fühlbar	Camphora D1 alle 1/4 h

FROSTBEULEN

• **Frostbeulen und leichte Erfrierungen; brennende,** stechende Schmerzen, wie von kalten Nadeln gestochen ○ **Verschlechterung:** durch Kälte	Agaricus D12 alle 6 h
• **Frostbeulen mit stark brennenden und juckenden Schmerzen;** dunkelrote Stellen eventuell entzündet und mit Bläschen ○ **Verschlechterung:** durch feuchte Kälte	Rhus toxicodendron D12 alle 6 h
• **violette Frostbeulen, stark juckend und entzündet** ○ **Verschlechterung:** durch jegliche Wärme	Pulsatilla D12 alle 6 h

- **eiternde** Frostbeulen, stechende Schmerzen; **sehr berührungsempfindlich** | Hepar sulfuris D12 alle 6 h
  - ○ **Verbesserung:** durch Wärme
- **eiternde** violette Frostbeulen; juckende, brennende Schmerzen | Sulfur D12 alle 6 h
  - ○ **Verschlechterung:** durch Wärme
- **äußerliche Behandlung** bei offenen Frostbeulen | Calendula Tinktur/Salbe

Gehirnerschütterung/Kopfverletzung

*Bei jeder Gehirnerschütterung/Kopfverletzung – **zum Arzt!***

- **bei allen Kopfverletzungen;** für den körperlichen und seelischen Schockzustand (hier auch Notfalltropfen, S. 26); bei Blutungen, Prellungen | Arnica C30 alle 1/4–6 h

Hitzekollaps

*Falls keine rasche Besserung einsetzt – **zum Arzt!***

- Patient **fühlt sich sterbenselend;** trotz kaltem, feuchtem Schweiß will er aufgedeckt sein | Tabacum C30 alle 1/4 h
- **Kältegefühl und kalter Schweiß; bläuliche Lippen;** Übelkeit und Erbrechen | Veratrum C30 alle 1/4 h
- Schwäche; **starkes Verlangen nach frischer Luft** (am besten zugefächelt); bläuliche Lippen | Carbo vegetabilis C30 alle 1/4 h

Insektenstiche

Zur Vorbeugung

- **gegen Mückenstiche;** hat sich als Prophylaxe bewährt | Staphisagria D12 1–2mal täglich

Vorwiegend Entzündung und starke Schmerzen

- **bei Bissen und Stichen aller Art;** auch bei Zeckenbiss | Ledum D12 alle 4–6 h

Homöopathische Erste Hilfe

● **bei Bienen- und Wespenstichen sowie allergischen Reaktionen;** blassrote Schwellung, stechende, juckende Schmerzen 　○ **Verbesserung:** durch Kälte, kühle Umschläge	Apis C30 alle 1–6 h
● **nesselartiger Ausschlag** (wie von einer Brennnessel)	Urtica urens D6 alle 1–6 h
● starker Juckreiz und allergische Reaktionen	Cardiospermum D2 alle 1–6 h

KNOCHENVERLETZUNGEN

● **Schockmittel;** wenn die Schmerzen unerträglich sind	Aconitum C30 alle 1/4–4 h
● **Verletzung** durch Stoß, Schlag oder Prellung; wichtigstes Verletzungsmittel	Arnica C30 alle 1/2–4 h
● **die allergeringste Bewegung schmerzt;** um Folgeverletzungen zu vermeiden: Der Patient muss sich absolut ruhig verhalten	Bryonia D12 alle 1–4 h
● bei allen Arten von Knochen- und **Knochenhautverletzungen**	Ruta D6 3–6mal täglich
● unterstützend bei jeglicher Art von **Knochenbruch;** bewährt bei Prellung der Knochen, z. B. im Gesicht	Symphytum D6 3–6mal täglich
● wenn Brüche **schlecht heilen** oder schlecht zusammenwachsen	Calcium phosphoricum D6 3mal täglich

KOLLAPS/OHNMACHT

*Hinlegen, Füße hoch, Zehen kräftig massieren; falls keine rasche Besserung einsetzt – **zum Arzt!***

ALLGEMEIN BEWÄHRT

● **allgemein bewährt;** weckt die Lebensgeister	Camphora D1 alle 1/4 h

● **Kältegefühl und kalter Schweiß;** Gesicht blau und eingefallen; auch Übelkeit und Erbrechen; durch Bücken, Aufstehen, länger anhaltende Durchfälle und schwächende Krankheiten	Veratrum C30 alle ¼ h
● Patient **fühlt sich sterbenselend und übel;** trotz kaltem, feuchtem, klebrigem Schweiß will er aufgedeckt sein; bewährt bei Diabetikern	Tabacum C30 alle ¼ h
● **Schwäche, starkes Verlangen nach frischer Luft** (am besten zugefächelt); bläuliche Lippen; Ohrenklingen; bewährt bei Überhitzung, nach zu schwerem Essen; bei Herzkranken und Asthmatikern (Sauerstoffmangel)	Carbo vegetabilis C30 alle ¼ h
● **mit dunkelrotem Kopf;** schnarchende Atmung; verdrehte Augen; Folge von Aufregung, Schreck und Schock	Opium D12 alle ¼ h

GRÜNDE FÜR DIE OHNMACHT

● **Schock;** mit Unruhe und Angst; glaubt sterben zu müssen	Aconitum C30 alle ¼ h
● **Aufregung, Schreck und Schock;** mit rotem Gesicht und zuckenden Gliedern	Opium D12 alle ¼ h
● **übermäßige Freude;** mit zittriger Erregung	Coffea D12 alle ¼ h
● **körperliche Überanstrengung**	Arnica C30 alle ¼ h
● **frischer Kummer und plötzliche schlechte Nachrichten**	Ignatia D12 alle ¼ h
● **Angst;** Patient ist schwach, wie gelähmt, zittert, kann Stuhl und Urin kaum halten, glaubt das Herz bleibt stehen	Gelsemium D12 alle ¼ h

Siehe auch: Kreislaufbeschwerden (S. 108)

KRÄMPFE

● **nächtliche Wadenkrämpfe;** Muskelkrämpfe nach körperlicher Überanstrengung; Schreibkrämpfe; krampfartige Bauchschmerzen; ○ **Verbesserung:** durch Wärme, sanfte Massage	Magnesium phosphoricum D12 alle 1–6 h

Homöopathische Erste Hilfe

● mit Zuckungen; Krämpfe der Finger, Füße und Zehen; blass; blaue Lippen; Kältegefühl; Durchfall und Wadenkrämpfe; auch krampfartiger, spastischer Husten; wenn Magnesium phosphoricum nicht hilft	Cuprum D12 alle 1–6 h

OPERATIONEN, VOR UND NACH

In Absprache mit dem Arzt!

● gegen den körperlichen und seelischen Schock ● bei Verletzungen aller Art; reduziert Verletzungsschock, Schwellung, Schmerzen und Bluterguss; wirkt blutstillend und beschleunigt die Wundheilung; auch vorbeugend zur Operationsvorbereitung anwendbar	Notfalltropfen Arnica C30 *1–3 Tage vor der Operation: 1–2mal täglich. Nach der Operation: alle 4–6 h*
● nach einer Operation gegen die Schnittverletzung; auch bei Dammschnitt, Verletzung durch einen Katheter, Abgang von Nierensteinen, Unterleibs-Operation bei Mann und Frau (im Wechsel mit Arnica)	Staphisagria D12 alle 6 h
● unerträgliche Schmerzen nach einer Operation; Sie sind unruhig, gereizt, ärgerlich	Chamomilla C30 alle 1–6 h
● bei Nervenschmerzen und wenn Chamomilla nicht hilft; auch bewährt bei Phantomschmerzen nach Amputation	Hypericum D12 alle 1–6 h
● Übelkeit mit vergeblichem Brechreiz nach der Narkose; *Erbrechen erleichtert*	Nux vomica D12 alle 1–6 h
● Übelkeit mit Erbrechen nach der Narkose; warme Getränke werden besser vertragen	Arsenicum album D12 alle 1–6 h
● Übelkeit mit Erbrechen nach der Narkose; großer Durst auf kalte Getränke	Phosphorus C30 alle 1–6 h
● Übelkeit mit andauerndem Erbrechen nach der Narkose; Erbrechen erleichtert nicht	Ipecacuanha D12 alle 1–6 h

PRELLUNG/QUETSCHUNG/BLUTERGUSS

*Bei Verdacht auf Gehirnerschütterung, bei Schädel-, Knochen-, Wirbelsäulen- oder inneren Verletzungen – **zum Arzt!***

DIE ERSTEN MITTEL

• bei Verletzungsschock, Schmerzen, Schwellung, Blutungen und Bluterguss; *ist die Haut noch intakt, können Sie auch Arnica-Salbe äußerlich auftragen*	Arnica C30 alle ¼–6 h
→ bewährt bei anfänglichem Schock und Schmerzen sowohl äußerlich als auch innerlich	Notfalltropfen alle ¼–6 h
• sollte Arnica bei Schwellung, Prellung und Bluterguss nicht helfen	Bellis perennis D6 alle ¼–6 h

BLUTERGUSS

• **bei einem großen Bluterguss,** der sich schwarzgrün verfärbt; *nach Arnica*	Ledum D12 3mal täglich
• wenn auch Ledum nicht ausreichend hilft	Acidum sulfuricum D6 3mal täglich

QUETSCHUNG ODER PRELLUNG VON NERVENREICHEM GEWEBE (WIE STEISSBEIN, ZEHEN, FINGER)

• bei Schädel-, Wirbelsäulen- und Steißbeinprellung; bei Quetschung von Fingern und Zehen (*auch als Hypericum-Salbe oder Tinktur äußerlich*)	Hypericum D12 alle ¼–6 h
• **bei bleibenden Steißbeinschmerzen,** die auf Hypericum nicht ansprechen	Castor equi* C30 1mal

VERLETZUNG VON KNOCHEN UND KNOCHENHAUT

• **Prellung der Knochen,** auch der Gesichtsknochen; wichtiges Mittel beim blauen Auge, bei umgeknickten Knöcheln und Knochenbrüchen; *auch als **Salbe** (in der Apotheke erhältlich)*	Symphytum D6 alle 2–6 h
• Verletzung und Prellung der Knochenhaut; → bewährt bei Schienbeinprellung	Ruta D6 alle 2–6 h

Homöopathische Erste Hilfe

SCHOCK NACH UNFALL UND VERLETZUNG

*Erste-Hilfe-Maßnahmen vorrangig. **Zum Arzt!***

• bei jeglicher Art von **Schock- oder Panikzustand** nach Unfall	Aconitum C30 1mal
• bei jeglicher Art von kleineren und größeren **Schock- oder Panikzuständen** nach Unfällen oder Verletzungen jeglicher Art; *auch für den Helfer*	Notfalltropfen alle 1/4–6 h
• bei Verletzungsschock; wirkt auch entzündungswidrig und blutstillend	Arnica C30 alle 1/4–6 h

SONNENBRAND

• die **Haut ist knallrot, heiß und brennt**; sehr berührungsempfindlich; klopfende Empfindungen oder Schmerzen können vorhanden sein	Belladonna D12 alle 4–6 h
• **wenn sich Bläschen bilden** und die Haut stark brennt	Cantharis D12 alle 4–6 h
• **kleine weiße Bläschen auf rotem Grund,** wie von einer Brennnessel; Brennen und Jucken	Urtica urens D6 alle 4–6 h

SONNENSTICH

*Bei Bewusstseinstrübung und wenn die Beschwerden nicht schnell besser werden – **zum Arzt!***

• **roter Kopf, wird beim Aufsetzen blass;** trockene Haut; unruhig und voller Angst; nach dem Einschlafen in der Sonne	Aconitum C30 1mal
• **blassroter Kopf**; Benommenheit; stechende Schmerzen mit Übelkeit und Erbrechen; kein Durst; kühle Umschläge tun gut	Apis C30 alle 2–6 h
• **klopfende Kopfschmerzen, knallroter Kopf,** anfangs trockene, später schweißige Haut; Pupillen sind erweitert; sehr erschütterungsempfindlich	Belladonna C30 alle 2–6 h
• **klopfende, berstende Kopfschmerzen, hochroter Kopf,** stierer Blick; verwirrt bis hin zur Ohnmacht	Glonoinum D12 alle 2–6 h
• **dunkelroter Kopf**; Gefühl der Kopf platzt; Würgegefühl; kann keinerlei Enge ertragen; panische Angst und Unruhe; dann kalt, blass und fröstelnd	Lachesis C30 1mal

• **dunkelroter Kopf;** benommen, zittrig, schwach und lethargisch	Gelsemium D12 alle 1–6 h
• **Blässe; eingefallenes Gesicht; Ohnmacht,** Kältegefühl, Schüttelfrost, ängstliche Unruhe, Schwäche, Durst auf Warmes, Übelkeit, Erbrechen ○ **Verschlechterung:** nachts, nach Mitternacht	Arsenicum album D12 alle 2–6 h

VERBRENNUNGEN

*Erste-Hilfe-Maßnahmen vorrangig. Bei allen schweren und großflächigen Verbrennungen oder Verbrühungen – **zum Arzt!***

VERLETZUNGSSCHOCK

• mit Zittern, Angst, Unruhe, Frieren und Apathie	Aconitum C30 alle 1/4 h
• frühzeitig eingenommen und auf leichte Verbrennungen aufgetragen, verhindert das Mittel oftmals das Entstehen von Blasen	Rescue (Salbe und Tropfen) alle 1/4 h

RÖTUNG DER HAUT

• **glühende, knallrote Haut;** Schwellung; brennende, selbst klopfende Schmerzen; extrem berührungsempfindlich	Belladonna D12 alle 2–4 h
• **dunkelrote, berührungsempfindliche Haut**	Arnica D12 alle 2–4 h
• **blassrote, geschwollene, glänzende Haut;** brennende oder stechende Schmerzen ○ **Verbesserung:** durch kaltes Wasser	Apis D12 alle 2–4 h

BLASENBILDUNG, BRENNENDE SCHMERZEN

• **stark brennende Schmerzen und Blasenbildung;** bei jeglicher Art von Verbrennung oder Verbrühung **mit Blasenbildung**	Cantharis D12 alle 2–6 h
• **kleine weiße Bläschen auf rotem Grund,** wie von einer Brennnessel; Brennen und Jucken	Urtica urens D6 alle 2–4 h

SCHLECHTE ABHEILUNG

• **offene Brandwunden** mit ätzenden, brennenden Schmerzen	Causticum D12 alle 2–6 h

Homöopathische Erste Hilfe

VERGIFTUNGEN

*Erste-Hilfe-Maßnahmen, Entfernung des Giftstoffes und Neutralisieren des Giftes sind vorrangig – **zum Arzt!***

Symptome	Mittel
● **Übelkeit mit vergeblichem Brechreiz;** Erbrechen erleichtert; »Kater-artige« Zustände nach Alkohol, Drogen, Medikamenten, verdorbener Nahrung	Nux vomica C30 alle 1/4 h
● **Erbrechen, zittrige Schwäche, Angst;** *häufig Brechdurchfall;* Durst auf warme Getränke; Hauptmittel bei Lebensmittelvergiftungen (Fisch, Meeresfrüchte, Fleisch, Milchprodukte, Konserven)	Arsenicum album C30 alle 1/4–6 h
● **heftiges Erbrechen, Kollaps und Kältegefühl;** *häufig auch Brechdurchfall;* kalter Schweiß, blasses eingefallenes Gesicht; Durst auf kalte Getränke; bei Lebensmittelvergiftungen	Veratrum C30 alle 1/4–6 h
● **starkes Verlangen nach frischer Luft, am besten zugefächelt;** Patient *bekommt nicht genug Luft, ist gebläht;* Sauerstoffmangel; bei Lebensmittelvergiftungen, vor allem nach Fettem, Käse, Eiern	Carbo vegetabilis C30 alle 1/4–6 h
● **starke Krämpfe (Bauch, Extremitäten, Brust);** Sie sind dabei blass, schwach; können blau anlaufen; mit Übelkeit, Erbrechen oder Durchfall	Cuprum C30 alle 1/4–6 h

VERLETZUNG DER AUGEN

*Erste-Hilfe-Maßnahmen sind vorrangig. Bei jeder Verletzung der Augen – **zum Arzt!***

SOFORTMASSNAHMEN BEI AUGENVERLETZUNGEN

● erstes Mittel bei jeglicher Art von Verletzung	Arnica C30 alle 1/4–6 h
● **Verletzung durch Fremdkörper;** heftige Schmerzen; lindert den anfänglichen Schock	Aconitum C30 alle 1/4 h
→ bewährt gegen anfänglichen Schock samt Schmerzen	Notfalltropfen alle 1/4–6 h

PRELLUNG DES AUGES MIT BLUTERGUSS

● **beim blauen Auge;** mit Bluterguss, wenn kalte Auflagen erleichtern	Ledum D12 alle 1–6 h
● **stumpfe Prellung** von Auge und Gesichtsknochen durch Schlag, Fall oder Ball	Symphytum D6 alle 1–6 h

SCHNITTARTIGE VERLETZUNG

- Verletzung durch Messer oder Dornen; nach Operationen am Auge

Staphisagria D12
alle 1/4–6 h

NACH DER ENTFERNUNG EINES KLEINEN FREMDKÖRPERS

- **äußerliche Behandlung:** Augenbad oder Waschung (10 Tropfen Tinktur auf 0,2 Liter keimfreies Wasser)

Calendula Urtinktur

WUNDEN/VERLETZUNGEN

*Erste-Hilfe-Maßnahmen vorrangig. Bei größeren Verletzungen, starken Blutungen, tiefen Stich-, Platz-, Schnitt- oder Bisswunden sowie bei Wundentzündung – **zum Arzt!***

VERLETZUNGSSCHOCK

- **bei Verletzungsschock;** mit Zittern, Angst, Unruhe, Frieren, Apathie

Aconitum C30
alle 1/4 h

→ *bewährt gegen anfänglichen Schock und Schmerzen*; sowohl äußerlich als auch innerlich

Notfalltropfen
alle 1/4–6 h

ALLGEMEIN BEWÄHRT

- erstes und wichtigstes homöopathisches Mittel bei Verletzungen aller Art

Arnica C30
alle 1/4–6 h

- sollte Arnica ungenügend helfen (bei älteren Menschen, Gärtnern)

Bellis perennis D6
alle 1/4–6 h

SPEZIFISCHE WUNDEN UND VERLETZUNGEN

- **bei Nervenverletzungen;** ziehende oder schießende Schmerzen; bewährt bei Schürf-, Platz-, Riss-, Stich- und Quetschwunden sowie bei Nagelverletzungen

Hypericum D12
alle 1/4–6 h

- **bei Verletzung von Sehnen, Bändern und Knochenhaut**

Ruta D6
alle 1/4–6 h

- **bei Knochenverletzungen;** bei Verletzung der Gesichtsknochen

Symphytum D6
alle 1/4–6 h

Homöopathische Erste Hilfe

• **bei Schnitt- und Risswunden;** auch bei Operationsschnitten, bei der Entfernung oder dem Abgang von Nierensteinen, beim Dammschnitt; nach Vergewaltigung	Staphisagria D12 alle 1/4–6 h
• **bei Stich- und Bisswunden** mit dumpfen, stechenden, auch schneidenden Schmerzen; z. B. durch Splitter, Nägel, Insekten oder Tiere aller Art; beugt Tetanus vor (wie auch Hypericum)	Ledum D12 alle 1–6 h

ENTZÜNDUNG

• mit Rötung, Hitze und pochenden Schmerzen	Belladonna C30 alle 1/4–6 h
• **entzündete Stich- oder Bisswunden;** mit blassroter Schwellung, Stechen, Jucken ○ **Verbesserung:** durch kühle Anwendungen	Apis D12 alle 1/4–6 h
• **bläulich rote Entzündung** mit großer Berührungs- und Hitzeempfindlichkeit	Lachesis D12 alle 1/4–6 h
• zur Vorbeugung oder Behandlung einer Blutvergiftung	Gunpowder* D12 alle 2–6 h

EITERUNG

• **mit stechenden Schmerzen,** feuchte Wärme bessert die Beschwerden	Hepar sulfuris D12 alle 6 h
• **eitrige, schmierige Beläge** (wenn Hepar sulfuris nicht hilft)	Mercurius solubilis D12 alle 6 h
• **zum Austreiben von Fremdkörpern** (wie Dornen, Splitter, Glas)	Silicea D12 alle 6 h

ZERRUNG/VERSTAUCHUNG/VERRENKUNG

*Bei Verdacht auf Knochenverletzung, Bänder-, Sehnen- oder Muskelriss – **zum Arzt oder Heilpraktiker!***

DIE ERSTEN MITTEL

• **bei Verletzungsschock;** mit Zittern, Angst, Unruhe, Frieren, Apathie	Aconitum C30 alle 1/4 h
→ bewährt gegen anfänglichen Schock und Schmerzen	Notfalltropfen alle 1/4–6 h

• **Hauptmittel bei Verletzungen jeglicher Art;** hilft gegen Verletzungsschock; wirkt blutstillend und beschleunigt die Wundheilung; bewährt bei Muskelkater	Arnica C30 alle 1–6 h
• **sollte Arnica nicht helfen** (ältere Menschen, Gärtner)	Bellis perennis D6 alle ¼–6 h

VERLETZUNG VON MUSKELN, BÄNDERN UND SEHNEN

• **Schmerzen und Steifheit werden durch leichte Bewegung besser;** reißende Schmerzen; anfängliche Bewegung sehr schmerzhaft ○ **Verbesserung:** durch Wärmeanwendungen, fortgesetzte Bewegung	Rhus toxicodendron D12 alle 2–6 h

• **die kleinste Bewegung bereitet große Schmerzen;** stechende Schmerzen; heiße Schwellung
  ○ **Verschlechterung:** durch Wärme, Berührung
  ○ **Verbesserung:** durch Ruhe, Kälte, festen Druck und festes Bandagieren
	Bryonia D12 alle 2–6 h

• bei starken Schmerzen und Verdacht auf Muskel- oder Bänderriss	Calendula C30 alle 2–6 h

ZERRUNG VON SEHNEN, BÄNDERN

• verbunden mit Schwäche der Gelenke: sie geben einfach nach, sind wie gelähmt; Folgen von Überanstrengung und Verrenkung	Ruta D6 alle 2–6 h

VERLETZUNG VON KNOCHENHAUT UND KNOCHEN

• bei **Verstauchung der Knochen oder Verletzung der Knochenhaut;** bei Zerrungen und Rissen von Gelenkbändern; stechende Schmerzen; bewährt bei umgeknickten Fußgelenken mit Bluterguss, der später gelb und teigig wird; *auch als **Salbe** äußerlich* (in der Apotheke)	Symphytum D6 alle 2–6 h
• bei Verletzung und Prellung der Knochenhaut	Ruta D6 alle ¼ h

Körperliche Symptome von A–Z

In diesem Kapitel finden Sie körperliche Beschwerden vom Abszess bis zu Zahnbeschwerden alphabetisch aufgelistet. Die meisten Beschwerden sind einer Selbstbehandlung zugänglich, doch sind auch Krankheiten wie Asthma oder Herzbeschwerden aufgeführt, die in die Hände eines qualifizierten Arztes oder Heilpraktikers gehören. Dies soll nicht bedeuten, dass Sie auf fachlichen Rat verzichten können. Aber bis zum Eintreffen des Arztes oder Heilpraktikers oder bis zum nächstmöglichen Behandlungstermin können Ihnen die empfohlenen Mittel Linderung verschaffen.

Ausdrücklich sei an dieser Stelle zur Vorsicht gemahnt. Die einzige Gefahr der homöopathischen Selbstbehandlung liegt darin, dass Sie den Krankheitsprozess verschleppen. Deshalb:

> Können Sie das richtige Homöopathikum zu Ihren Beschwerden nicht finden oder fühlen Sie sich bei der Selbstbehandlung unsicher, dann wenden Sie sich bitte auch weiterhin an den Arzt oder Heilpraktiker, bei dem Sie schon bisher fachlichen Rat gesucht haben.

Reaktionsmittel

Manchmal kommt es vor, dass die Beschwerden mit der Beschreibung eines Mittels völlig übereinstimmen, das Homöopathikum aber trotzdem nicht anschlägt. In solchen Fällen können ein paar Gaben eines »Reaktionsmittels« die Reaktionsbereitschaft des Körpers in Gang bringen. Entweder ändert sich dann die Symptomatik der Beschwerden und deutet nun auf das richtige Mittel hin, oder das ursprünglich ausgesuchte Mittel hilft. Das wichtigste Reaktionsmittel ist **Sulfur D12.**

Anwendung: 3mal täglich über 1–3 Tage.

Umstimmungsmittel

Bei chronischen Prozessen wie Allergien, rheumatischen Beschwerden, Gicht und Hauterkrankungen haben sich »Umstimmungsmittel« bewährt. Sie wirken unspezifisch auf das Gewebe, indem sie es beispielsweise entsäuern, entschlacken oder entgiften. Das wichtigste Umstimmungsmittel ist **Acidum formicicum D30.**

Anwendung: 1mal wöchentlich über 8 Wochen.

Abszess

- **allgemein bewährt** bei allen entzündlichen und fieberhaften Prozessen; stärkt das Immunsystem — Echinacea D2, alle 1–3 h
- **blassrote Schwellung,** Jucken oder stechende Schmerzen — Apis D12, alle 2–6 h
  - ○ **Verbesserung:** *durch kühle Umschläge*
- **hellrote** heiße und geschwollene Haut, stechende oder klopfende Schmerzen; sehr berührungsempfindlich — Belladonna D12, alle 2–6 h
- **Abszess ist dunkelrot,** hart und sehr empfindlich; vor allem nach Verletzung der Haut — Arnica D12, alle 2–6 h
- **Abszess ist dunkel bis blaurot;** harte, extrem berührungsempfindliche Schwellung — Lachesis D12, 3mal täglich
  - ○ **Verbesserung:** durch kühle Umschläge
- **mit sichtbarer Eiterbildung,** stechenden Schmerzen, Abszess stark berührungsempfindlich — Hepar sulfuris D12, 3mal täglich
  - ○ **Verbesserung:** feuchtwarme Auflagen
- **bevorzugt bei Mundgeschwüren;** auch angezeigt, wenn Hepar sulfuris (oben) versagt — Mercurius solubilis D12, 3mal täglich
- das »homöopathische Messer«, um *reife, weiche Eiterbeulen* zu öffnen — Myristica* D4, alle 2–6 h
- bei **langsamer Eiterung** und *schlechter Heilung; fördert den Eiterprozess und treibt Fremdkörper heraus*; bessere Heilung geöffneter Abszesse — Silicea D12, 3mal täglich
- bei **wiederkehrenden** Abszessen, wenn sich auf der Eiterbeule ein *schwarzer Punkt* bildet — Anthracinum* C30 1mal

Akne

Allgemein bewährt

- *allgemein bewährt bei entzündlichen Prozessen;* als Tinktur äußerlich (wie Hypericum, S. 43) — Echinacea D2, alle 1–3 h
- **kleine Pickel vorwiegend am Kinn,** aber auch an Schultern, Brust und Rücken; wenn keines der anderen Mittel so recht passt oder hilft — Juglans regia* D3, 3mal täglich
  - ○ **Verschlechterung:** um die Periode herum
- **große, eitrige Pickel mit dunkelrotem Rand;** ähnliche Symptome wie bei Sulfur (S. 43), doch die Pickel sind größer als bei Sulfur — Sulfur iodatum*D12, 3mal täglich

Körperliche Symptome von A–Z

• *dunkle, bräunliche, harte Pickel oder dicke, zusammenlaufende Pusteln an Wange und Hals*; vorwiegend bei nervösen Jugendlichen ◌ **Verschlechterung:** während der Periode	**Kalium bromatum* D12** 3mal täglich
• zur äußerlichen Reinigung, Desinfektion und schnelleren Abheilung (abtupfen); wenn die Pickel sich geöffnet haben	**Hypericum Tinktur** 3mal täglich

BEGINNENDE ENTZÜNDUNG MIT ROTER, HEISSER UND GESCHWOLLENER HAUT

• **stechende oder klopfende Schmerzen;** Stelle sehr berührungsempfindlich → bewährt bei: entzündeten Pickeln vor dem Eitern	**Belladonna D12** alle 2–6 h

ALLGEMEINBEFINDEN EHER SCHLECHTER DURCH WÄRME

• viele eitrige Pickel und Mitesser bei **trockener, unreiner Haut** ◌ **Verschlechterung:** Bettwärme, nach Waschen → bewährt bei: therapieresistenter und lange bestehender Akne	**Sulfur D12** 3mal täglich
• Teenager-Akne, vor allem bei blonden Frauen ◌ **Verschlechterung:** durch **fettes Essen, Schweinefleisch, Kuchen, Eiscreme;** um die Periode, vor allem wenn die Menses ausbleibt oder verspätet ist	**Pulsatilla D12** 3mal täglich
• **allgemein ölige und fettige Haut;** viele kleine Mitesser und Pickel, die zum Jucken neigen ◌ **Verschlechterung:** bei Wärme, im Sommer	**Selenium D12** 3mal täglich
• **fettige, ölige Haut vorwiegend in Stirn- und Augenregion,** am Haaransatz und auf den Augenlidern; sonst ist die Haut eher trocken	**Natrium chloratum D12** 3mal täglich

ALLGEMEINBEFINDEN EHER SCHLECHTER DURCH KÄLTE

• **sehr berührungsempfindliche, eitrige Pickel;** *allgemein unreine Haut;* bei Jugendlichen mit vielen Pickeln im Gesicht und auf dem Rücken, *die weh tun und stechen;* wenn frühzeitig gegeben, wird die Eiterbildung verhindert	**Hepar sulfuris D12** 3mal täglich

• **Eiterpickel bilden sich nur sehr langsam**; die Haut ist unrein und neigt zu Eiterungen; *die Pickel hinterlassen Narben*; das Mittel fördert Eiterung und Abheilung	Silicea D12 3mal täglich
• **unreine Haut durch Kosmetika, Arznei- oder Genussmittel**; die Akne ist an der Stirn am schlimmsten	Nux vomica D12 3mal täglich

ALLERGIEN

Hier finden Sie bewährte Mittel zur schnellen Hilfe. Bei anhaltenden allergischen Reaktionen muss eine Konstitutionsbehandlung durchgeführt werden. Starke Reaktionen gehören umgehend in ärztliche Hände.

• **Allergische Reaktionen aller Art**; Hauterkrankungen; Nesselsucht; Jucken; Arznei- und Waschmittelausschläge, Insektenstiche etc.	Cardiospermum D2 akut: alle 1 h sonst: 3–6mal tägl.
• **Schwellungen wie nach einem Bienenstich**: blassrot, heiß, brennend, später juckend; bei Bienen- oder Wespenstichen; auch beim allergischen Schock (Notarzt rufen!) ○ **Verbesserung: kühle Umschläge; Kälte**	Apis C30 akut: alle $1/4$–2 h Wasserglas sonst: 3–6mal täglich
• *brennende, juckende Haut; dann Rötung und Schwellung; Bläschenbildung auf roter Haut*; Bläschen können später eitern ○ **Verbesserung: Wärme**	Rhus toxicodendron D12 akut: alle 1 h sonst: 3–6mal täglich
• **Hautausschlag wie vom Kontakt mit einer Brennnessel**; brennende Empfindung mit Ameisenlaufen und Jucken; Nesselsucht	Urtica urens D6 akut: alle 1 h; sonst: 3–6mal täglich
• Hautausschläge, »Nesselsucht« oder Akne **nach Einnahme von Medikamenten**; auch mit Verdauungsstörungen	Nux vomica D12 3mal täglich

Körperliche Symptome von A–Z

• **Hautausschläge mit starkem Jucken** durch **Bettwärme oder Wasser;** Sie kratzen sich wund; bewährt nach Antibiotika	Sulfur D12 3mal täglich
• **bei Nahrungsmittel-Unverträglichkeiten;** mit Durchfall, Schmerzen, Übelkeit, Erbrechen	Okoubaka D2 akut: alle 1 h sonst: 3–6mal tägl.
• Umstimmungsmittel (S. 41) bei Allergien	Acidum formicicum D30 1mal/Woche

Siehe auch: Heuschupfen (S. 88), Asthma (unten)

ARTHRITIS

• **hochrote, heiße Entzündung** mit *pochenden, klopfenden Schmerzen*; stark berührungs- und erschütterungsempfindlich ○ **Verbesserung:** durch warme Auflagen	Belladonna D12 alle 1–3 h
• Gelenk ist **blassrot und stark geschwollen;** *stechende* Schmerzen ○ **Verbesserung:** durch kühle Umschläge	Apis D12 alle 1–3 h
• das Gelenk fühlt sich an wie **verrenkt, wie zerschlagen;** ist stark berührungsempfindlich; **nach einer Verletzung** ○ **Verbesserung:** warme Auflagen und Ruhe	Arnica D12 alle 2–6 h
• das Gelenk ist entzündet; rot geschwollen mit starken stechenden Schmerzen bei der allerkleinsten Bewegung ○ **Verbesserung:** durch Ruhe, kalte Auflagen	Bryonia D12 alle 2–3 h
• blaurote Entzündung; eher linksseitig ○ **Verbesserung:** kalte Auflagen	Lachesis D12 3mal täglich
• Schmerzen wandern von einem Gelenk zum anderen, besser durch kalte Auflagen	Pulsatilla D12 2mal täglich

Siehe auch: Gelenkbeschwerden (S. 72)

ASTHMA

Alle asthmatischen Beschwerden gehören fachlich abgeklärt. Bei leichteren Beschwerden können nachstehende Mittel oft erfolgreich selbst eingesetzt werden. Eine Konstitutionsbehandlung ist angebracht.

PLÖTZLICH, HEFTIGER BEGINN

- **plötzlich auftretend, häufig nachts;** Folge von kaltem Wind (Erkältung), Schreck oder Ärger; pfeifende Atmung; trockener Husten; Unruhe; Angst bis hin zur Todesangst — **Aconitum C30** alle 1/4–2 h
- **plötzlich auftretend; rotes Gesicht;** Folge von feuchter Kälte (Erkältung), Ärger oder Aufregung; bellender, trockener Husten; *heißes, schweißiges Gesicht; erweiterte Pupillen* — **Belladonna D12** alle 1/4–2 h
- **plötzliches Asthma mit Übelkeit und Erbrechen,** auch Zuckungen und Krämpfe; Erbrechen lindert; krampfartige Hustenanfälle mit Atemnot, Sie laufen blau an; **häufig nachts um 3 Uhr;** oft wenn Hautausschläge oder Kinderkrankheiten unterdrückt wurden — **Cuprum C30** alle 1/4–2 h

EHER PFEIFENDE ATMUNG – OHNE SCHLEIM

- Sie fühlen sich **kalt und schwach,** sind **unruhig und ängstlich;** Sie haben Brustenge, pfeifende Atmung, Atemnot und ein blasses Gesicht; verlangen nach Wärme; ausgelöst durch feuchte Kälte oder Allergie
  - ○ **Verschlechterung:** nach Mitternacht; durch Alleinsein
  - → bewährt bei: akutem Anfall; alten Menschen

  Arsenicum album D12
  akut: alle 1/4–2 h
  sonst: 3mal täglich

- **Brust schnürt sich zusammen;** kurze Einatmung und langsame, mühsame Ausatmung; spastischer Husten; Atemnot durch Anstrengung, durch schnelles Gehen; Blässe, Übelkeit; Sie haben Angst das Herz bleibt stehen; vertragen keinen Tabakrauch, -geruch, -genuss

  Lobelia* D6
  akut: alle 1/4–2 h
  sonst: 3mal täglich

- **trockener, sägender, Krupp-artiger Husten;** giemende, pfeifende Atmung; warmes Zimmer und Liegen sind unerträglich
  - ○ **Verbesserung:** durch Essen und Trinken

  Spongia D6
  akut: alle 1/4–2 h
  sonst: 3mal täglich

EHER RASSELNDE ATMUNG MIT SCHLEIM

- **rasselnder Husten mit schwer löslichem Schleim, mit Würgen und Erbrechen;** Atemnot; — **Ipecacuanha D12**

Körperliche Symptome von A–Z

pfeifende Atmung; beständige Übelkeit; Sie sind blass (mit roten Backen), fühlen sich feuchtkalt und sind ängstlich → bewährt bei: akutem Asthma und Kindern	akut: alle ¼–2 h sonst: 3mal täglich
● **reichlich zäher Schleim, der nicht hochgehustet werden kann;** würgender Husten; laute Rasselgeräusche; Sie müssen sich aufsetzen; Abhusten erleichtert, aber erschöpft; Sie sind schwach, blass und kalt → bewährt bei: alten Menschen und Kleinkindern	Antimonium tartaricum D6 akut: alle ¼–2 h sonst: 3mal täglich
● **feuchtes Asthma mit dickem, gelbem Schleim;** Folge von Feuchtigkeit oder Anstrengung; Sie haben ein Schweregefühl auf der Brust, können nicht richtig durchatmen; Durchfall und Asthma ◌ **Verschlechterung:** bei Anstrengung, morgens → bewährt bei: Kindern	Natrium sulfuricum D6 akut: alle ¼–2 h sonst: 3mal täglich
● **mit starkem Verlangen nach frischer Luft (am besten zugefächelt);** rasselnder, brennender Husten, Atemnot; *auch Blähungen und Aufstoßen;* Sie haben blaue Lippen oder ein blaues Gesicht; sind *schwach, erschöpft, kalt* → bewährt bei: alten Menschen	Carbo vegetabilis D12 akut: alle ¼–2 h sonst: 3mal täglich

Siehe auch: Allergie (S. 44), Heuschnupfen (S. 88)

AUSFLUSS (FLUOR VAGINALIS)

Alle übel riechenden, wund machenden, juckenden Absonderungen über mehr als 4 Tage gehören frauenärztlich abgeklärt.

JUCKEND, BRENNEND, WUND MACHEND, ÜBEL RIECHEND, BRÄUNLICH

● **auch blutgestreift und grünlich;** wässrig oder dickflüssig; stechende Schmerzen (nach Geschlechtsverkehr); Herpes genitalis	Acidum nitricum D12 3mal täglich
● **stark juckende, wunde Schamlippen,** brennender Ausschlag nach der Periode; Sie müssen sich ständig kratzen; auch gelbgrüner Ausfluss	Kreosotum D12 3mal täglich
● **Herabdrängen des Unterleibs** (Sepia, S. 242); *Senkungsgefühl;* stechende Schmerzen in den Eierstöcken; auch gelbgrüner Ausfluss; *Verlangen nach Sex*	Lilium tigrum* D6 3mal täglich

- **gelbgrüner milchiger Ausfluss; juckend, wund machend mit heißer Scheide;** wunde, stechende Schmerzen; geschwollene rote Schamlippen, trockene Scheide; *Abneigung gegen Sex; Senkungsgefühl (Lilium tigrum, S. 47);*

  Sepia D12
  3mal täglich

Dick, mild, gelbgrün

- **Ausfluss vorwiegend vor der Periode;** juckt und brennt; wechselnde Beschwerden und Stimmungen

  Pulsatilla D12
  3mal täglich

Weisslich, klebrig

- **brennender Ausfluss;** wie Tapetenkleister oder Hühnereiweiß; juckende, brennende Schamlippen mit Aphthen oder Bläschenausschlag; Gefühl, als ob warmes Wasser den Oberschenkel herabfließt
→ bewährt bei: Candida-Infektion

  Borax D6
  3mal täglich

Wässrig, ätzend, nach Fischlake stinkend

- **scharfer, wund machender Ausfluss;** juckende und schmerzende Schamlippen; Warzen; *immer wiederkehrende Beschwerden* (vor allem nach einer Geschlechtskrankheit)

  Medorrhinum* C30
  1mal monatlich

Bauchschmerzen

Bauchschmerzen können vielfältige – auch bedrohliche – Ursachen haben (z. B. Blinddarmentzündung). Rufen Sie deshalb Ihren Arzt, Heilpraktiker oder sogar den Notarzt, wenn die Schmerzen sehr stark oder ungewöhnlich sind bzw. nicht schnell besser werden!

> ### Wegweiser:
> ➤ **Wärme bessert:** Chamomilla (S. 49); Colocynthis (S. 49); Magnesium phosphoricum (S. 50); Nux vomica (S. 50)
> ➤ **Druck bessert:** Colocynthis (S. 49); Magnesium phosphoricum (S. 50); Bryonia (S. 49)
> ➤ **Zusammenkrümmen bessert:** Belladonna (S. 49); Colocynthis (S. 49); Magnesium phosphoricum (S. 50); Nux vomica (S. 50); Staphisagria (S. 50)

Körperliche Symptome von A–Z

- **Rückwärtsbeugen bessert:** Belladonna (unten); Dioscerosa villosa (unten)
- **Kaffee verschlechtert:** Chamomilla (unten); Ignatia (S. 50); Nux vomica (S. 50)
- **Kaffee bessert:** Colocynthis (unten)
- **mit rotem Kopf:** Belladonna (unten); Chamomilla (unten)
- **durch Kummer, Sorgen, Kränkung, Tadel, Bestrafung:** Ignatia (S. 50); Staphisagria (S. 50)
- **durch Ärger:** Chamomilla (unten); Colocynthis (unten); Nux vomica (S. 50); Staphisagria (S. 50)

Symptom	Mittel
Krampfartig stechende, **oftmals nervöse Bauchschmerzen** (bei Examensangst, Aufregung usw.); starke Auftreibung des Bauches; *großes Verlangen nach Süßem*	Argentum nitricum D12 akut: alle ½–6 h sonst: 3mal täglich
plötzliche heftige und krampfartige Bauchschmerzen ○ **Verbesserung:** durch Zusammenkrümmen oder *Rückwärtsbeugen* ○ **Verschlechterung:** durch Druck, Erschütterung, Bewegung, Kälte	Belladonna D12 akut: alle ½–6 h
krampfartig **stechende Schmerzen**; Nahrung liegt wie ein Stein im Magen; großer Durst auf kalte Getränke ○ **Verbesserung:** *Ruhe*, Stillliegen, *Druck* ○ **Verschlechterung:** *geringste Bewegung*	Bryonia D12 akut: alle ½–6 h sonst: 3mal täglich
unerträgliche Schmerzen mit heißem, verschwitztem, gerötetem Gesicht; Blähungskoliken; *die Schmerzen machen wütend, rasend, verrückt* ○ **Verschlechterung:** durch Ärger, Zorn, Aufregung, Kaffee	Chamomilla D12 akut: alle ½–6 h sonst: 3mal täglich
kolikartige Bauch- und Unterleibskrämpfe; Sie **müssen sich zusammenkrümmen,** sind sehr unruhig und gereizt ○ **Verbesserung:** *durch Wärme, Stuhl- bzw. Blähungsabgang, festen Druck, Kaffee*	Colocynthis D12 akut: alle ½–6 h sonst: 3mal täglich
anhaltende krampfartige Schmerzen, wechseln häufig die Stelle oder *strahlen in alle*	Dioscerosa villosa D6

möglichen Richtungen (Rücken, Brust, Arme) aus	akut: alle 1/2–6 h sonst: 3mal täglich
○ **Verbesserung: Rückwärtsbeugen,** Aufrecht stehen, Umhergehen	
● Bauchschmerzen **durch Kummer;** mit Würgen und saurem Aufstoßen, Kloßgefühl im Hals, Beklemmungen in der Brust; sehr wechselhafte Stimmung	**Ignatia D12** akut: alle 1/2–6 h sonst: 3mal täglich
○ **Verschlechterung:** durch Tabakgeruch, Alkohol, Kaffee	
○ **Verbesserung:** oftmals durch Essen	
● krampfartige Bauchschmerzen; Sie *müssen sich zusammenkrümmen*	**Magnesium phosphoricum D12** akut: alle 1/2–6 h; sonst: 3mal täglich
○ **Verbesserung: durch Wärme** (Wärmflasche, warmes Bad); *Reiben und Kneten des Bauches; Bauchmassage*	
● krampfartige Bauchschmerzen mit Blähung oder Verstopfung; *nach Kaffee-, Nikotin-, Alkohol-Genuss, zu reichlichem oder zu schwerem Essen*, nach Medikamentenmissbrauch	**Nux vomica D12** akut: alle 1/2–6 h sonst: 3mal täglich
○ **Verbesserung:** Wärme, Zusammenkrümmen	
● Krampfartige, schneidende Bauchschmerzen **nach Ärger und Zorn, Beleidigung, Kränkung oder Tadel;** Sie fressen den Ärger in sich hinein, bis Sie explodieren; Sie werfen mit Gegenständen um sich	**Staphisagria D12** akut: alle 1/2–6 h sonst: 3mal täglich

Siehe auch: Verdauungsstörung/Magenverstimmung (S. 139), Durchfall (S. 61), Blähungen (S. 52) und Bauchkrämpfe/Koliken bei Kindern (S. 176)

BINDEHAUT- UND LIDRANDENTZÜNDUNG

Alle anhaltenden Beschwerden gehören fachlich abgeklärt.

ALLGEMEIN BEWÄHRT

● brennende Schmerzen und Sandgefühl in den Augen; *Pupillen meist eng;* Sie sind sehr lichtempfindlich, blinzeln ständig; die **reichlichen**	**Euphrasia D6** 3–6mal täglich

Körperliche Symptome von A–Z

Tränen fühlen sich heiß und scharf an, machen wund und lassen die Augenlider anschwellen; die Bindehäute sind rot; später auch eitriges Sekret
- **Verschlechterung:** abends, bei Kunstlicht, Sonne, kaltem Wind (Tränenfluss)

äußerlich: **Euphrasia Tinktur** und **Calendula Urtinktur** je 20 Tropfen auf 200 ml Wasser

AKUTE, PLÖTZLICH UND HEFTIG AUFTRETENDE BESCHWERDEN MIT STARKER LICHTEMPFINDLICHKEIT

- **Folge von nasser Kälte (Haare waschen), Zugluft und Sonne (Gletscher);** Sie sind *außerordentlich lichtempfindlich;* Bindehaut ist *knallrot* und geschwollen, zuerst trocken, später reichlicher Tränenfluss; *Pupillen meist weit*
  - **Verbesserung:** durch warme Auflagen

  Belladonna D12 alle 1–6 h

- **Augenlider und Bindehaut oft erheblich geschwollen;** *Bindehaut hell gerötet, oft mit prallen Blutäderchen;* reichlich brennende und heiße Tränen; stechende Schmerzen; *Pupillen weit; heftiger Juckreiz*
  - **Verbesserung:** durch *kalte Auflagen*

  Apis D12 alle 1–6 h

- **bei allen plötzlichen, heftigen Schmerzen;** oftmals **durch Fremdkörper** (*zum Augenarzt!*) und **durch kalten, trockenen Wind;** *Auge heiß, trocken und gerötet;* wenige Tränen und heftig brennende Schmerzen
  - **Verschlechterung:** durch Augenbewegung

  Aconitum C30 alle 1–6 h

ENTZÜNDUNG MIT UND OHNE EITRIGEM SEKRET

- **Auge brennt wie Feuer;** dabei starke Lichtscheu, Unruhe und Angst
  - **Verbesserung:** feuchtwarme Kompressen

  Arsenicum album D12 2mal täglich

- **mildes, gelbliches bis eitriges Sekret;** trockenes Gefühl in den Augen; juckende, brennende und geschwollene Lider; Sie müssen ständig die Augen reiben, sind sehr lichtscheu

  Pulsatilla D12 2mal täglich

- ○ **Verbesserung:** durch *kalte Anwendungen*, an der frischen Luft
- ○ **Verschlechterung:** warmer Raum, Wind
- → bewährt bei: Masern

● **Lider morgens eitrig verklebt;** Oberlid oftmals geschwollen; Folge von Nässe und Kälte; *eitriger, scharfer Tränenfluss, brennende Schmerzen* ○ **Verschlechterung:** abends, durch Bewegung der Augen, bei Berührung	Rhus toxicodendron D12 2mal täglich
● **eitriges Sekret,** stechende Schmerzen ○ **Verbesserung:** feuchtwarme Kompressen, Dampfbad	Hepar sulfuris D12 2mal täglich
● **dünnes, schleimiges, eitriges Sekret;** häufig durch Erkältung, Unterkühlung, Durchnässung ○ **Verschlechterung:** *durch Wärme, Bettwärme, nachts* ○ **Verbesserung:** kühle Kompressen, frische Luft	Mercurius solubilis D12 2mal täglich
● **Folge von Durchnässung, feuchter Kälte (Klima, Kleidung, Wohnung);** auch bei allergischem Verlauf; *dickes gelbes Sekret;* Juckreiz; *die Pupillen sind oftmals weit* ○ **Verschlechterung:** nachts, durch Kälte ○ **Verbesserung:** durch Wärme	Dulcamara D12 2mal täglich
● **Augenlider sind rot** (häufig der äußere Augenwinkel) und geschwollen; die Haut ist rissig, schuppig und trocken; honiggelbe Absonderungen auf den Augenlidern	Graphites D12 2mal täglich

ÜBERANSTRENGUNG DER AUGEN

● Reizung der Augen **durch Überanstrengung** (*Arbeit am Computer, Lesen, Nähen*); Bedürfnis sich dauernd die Augen zu reiben; die Augen sind gerötet und brennen; fühlen sich müde an	Ruta D6 3mal täglich

BLÄHUNGEN

● träge Verdauung mit Aufblähung des **Oberbauchs;** durch fette Speisen, Butter, Milch und Fleisch; *häufiges Luftaufstoßen, das aber*	Carbo vegetabilis D12

Körperliche Symptome von A–Z

Erleichterung bringt; übel riechende Blähungen; Schwäche und Müdigkeit; **starkes Verlangen nach frischer Luft**	2–3mal täglich
● **starkes Rumpeln und Kollern** im Bauch, Blähungen im **Unterbauch;** *nach Mehl- und Süßspeisen, Zwiebeln, Bohnen, Kohl und Knoblauch;* Heißhunger auf Süßes; nach wenigen Bissen voll, gebläht und müde; Sie *vertragen nichts Enges um den Bauch*	**Lycopodium D12** 2–3mal täglich
● **der ganze Bauch** ist sichtbar und empfindlich **aufgetrieben;** übel riechende Blähungen; saures Aufstoßen, das keine Erleichterung bringt (im Gegensatz zu Carbo vegetabilis, S. 211); nach Brot, Milch, Butter, Obst, Tee	**China D6** 2–3mal täglich
→ bewährt: bei oder nach Durchfällen	
● **übel riechende Blähungen »wie nach faulen Eiern«;** Durchfall und Verstopfung wechseln sich ab; Fleisch, Milch und Süßes machen Blähungen; Sie wachen morgens mit Stuhldrang auf	**Sulfur D12** 2–3mal täglich
→ bewährt nach: Magen-Darm-Infekten; Antibiotika	
● täglich Blähungen mit heftigem Kollern im Bauch; **beim Blähungsabgang geht Stuhl mit ab;** abwechselnd *Durchfall oder Verstopfung* ○ **Verschlechterung:** *am Morgen*	**Aloe D6** 2–3mal täglich
● Blähungen und Verstopfung mit krampfartigen Schmerzen; *vor allem nach zu reichlichen oder zu schweren Mahlzeiten, Alkohol und Medikamentenmissbrauch*	**Nux vomica D12** 2–3mal täglich
● nach **Zucker,** Salzigem und Käse; stark oder »zum Platzen« aufgetriebener Bauch; Aufstoßen nach jeder Mahlzeit; große Gier nach Süßem; Sie sind nervös und ängstlich	**Argentum nitricum D12** 2–3mal täglich

Siehe auch: Verdauungsstörung (S. 139), Durchfall (S. 61), Bauchkrämpfe/Koliken bei Kindern (S. 176)

BLASEN- UND HARNWEGSBESCHWERDEN, BLASENENTZÜNDUNG

Wenn die Beschwerden nicht besser werden oder die Temperatur erhöht ist, sprechen Sie bitte mit Ihrem Arzt oder Heilpraktiker!

PLÖTZLICH, HEFTIGER BEGINN DER BESCHWERDEN, AUCH MIT FIEBER

• **plötzlich auftretende,** brennende, krampfartige Schmerzen; *Unterleib äußerst empfindlich auf Druck und Erschütterung;* Folgen von feuchter Kälte	Belladonna D12 alle 1–4 h
• **rasch auftretende, unerträglich brennende Schmerzen;** Harndrang; *Urin heiß und spärlich, sogar rötlich;* Folge von trockener Kälte und Wind; Sie sind unruhig und ängstlich	Aconitum D12 alle 1–4 h

AUSGEPRÄGTE BRENNENDE SCHMERZEN BEIM WASSERLASSEN

• **stark brennende Schmerzen;** *heftiger, andauernder Drang Wasser zu lassen, unter Schmerzen gehen aber nur ein paar Tropfen ab; schneidende Schmerzen vor, während und nach dem Urinieren*	Cantharis D12 alle 1–6 h
• **stechendes, brennendes Gefühl** in der Harnröhre **beim Wasserlassen;** Gefühl, nicht fertig zu sein; häufiger Gang zur Toilette aus Angst, den Urin nicht halten zu können; wenig Urin, der manchmal auch schmerzlos abgeht; *wenig Durst*	Apis D12 alle 1–6 h

AUSGEPRÄGTE KRAMPFARTIGE SCHMERZEN

• **krampfartige Schmerzen, die zum Zusammenkrümmen zwingen;** häufiger Harndrang, aber nur wenig Urin; *Urin trübe* (Dulcamara, S. 55) *und übel riechend;* Sie sind *meist verärgert und sehr gereizt* (Nux vomica, unten)	Colocynthis D6 3–6mal täglich
• beim Wasserlassen **starke, anhaltende Krämpfe** mit heißem Urin, der »wie Feuer brennt«; Urin ist rot, trübe (Dulcamara, S. 55), schleimig, eitrig, *blutig;* nächtliches Schwitzen, v. a. bei Fieber	Mercurius corrosivus D12 3–6mal täglich
• Sie sind **äußerst empfindlich gegen Kälte und Luftzug,** reizbar und ärgerlich; krampfartige Schmerzen beim oft vergeblichen Versuch, Wasser zu lassen; Folgen von Genuss- und Arzneimittelmissbrauch ○ **Verbesserung:** durch *Wärme*	Nux vomica D12 3–6mal täglich

Körperliche Symptome von A–Z

REIZBLASE

- *häufiger Harndrang;* **die brennenden Schmerzen werden am Ende des Wasserlassens unerträglich;** manchmal auch ganz schmerzfrei; *Sie können nur im Stehen urinieren*
  — Sarsaparilla* D6, 3–6mal täglich
- **häufiges, auch unwillkürliches Wasserlassen, vor allem durch Lachen oder Husten** (Causticum, S. 212); brennendes Gefühl während und nach dem Urinieren; *Blasenreizung durch Verkühlung* (vor allem durch kalte Füße); Schmerzen strahlen in den Oberschenkel
  - **Verschlechterung:** im Liegen
  — Pulsatilla D12, 3–6mal täglich
- **durch die geringste Verkühlung** (feuchte Kälte); Harnverhaltung oder schmerzhaftes Brennen im letzten Teil der Harnröhre beim Wasserlassen; *Urin deutlich trübe*
  - **Verbesserung:** durch *Wärme*
  — Dulcamara D12, 3–6mal täglich
- **mit dem Gefühl, die Blase sei zu voll;** Wasser lassen bringt dabei keine Erleichterung; Harndrang gleich wieder nach dem Urinieren; Inkontinenz bei alten Leuten und Kindern
  — Equisetum* D3, 3–6mal täglich
- **nervöse Reizblase** durch bevorstehende Ereignisse; Sie sind hektisch und immer in Eile
  — Argentum nitricum D12, 3mal täglich
- **stark ammoniakhaltiger Geruch des Urins** (wie Pferdeharn); *splitterartig stechende Schmerzen* in der Harnröhre
  — Acidum nitricum D12, 3mal täglich

BESCHWERDEN DURCH VERLETZUNG

- **erstes Mittel bei allen Verletzungen;** etwa durch Operation, Setzen eines Katheters, Abgang von Nierensteinen, Quetschung
  — Arnica D12, 3–6mal täglich
- Verletzung der Harnwege **durch Operation, Sex oder Entbindung;** schmerzhafte, tröpfchenweise Harnentleerung; *auch nach sexuellem Missbrauch oder Exzess, Selbstbefriedigung*
  — Staphisagria D12, 3–6mal täglich

BLASENSCHWÄCHE, UNFREIWILLIGER HARNABGANG

- **plötzlicher, so heftiger Harndrang,** dass Sie die Toilette nicht rechtzeitig erreichen;
  — Petroselinum* D3

häufiger Harndrang, auch nachts → bewährt bei: Reizblase und Blasenschwäche	3–6mal täglich
• **unfreiwilliger Harnabgang bei Lachen, Niesen oder Husten** (Pulsatilla, S. 238); Harn geht oft unbemerkt ab, häufig im ersten Schlaf; auch brennende Schmerzen → bewährt bei: Blasenschwäche und Lähmung, älteren Menschen, chronischer Blasenentzündung, Senkungsbeschwerden; Harnverhaltung nach Geburt oder Operation	Causticum D12 3mal täglich

AUSLEITUNG UND SPÜLUNG DER HARNWEGE

• Bei allen entzündlichen Beschwerden der Blase und Harnwege: Niere durch reichlich Trinken spülen. Ein »Aufsteigen« der Entzündung in die Nieren wird damit oft vermieden	Berberis D3 Solidago D1 beide 3mal täglich

BLINDDARMREIZUNG

Jede mögliche Blinddarmentzündung gehört umgehend ärztlich abgeklärt. Bis dahin sind nachstehende Mittel hilfreich.

• **plötzlich auftretende** krampfartige, stechende, *klopfende* Schmerzen; Sie krümmen sich zusammen oder überdehnen sich; **jede Erschütterung (Husten, Niesen, Berührung) schmerzt**; heiße, feuchte Haut; *rotes Gesicht; trockener Mund*	Belladonna D12 alle 1/4–2 h
• **stechende, krampfartige Schmerzen**; *gieriger Durst auf kalte Getränke*; Sie sind verärgert und gereizt ○ **Verschlechterung: schon bei** geringem Druck; bei **jeder Bewegung oder Berührung**	Bryonia D12 alle 1/4–4 h
• **starke stechende Schmerzen**; kein Durst ○ **Verschlechterung:** bei Druck auf den Bauch ○ **Verbesserung:** durch Kälte, kühle Auflagen	Apis D12 alle 1/4–2 h

Siehe auch: Bauchschmerzen (S. 48), Fieberkrampf (S. 67), Übelkeit (S. 137), Entzündung (S. 64)

BLUTDRUCK, ERHÖHT

Alle Beschwerden gehören fachlich abgeklärt.

Körperliche Symptome von A–Z

ALLGEMEIN BEWÄHRT

• **als mildes Herztonikum**; reguliert den Blutdruck; bei unregelmäßigem Herzschlag, Herzvergrößerung, Herzgeräuschen, Arteriosklerose; Sie sind erschöpft, kurzatmig; → bewährt bei: älteren Menschen	Crataegus Urtinktur 3mal täglich

PLÖTZLICHER BLUTHOCHDRUCK (BLUTDRUCKKRISE)

• **plötzliches heftiges Herzklopfen mit Unruhe und Angst**; Folge von Angst, Schreck, Schock und kaltem Wind (Erkältung); *plötzlicher Blutandrang zum Kopf; Sie glauben zu sterben*	Aconitum C30 alle $1/4$–2 h Wasserglas
• plötzlich auftretende, **klopfende Kopfschmerzen mit rotem, heißem, schweißigem Gesicht**; Klopfen im ganzen Körper; glänzende Augen; erweiterte Pupillen	Belladonna D12 alle $1/4$–2 h Wasserglas
• **Klopfen bis in die Fingerspitzen**; ausgelöst durch den geringsten verbalen Widerspruch; hämmernder Kopfschmerz; dunkelrotes oder blasses Gesicht; Sie glauben, der Kopf wird platzen	Glonoinum D12 alle $1/4$–2 h Wasserglas
○ **Verschlechterung:** durch Wärme und Sonne	

ROTER KOPF, EHER VOLLBLÜTIGER MENSCH

• allgemein bewährt bei Blutandrang zum Kopf, **rotem Gesicht**; Schwindel; Herzklopfen und Herzstolpern; Druck in der Brust; kann zusätzlich zu anderen Mitteln genommen werden	Viscum album* D2 3mal täglich über Wochen
• über Wochen Kopfschmerzen, Schwindel und Benommenheit; **Sie wollen keinen Arzt und schicken den Behandler weg**; sind ängstlich, unruhig und schlaflos, *verwirrt, benommen; Sie fühlen sich zerschlagen, wund, überanstrengt*	Arnica D12 2mal täglich
• Sie sind **vollblütig, untersetzt, aggressiv oder depressiv**; haben Selbstmordgedanken; rotes Gesicht; Blutwallungen; gerötete Augen; nächtliche Schmerzen hinter dem Brustbein; *Gedächtnisverlust; Arteriosklerose*	Aurum D12 2mal täglich
• Sie sind ein **sehr lebhafter, liebenswerter Mensch**; haben rote Backen, schweißiges	Phosphorus D12

Gesicht, Schwindel, Herzklopfen; Sie sind schnell erschöpft; können nicht auf der linken Seite liegen; haben Angst vor Schlaganfall	2mal täglich
● **dunkelblau gedunsenes oder blasses Gesicht; große Redelust;** Sie reden schnell; Hitzewallungen; klopfende, hämmernde Kopfschmerzen; jede Beengung ist unerträglich, v. a. am Hals ○ **Verschlechterung:** nach dem Schlaf; Wärme	Lachesis D12 2mal täglich

BLASSER MENSCH

● **vorzeitige Alterung und Arteriosklerose;** Gedächtnisverlust; Schwindel und Kopfschmerzen; kindisches Verhalten; alle Körperfunktionen verhärten und verlangsamen; Sie sind schüchtern, verzagt, kälteempfindlich	Barium carbonicum D12 2mal täglich
● blasse, schmutzige Hautfarbe; *verlangsamte Auffassung; Sie sind gleichgültig, still und depressiv,* kälteempfindlich; fettige Degeneration (Herz, Leber, Nieren, Gefäße); harter gespannter Puls; krampfartige Bauchschmerzen und Verstopfung	Plumbum metallicum D12 2mal täglich
● Sie sind **kalt, blass, unruhig, ängstlich,** sehr exakt, penibel, ordentlich; wollen Wärme ○ **Verschlechterung:** nach 24 Uhr; Alleinsein	Arsenicum album D12 2mal täglich

Siehe auch: Durchblutungsstörungen (S. 60), Schwindel (S. 134)

BRUSTENTZÜNDUNG/MASTITIS

Alle Beschwerden gehören fachlich abgeklärt. Die Mittel können in Absprache mit dem Therapeuten auch neben einer konventionellen Behandlung eingesetzt werden.

ENTZÜNDUNGSSTADIUM

● **plötzliche Entzündung mit pochenden Schmerzen;** die Brust ist *knallrot, heiß, geschwollen,* sehr berührungs- und erschütterungsempfindlich; *auch mit Fieber*	Belladonna D12 alle 1/4–2 h
● **hart geschwollene, heiße, schwere Brüste;** *stechende Schmerzen;* jede Bewegung oder Berührung schmerzt; gieriger Durst auf Kaltes; Sie sind sehr gereizt	Bryonia D12 alle 2–6 h

Körperliche Symptome von A–Z

• **dunkelrot geschwollene, harte Brüste oder harte Knoten;** Schmerz zieht in den Rücken oder durch den ganzen Körper; geschwollene Lymphknoten in der Achsel; *Brustwarze wund, eingerissen oder eingezogen; Sie fühlen sich kaputt, zerschlagen, schwach*	Phytolacca D12 alle 2–6 h
• **Milchstau, Entzündung und hochempfindliche Brustwarzen;** Sie müssen die schweren Brüste mit den Händen halten; Schmerz wandert von einer Brust zur anderen ○ **Verschlechterung:** vor der Periode	Lac caninum* D12 alle 2–6 h

Stadium der Eiterung

• **Übergang in die Eiterung;** *rotfleckige, stark entzündete Brust;* schlechter Mundgeruch, schleimig belegte, geschwollene Zunge; Nachtschweiß	Mercurius solubilis D12 2–6mal täglich
• **Eiterung; äußerst berührungsempfindliche und stechende Brüste;** feuchte Wärme tut gut; entweder die Eiterbildung stoppt oder es kommt zur Eiterbeule, die sich entleert	Hepar sulfuris D12 alle 1–2 h
• **harte, geschwollene, empfindliche Eiterbeule;** Sie sind *sehr kälteempfindlich;* das Mittel *fördert die Eiterung* und hilft die Eiterbeule zu öffnen; Brustknoten nach Entzündungen; auch bei entzündeten, eingerissenen Brustwarzen ○ **Verbesserung:** durch **Wärme**	Silicea D12 2mal täglich

Siehe auch: Fieber (S. 67), Entzündung (S. 64), Abszess (S. 42)

Cholesterin, erhöhtes

Bei leicht erhöhtem Cholesterin hat sich das nachstehende Mittel neben Diät und Stressreduzierung bewährt. Bei anhaltendem oder sehr hohem Cholesterin kann es zusätzlich zur spezifischen Behandlung oder auch während einer Konstitutionsbehandlung eingenommen werden.

allgemein bei erhöhtem Cholesterin; alle 2 Monate wird das Mittel 1 Woche lang eingenommen	Cholesterinum* D12 2mal täglich

Durchblutungsstörungen

Alle Durchblutungsstörungen gehören fachlich abgeklärt. Die nachstehenden Mittel können in Absprache mit dem Therapeuten eingenommen werden.

Allgemein bewährt

• bei Durchblutungsstörungen des Herzens	Crataegus Urtinktur 3mal täglich
• **bei Durchblutungsstörungen aller Art;** → bewährt zur Förderung der Hirndurchblutung	Gingko* Urtinktur 3mal täglich

Haut rot

• **Sie wollen keinen Arzt und schicken den Behandler weg,** sind ängstlich, unruhig, schlaflos, *verwirrt, benommen;* Kopfschmerzen, Schwindel und Benommenheit; *Glieder fühlen sich wie zerschlagen, wund, überanstrengt an*	Arnica D12 2mal täglich
• Sie sind **vollblütig, untersetzt, aggressiv oder depressiv,** *müssen sich bewegen,* haben Selbstmordgedanken; Blutwallungen; *Gedächtnisverlust; starke nächtliche Beinschmerzen*	Aurum D12 2mal täglich
• **blaurote Verfärbung des schlecht durchbluteten Gebietes;** Hitze und jegliche Enge ist unerträglich, Kälte lindert ○ **Verschlechterung:** nachts und am Morgen	Lachesis D12 2mal täglich

Haut blass

• **Sensibilitätsstörungen mit Taubheit, Kribbeln oder Brennen; Krämpfe;** obwohl die Haut sich kalt anfühlt, wird **Wärme nicht toleriert;** Sie müssen ständig die Glieder strecken oder reiben	Secale cornutum D12 3mal täglich
• **Sensibilitätsstörungen mit Taubheit, Kribbeln oder Brennen; Krämpfe;** kalte Haut, **Wärme bessert;** nächtliche Krämpfe in den Waden oder der Fußsohle, Sie müssen aufstehen und sich hinstellen	Cuprum arsenicosum* D12 2mal täglich
• **blasse, schmutzige Hautfarbe; ständiges Zittern; Krämpfe;** die Haut ist äußerst berüh-	Plumbum metallicum

Körperliche Symptome von A–Z

rungsempfindlich, doch fester Druck bessert; Schmerzen durch Anstrengung oder nachts; Verstopfung; Sie müssen die Glieder strecken und dehnen, sind kälteempfindlich	D12 2mal täglich
● **eiskalte, blasse Hände, Finger oder Füße**; häufig mit feuchtem Schweiß; Zittern, Kribbeln und Ameisenlaufen; Kreislaufschwäche mit Kollaps und Übelkeit; Herzkrämpfe ○ **Verschlechterung**: durch Anstrengung	Tabacum D12 2mal täglich; bei Rauchern: Tabacum C30
● **Schwäche, Schwindel und Zittern**; fettige Degeneration von Herz, Gefäßen, Nieren, Leber; Sehstörungen; Druckgefühl im Brustkorb, als ob das Herz zu groß wäre; dabei Angst	Vanadium* D12 2mal täglich

Siehe auch: Bluthochdruck (S. 56), Konzentrationsstörungen (S. 161), Schwindel (S. 134)

DURCHFALL

Alle anhaltenden oder blutigen Durchfälle gehören fachlich abgeklärt. Vorsicht: Bei schwerem Durchfall kann es vor allem bei Kleinkindern durch den hohen Wasser- und Mineralstoffverlust schnell zu bedrohlichen Zuständen kommen – **zum Arzt!**

ALLGEMEIN BEWÄHRT

● **reguliert den Durchfall**, die Anzahl der Stuhlentleerungen geht zurück, der krampfartige Stuhldrang bessert sich	Uzara* D4 3–6mal täglich
● **bei Verdauungsstörungen mit Durchfall** durch verdorbene Nahrung, nach oder bei Infekten aller Art; zur Vorbeugung bei (Tropen-)Reisen	Okoubaka D2 3–6mal täglich, als Prophylaxe: 3mal 1 Gabe

BRECHDURCHFALL MIT SCHWÄCHE

● **Verlangen nach Wärme; Durst auf warme Getränke;** *wässriger, übel riechender* Brechdurchfall *bei Lebensmittelvergiftungen* (vor allem nach Fisch und Fleisch); *brennende Schmerzen* (Bauch, After); Sie fühlen sich elend, kalt, erschöpft, unruhig, ängstlich, zittrig	Arsenicum album D12 alle 1–4 h

- **kalter Schweiß; Durst auf Kaltes;** *große Übelkeit*; krampfartige Schmerzen vor dem Durchfall; geruchlose, *weißliche, trübe, reiswasserartige Brechdurchfälle nach verdorbener Nahrung* (Arsenicum album, S. 61); große Schwäche und Blässe nach dem Stuhlgang
  - **Verbesserung:** im Liegen, Ruhe, Wärme

→ Veratrum album D12 alle 1–4 h

DURCHFALL MIT SCHWÄCHE

- **schmerzloser, schaumig gelber Durchfall** *mit unverdauten Resten; nachts oder gleich nach dem Essen; nach Saurem* (Aloe, S. 63) *und Obst;* aufgetriebener Bauch; übel riechende Blähungen; blasses Gesicht; rote Hektik-Flecken

→ China D6 alle 1–4 h

- **ständiger Stuhldrang; schleimiger, auch blutiger Stuhl,** brennend, wässrig und übel riechend; *schneidende krampfartige Schmerzen vor, während und nach dem Stuhlgang;* wunder After; Sie sind erschöpft und kalt; haben *Mundgeruch;* nächtlicher Schweiß

→ Mercurius corrosivus D12 alle 1–4 h

- **Ihnen wird »speiübel« oder Sie reagieren überempfindlich auf Essensgerüche;** wässrige, gelbe, schleimige und übel riechende Durchfälle mit Blähungen; *Bauchschmerzen zwingen zum Zusammenkrümmen* (Colocynthis, S. 63); Sie sind schwach und kalt
- → bewährt: im Herbst

→ Colchicum D12 alle 1–4 h

ALLGEMEINBEFINDEN KAUM BEEINTRÄCHTIGT

- **meist schmerzlos**
  bewährt bei: Sommerdurchfällen oder Erkältungskrankheiten mit Fieber

→ Ferrum phosphoricum D12 3mal täglich

VORWIEGEND KRAMPFARTIGE, SCHNEIDENDE SCHMERZEN

- **Blähungskoliken mit grünlichem Durchfall »wie gehackter Spinat«;** unerträgliche Bauchschmerzen; aufgetriebener Leib; *Folge von Ärger; Hitze und Schweiß, das Gesicht ist rot;* Sie sind sehr ungehalten und reizbar

→ Chamomilla D12 alle 1–4 h

Körperliche Symptome von A–Z

• **Sie müssen sich vor Schmerzen zusammen-krümmen;** Durchfall und Blähungen gleich nach dem Essen; Sie sind *verärgert und gereizt* ○ **Verbesserung:** *durch Ablassen von Stuhl und Blähungen,* Wärme, Kaffee	Colocynthis D12 alle 1–4 h
• **stechende Schmerzen, starker Durst auf Kaltes;** Durchfall *schmutzig gelb, breiig und übel riechend*; an heißen Tagen, nach kalten Getränken (wenn überhitzt getrunken), nach Ärger (Colocynthis, oben); Sie müssen sich plötzlich krümmen, sind sehr *gereizt,* wollen Ihre Ruhe	Bryonia D12 alle 1–4 h

DURCHFALL VORWIEGEND AM FRÜHEN MORGEN

• **Gefühl, bei Blähungsabgang geht auch Stuhl mit;** unfreiwilliger Stuhlabgang; *explosiver gelber, schleimiger, selbst blutiger Durchfall; übel riechende, kollernde Blähungen* nach dem Essen oder am frühen Morgen; *Wechsel von Durchfall und Verstopfung* (Sulfur, unten)	Aloe D6 alle 1–4 h
• **Stuhl spritzt heraus;** *schaumiger, gelbgrüner* Durchfall; kommt *gussartig* und *schmerzlos; unverdaut, wund machend und stinkend;* Schwäche nach dem Stuhlgang; *Kollern und Gurgeln* ○ **Verschlechterung:** nach dem Essen → bewährt bei: Kindern während des Zahnens; Sommerdurchfällen	Podophyllum D8 alle 1–4 h
• **chronischer übel riechender Durchfall;** mit übel riechenden Blähungen; Durchfall abwechselnd mit Verstopfung; brennende wunde Afterschmerzen → bewährt bei: Durchfällen nach Antibiotika	Sulfur D12 2mal täglich

DURCHFALL DURCH NERVOSITÄT UND AUFREGUNG

• **nervöser Durchfall durch bevorstehende Ereignisse** und bei Ängsten; *vor Prüfungen, Auftritten etc.;* aufgetriebener Bauch; Blähungen; Magenschmerzen; saures Aufstoßen ○ **Verschlechterung:** *durch Süßes*	Argentum nitricum D12 alle 1–4 h

- nach **angsterregendem, schrecklichem Ereignis oder großer Aufregung;** Sie müssen plötzlich auf die Toilette und können den Stuhl kaum halten; schmerzloser Durchfall; Sie fühlen sich allgemein *zittrig, benommen und schwach* (zum Beispiel bei einer Prüfung) — Gelsemium D12 alle 1–4 h

Siehe auch: Verdauungsstörungen (S. 139), Durchfall bei Kindern (S. 178)

ENTZÜNDUNGEN ALLER ART

Die folgenden Mittel decken verschiedene Stadien der Entzündung ab, von akut bis eitrig.

ALLGEMEIN BEWÄHRT

- bei allen entzündlichen und fieberhaften Prozessen; stärkt das Immunsystem — Echinacea D2 alle 1–3 h

AKUTE ENTZÜNDUNG

- **erstes Mittel bei jeder akuten Entzündung;** *plötzliches Auftreten*; Folge von trockener Kälte und Wind; Kälte lindert die Beschwerden; Durst auf kaltes Wasser; auch hohes Fieber mit trockener Haut; Sie sind ängstlich und unruhig — Aconitum D12 alle 1/4–4 h
- **blassrote Entzündung; Kälte lindert;** auch Schwellungen oder Ödeme (wie nach einem Bienenstich); *stechende Schmerzen; kein Durst* — Apis D12 alle 1–4 h
- **knallrote Entzündung, mit pochenden Schmerzen;** Folge von feuchter Kälte; Wärme lindert die Beschwerden; auch hohes Fieber mit anfangs trockener Haut, später mit Schweiß — Belladonna D12 alle 1–4 h
- **dunkelrote bis blaurote Entzündung;** häufig auf der linken Seite; jegliche Einengung ist unerträglich; Wärme verschlimmert die Beschwerden, Kälte und Eis bessern — Lachesis D12 3mal täglich
- **Fieber mit Schüttelfrost und Frieren; übler Geruch aller Absonderungen;** auch eitrige Prozesse; *Puls ist im Verhältnis zum Fieber entweder zu schnell oder zu langsam*; Zerschlagenheitsgefühl und starke Gliederschmerzen — Pyrogenium* C30 1mal

Körperliche Symptome von A–Z

EITRIGE ENTZÜNDUNG

• **eitrige Entzündung, stechende, pochende Schmerzen; Besserung durch feuchte Wärme;** dicke gelbe Absonderungen; Sie sind sehr reizbar, ungehalten und sehr kälteempfindlich	Hepar sulfuris D12 3–6mal täglich
• **eitrige Entzündung, oft schmierige Beläge, übel riechend;** Frostschauer; Nachtschweiß; übler Mundgeruch; verstärkter Speichelfluss; weder Hitze noch Kälte werden vertragen	Mercurius solubilis D12 2–3mal täglich

Siehe auch: die spezifischen Hinweise bei lokalen Entzündungen wie Blasenentzündung (S. 53), Halsschmerzen (S. 77) etc.

ERKÄLTUNG/GRIPPE/FIEBERHAFTER INFEKT

ALLGEMEIN BEWÄHRT

• **zur Steigerung der Abwehrkräfte** bei allen fieberhaften Erkrankungen	Echinacea D2 3–6mal tägl.

PLÖTZLICHER UND HEFTIGER BEGINN DER BESCHWERDEN; EVENTUELL MIT RASCH ANSTEIGENDEM FIEBER ÜBER 39 °C

• **durch trockenen, kalten Zug oder Wind;** *großer Durst auf kaltes Wasser;* anfänglich oft Frostschauer; im Fieberstadium ist **die Haut trocken** *und heiß;* Sie sind unruhig und ängstlich; schon vorbeugend beim ersten Frösteln einnehmen (Camphora, S. 67)	Aconitum D12 alle $1/2$–4 h
• **durch feuchtkalte Luft oder nasses Haar;** *glühend rotes Gesicht, glänzende Augen; heißer Kopf, kalte Arme und Beine;* anfangs trockene, dann **dampfende, feuchte Haut;** *trotz Fieber Verlangen nach Wärme; klopfende Empfindungen;* Sie sind gereizt, später *benommen, mit Delirium*	Belladonna D12 alle $1/2$–4 h

LANGSAM SICH ENTWICKELNDES FIEBER

• **in den ersten Stadien eines Infekts;** Fieber bis 39 °C; das Gesicht ist abwechselnd blass und gerötet; Neigung zum Nasenbluten; *Allgemeinbefinden wenig beeinträchtigt*	Ferrum phosphoricum D12 alle 1–6 h

- **Sie fühlen sich müde, schlapp, benommen und zittrig;** *Frostschauer, die den Rücken herunterlaufen;* Folge von feuchtem Wetter, *Stress oder Prüfungen*; leichtes bis mittleres Fieber (bis 39 °C); dunkelrotes, etwas gedunsenes Gesicht; wenig Durst; *Kopf- und Nackenschmerzen*; wunder Rachen, Halsschmerzen; Fließschnupfen; Grippe

  Gelsemium D12 alle 1–6 h

- **Sie sind ärgerlich, schnell gereizt, »wollen Ihre Ruhe«;** sind *müde und matt*; frieren am frühen Abend; **gieriger Durst** *auf Kaltes*; *rissige Lippen;* nachts trockenes, auch hohes Fieber; später erleichternde, säuerlich klebrige Schweißausbrüche; Abneigung gegen Bewegung; Kopf- und Augenschmerzen; erst Niesen und Schnupfen, dann Husten

  Bryonia D12 alle 1–6 h

DEUTLICHE GLIEDERSCHMERZEN

- **Sie fühlen sich wie gequetscht oder geprügelt;** mal heiß, mal kalt; Sie *werfen sich hin und her, obwohl Bewegung verschlechtert;* rotes, heißes Gesicht, Hände und Füße jedoch kalt; Durst; *das Bett scheint zu hart*, Sie sind unruhig und ängstlich, schwitzen
  - **Verschlechterung:** *durch Berührung*

  Arnica D12 alle 1–4 h

- **Zerschlagenheitsgefühl; Glieder- und Knochenschmerzen,** *pochende, berstende Kopfschmerzen hinter den Augen*; Fieber ist morgens am höchsten; mit Übelkeit und Erbrechen; schmerzhafter Husten (Bryonia, oben)
  - **Verschlechterung:** durch Bewegung

  Eupatorium perfoliatum D12 alle 1/2–4 h

- **Ruhelosigkeit, ständiger Drang zu Bewegung und Lageveränderung;** Folge von Kälte und Nässe; Sie sind steif; anfangs Schüttelfrost, dann Fieber mit Benommenheit; Zunge mit braunem Belag und *roter Spitze*; *Fieberbläschen* (Natrium chloratum, S. 233)
  - **Verbesserung:** durch *leichte Bewegung*

  Rhus toxicodendron D12 alle 1–4 h

Körperliche Symptome von A–Z

STARKES FRIEREN

• **mit Kreislaufschwäche;** eiskalter Körper, Schüttelfrost, Niesen; *plötzliche Schwäche;* schon vorbeugend beim ersten Frösteln einnehmen (Aconitum, S. 65)	Camphora D1 1 Tropfen auf Zucker
• **auf Schüttelfrost und inneres Frieren folgt brennende Hitze;** Folge von feuchter Kälte; *Durst auf Warmes; Sie sind unruhig, ruhelos und ängstlich; extrem schwach und kraftlos;* starkes Verlangen nach Wärme ○ **Verschlechterung:** nachts, nach Mitternacht	Arsenicum album D12 alle 1–4 h
• **Frösteln und Schaudern; Sie zittern beim Aufdecken vor Kälte;** sind gereizt und gestresst, äußerst empfindlich auf kalten Luftzug, verlangen nach Wärme und Wärmflasche selbst bei hohem Fieber; Kopfschmerzen; Folge von Kälte und Zug	Nux vomica D12 alle 1–4 h

ZUSÄTZLICH WICHTIGES MITTEL VOR ALLEM BEI KINDERN

• **ärgerliche, unerträglich gereizte Kinder; möchten getragen werden;** *eine Backe rot, die andere blass; heißer, schweißiger Kopf*; anhaltend hohes Fieber, gefolgt von Schweiß; das Kind ist durstig, wirft sich hin und her; bei Zahnung, Durchfällen, Bauchschmerzen etc.	Chamomilla D12 alle 1–4 h

Siehe auch: begleitende Symptome wie Husten (S. 91), Schnupfen (S. 130), Kopfschmerzen (S. 100)

FIEBERKRAMPF

Diese Beschwerde gehört umgehend in ärztliche Hände.

• **Vorstadium:** *Gesicht tomatenrot*; hohes Fieber, anfangs heiß und trocken, später dampfend feucht; will aber zugedeckt sein; glänzende Augen, erweiterte Pupillen; *Fieberdelirium; beginnende Krämpfe*	Belladonna D12 alle 1–3 min Wasserglas
• **Krampfphase;** Gesicht entweder dunkelrot oder blass-bläulich; Zuckungen und Krämpfe der Muskulatur	Cuprum C30 alle 1–3 min Wasserglas

● **Stadium der Benommenheit, Schlaffheit;** *Gesicht meist blass*; das Kind verdreht die Augen; rollt den Kopf; bohrt den Kopf ins Kissen, kaut, knirscht mit den Zähnen	Helleborus* D12 alle 1–3 min Wasserglas

Siehe auch: Fieberhafter Infekt (S. 65)

FURUNKEL

ALLGEMEIN BEWÄHRT

● zur Steigerung der körpereigenen Abwehr, äußerlicher Umschlag mit Echinacea-Tinktur (20 Tropfen auf 200 ml Wasser)	Echinacea D2 3mal täglich
● **äußerlich zum Abtupfen;** wenn das Furunkel sich geöffnet hat; *zur Reinigung, Desinfektion und schnelleren Abheilung*	Hypericum Tinktur 3mal täglich

IM ANFANGSSTADIUM

● Furunkel ist **stark gerötet, heiß und geschwollen**; pochende, klopfende Schmerzen; Furunkel sehr berührungsempfindlich ○ **Verbesserung:** durch warme Umschläge	Belladonna D12 alle 2–6 h
● **blassrote Schwellung** mit stechenden Schmerzen oder Jucken ○ **Verbesserung:** durch kühle Umschläge	Apis D12 alle 2–6 h
● **Furunkel dunkelrot,** hart und sehr empfindlich; vor allem nach Verletzung	Arnica D12 alle 2–6 h

BEI EITERBILDUNG

● **sichtbare Eiterbildung,** stechende Schmerzen; kleine Verletzungen entzünden sich und entwickeln sich zu einem heißen und stark berührungsempfindlichen Furunkel; Sie frösteln ○ **Verbesserung:** feuchtwarme Auflagen	Hepar sulfuris D12 3mal täglich
● angezeigt, wenn Hepar sulfuris (oben) versagt	Mercurius solubilis D12 3mal täglich
→ bewährt bei großem Furunkel mit stark brennenden Schmerzen	Tarantula cubensis* C30 1mal täglich

Körperliche Symptome von A–Z

• das »homöopathische Messer«, um *reife weiche Eiterbeulen* zu öffnen	**Myristica* D4** alle 2–6 h
• bei **langsamer Eiterung** und *schlechter Heilung*; Sie sind sehr verfroren; kleine Hautverletzungen neigen zur Eiterung, heilen schlecht ab und hinterlassen Narben; *das Mittel fördert den Eiterprozess* → bewährt bei: Furunkel am Nacken	**Silicea D12** 3mal täglich

NEIGUNG ZU FURUNKELN

• **Neigung zu Furunkeln**; viele eitrige Pickel und Mitesser bei **trockener unreiner Haut**; besonders nützlich bei therapieresistenten, wiederkehrenden Furunkeln ○ **Verschlechterung:** durch Bettwärme und nach dem Waschen	**Sulfur D12** 1–3mal täglich über Wochen bis Monate

GALLENBESCHWERDEN

Gallenbeschwerden gehören medizinisch überwacht.

AKUTE SCHMERZEN UND ENTZÜNDUNG

• **die geringste Bewegung ist unerträglich**; *stechende Schmerzen; großer Durst auf Kaltes*; Essen liegt wie ein Stein im Magen; Sie sind ärgerlich, gereizt; Folge von Ärger ○ **Verbesserung:** durch Ruhe, großflächigen festen Druck ○ **Verschlechterung:** bereits durch leichtesten Druck	**Bryonia D12** alle ¼–2 h
• **krampfartige Schmerzen, kommen und gehen plötzlich; Sie müssen sich zurückbeugen**; sind *sehr erschütterungs- und druckempfindlich*; haben glänzende Augen, erweiterte Pupillen; Gesicht rot und schweißig; Extremitäten kalt	**Belladonna D12** alle ¼–2 h oder Wasserglas
• **Sie müssen sich vor Schmerzen zusammenkrümmen**; *ziehen die Beine an*; sind sehr ärgerlich, gereizt; plötzlich einschießende Schmerzen ○ **Verbesserung:** durch festen Druck, Wärme, Kaffee	**Colocynthis D12** alle ¼–2 h

Immer wiederkehrende Beschwerden; das Mittel ist galletreibend, beugt Gallensteinen vor

- **drückende, stechende, krampfende Schmerzen** im rechten Oberbauch; *strahlen zur Schulter oder ins Schulterblatt aus*; Übelkeit und Erbrechen; heller Stuhl; Sie sind müde

  Chelidonium D4 akut: alle $1/4$ h sonst: 3mal täglich

- **Völlegefühl im rechten Oberbauch; dumpfe lang anhaltende Schmerzen;** Übelkeit und Brechreiz; bitterer Mundgeschmack; weiß belegte Zunge mit roten Rändern; heller Stuhl

  Carduus marianus D4 akut: alle $1/4$ h sonst: 3mal täglich

- **immer wiederkehrende Entzündungen ohne Fieber;** wunde, drückende Schmerzen im rechten Oberbauch; *schleimige, grüne Stühle*; *unangenehmer Mundgeruch*

  Mercurius dulcis* D12 2mal täglich

Typenmittel

- **reizbar, cholerisch, Manager-Typ;** kolikartige Schmerzen der Gallenblase; Aufstoßen und Übelkeit; *Sie wollen erbrechen und können nicht;* Folge von reichlichem oder schwerem Essen, zu viel Alkohol, Ärger, Arzneimitteln, Drogen, Nikotin, Kaffee; Verlangen nach Fett

  Nux vomica D12 1mal täglich

- *stimmungslabile, sanfte Menschen, die leicht weinen*; Beschwerden nach zu fettem Essen; mit ranzigem Aufstoßen oder Erbrechen, pappigem Mundgeschmack und fehlendem Durst
  - **Verschlechterung:** durch Wärme

  Pulsatilla D12 1mal täglich

- *Sie verstecken mangelndes Selbstvertrauen hinter wichtigtuerischem, arrogantem, aufgeblähtem Verhalten;* starke Blähungen mit Völlegefühl; viele und laute Darmgeräusche
  - **Verschlechterung:** am späten Nachmittag

  Lycopodium D12 1mal täglich

Zusätzlich bei Gallensteinen

- dieses Mittel unterstützt die Auflösung des Steines

  Calculi biliares* D12 1mal täglich

• bei hohen Cholesterinwerten und/oder Cholesterinsteinen	**Cholesterinum* D12** 1mal täglich

Siehe auch: Fieber (S. 65), Verdauungsstörungen (S. 139), Bauchschmerzen (S. 48), Cholesterin (S. 59)

GEBÄRMUTTERBLUTUNG

Zu starke Blutungen während der Periode, vor allem aber Zwischenblutungen gehören fachlich abgeklärt.

AKTIVE, HEFTIGE BLUTUNGEN

• plötzliche hellrote, heiße Blutungen	**Belladonna D12** alle 1/4–2 h
• **starke hellrote Blutungen;** ohne Gerinnsel oder Klumpen	**Millefolium D12** alle 1/4–2 h
• **hellrotes, fließendes Blut** während der Periode, während und nach der Schwangerschaft; Blutungen kommen und gehen stoßweise; Sie sind blass und erschöpft	**Erigeron* D4** akut: alle 1 h sonst: 3mal täglich
• **helle rote Blutungen mit dunklen Klumpen;** Zwischenblutungen; *während oder nach der Schwangerschaft*; mit wehenartigen Schmerzen; → bewährt bei: *drohender Fehlgeburt*	**Sabina* D4** akut: alle 1 h sonst: 3mal täglich

PASSIVE BLUTUNGEN

• **anhaltende dunkle, übel riechende Blutungen;** im Klimakterium, bei Fehlgeburt, nach der Geburt, während der Periode; häufige Zwischenblutungen	**Secale cornutum D12** akut: alle 1 h sonst: 3mal täglich
• **lange anhaltende rote Sickerblutungen mit dunklen Klumpen;** nach einem Abgang, einer Geburt, im Klimakterium, als Zwischenblutungen nach Geschlechtsverkehr oder gynäkologischer Untersuchung	**Ustilago* D4** 3mal täglich
• **dunkle Blutungen mit Schmerzen in unterem Rücken und Becken**	**Hamamelis D6** akut: alle 1 h sonst: 3mal täglich

GELENKBESCHWERDEN

Starke, anhaltende Beschwerden sowie Entzündungen gehören fachlich abgeklärt.

ENTZÜNDUNG MIT RÖTUNG UND SCHWELLUNG

• **hochrote heiße Entzündung** mit *pochenden, klopfenden Schmerzen*; das Gelenk ist stark druck-, berührungs- und erschütterungsempfindlich ○ **Verbesserung:** durch warme Auflagen	Belladonna D12 alle 1–4 h
• **Gelenk ist blassrot und stark geschwollen;** *stechende* Schmerzen; die Stelle ist sehr druckempfindlich ○ **Verbesserung:** durch kühle Umschläge	Apis D12 alle 1–3 h
• **die kleinste Bewegung ist schmerzhaft; nur absolute Ruhe hilft;** Gelenk entzündet, rot geschwollen mit starken *stechenden Schmerzen;* reibende, drückende Empfindungen; Sie sind *ärgerlich und gereizt* ○ **Verbesserung:** durch kalte Auflagen	Bryonia D12 alle 1–6 h

ÜBERANSTRENGT, VERRENKT, WIE ZERSCHLAGEN

• **erstes Mittel nach Überanstrengung, Zerrung oder Verletzung;** das Gelenk fühlt sich an wie *verrenkt oder zerschlagen* und ist stark berührungsempfindlich; Sie sind ruhelos, müssen sich bewegen, obwohl es nicht gut tut ○ **Verbesserung:** durch warme Auflagen und Ruhe	Arnica D12 alle 2–6 h
• **andauernde leichte Bewegung, Wärme und Massage bessern die Beschwerden;** Gelenk anfangs jedoch steif, wie gelähmt, zerschlagen oder gequetscht; krachendes Geräusch und Schmerzen; *Folgen von Überanstrengung, Zerrung, Nässe, Kälte;* Sie sind ruhelos, müssen sich bewegen	Rhus toxicodendron D12 alle 2–6 h
• **Reizung von Sehnen, Bändern und Knochenhaut;** Folge von Überanstrengung; Schwäche der Gelenke, die plötzlich nachgeben → bewährt bei: Beschwerden am Sehnen- und Bandapparat, z. B. beim Tennisarm	Ruta D6 alle 2–6 h

Körperliche Symptome von A–Z

ARTHROSE

- allgemein bewährt bei Arthrose; die beiden Mittel werden über Wochen im täglichen Wechsel genommen

  Calcium fluoratum D6, Silicea D12
  2–3mal täglich

SCHULTERGELENK

- leichte Bewegung erleichtert; Sie stehen auf, um sich zu bewegen (Rhus toxicodendron, S. 72)
  - **Verschlechterung:** in der Ruhe, nachts
  - **Verbesserung:** leichte Bewegung, Kühle
- → Bewährt bei rechtsseitigen Beschwerden: **Ferrum metallicum* D12**; linksseitig: **Ferrum phosphoricum D12**

  Mittel je nach Seite der Beschwerden
  2–3mal täglich

GELENKERGUSS

- Gelenkerguss bei oder nach einer Entzündung

  Sulfur iodatum* D12
  3mal täglich

- Gelenkerguss *ohne Entzündung*; das Gelenk ist blass, teigig
  - **Verschlechterung:** nachts

  Kalium iodatum D6
  3mal täglich

Siehe auch: Arthritis (S. 45), Schleimbeutelentzündung (S. 130), Zerrung (S. 39), Verletzung (S. 38) etc.

GERSTENKORN

- Gerstenkorn **akut entzündlich und blassrot geschwollen**; stechende, spannende Empfindungen
  - **Verbesserung:** kühle Kompressen

  Apis D12
  alle 1–4 h

- **bewährtes Mittel bei häufigen Rückfällen;** Verhärtung der Lider nach Gerstenkörnern, trockene Augen; die Lidränder und Augenwinkel sind oft entzündet und rissig

  Staphisagria D12
  2–3mal täglich

- → bewährtes Mittel vor allem am Oberlid; Lider sind oft rot und geschwollen

  Pulsatilla D12
  2–3mal täglich

• immer wiederkehrende Gerstenkörner (wenn Staphisagria (S. 73) nicht hilft)	**Sulfur D12** 2mal täglich
• in der Nähe des *inneren Augenwinkels* liegend	**Lycopodium D12** 2mal täglich
• *häufig am Unterlid;* mit rissigen, geschwollenen Lidrändern und honiggelben Absonderungen	**Graphites D12** 2mal täglich
• *in hartnäckigen Fällen* mit kleinen Verhärtungen am Lidrand	**Calcium fluoratum D6** 3mal täglich

GÜRTELROSE (HERPES ZOSTER)

Diese Beschwerde gehört fachlich abgeklärt, vor allem wenn das Auge davon befallen scheint.

• **bohrende, ziehende, schießende Schmerzen;** *Bläschen mit rotem Hof;* starkes Brennen und Jucken; der Ausschlag verkrustet; auch bei zurückbleibenden Neuralgien ○ **Verschlechterung:** nachts; durch Bettwärme, Berührung	**Mezereum D12** 3mal täglich
• neuralgische, stechende Schmerzen am Brustkorb oder über dem Auge; *(bläuliche) Bläschen brennen und jucken* ○ **Verschlechterung:** durch Kälte (Auslöser), Berührung (selbst Kleidung), bei einem Wetterwechsel	**Ranunculus bulbosus* D6** 2–4mal täglich
• **juckende, brennende, stechende Schmerzen** mit roten Bläschen auf roter Haut; Zerschlagenheitsgefühl; Sie sind unruhig, müssen sich bewegen; Folge von Kälte ○ **Verschlechterung:** durch Wärme	**Rhus toxicodendron D12** 2–4mal täglich
• **brennende, schießende Schmerzen;** *rote Bläschen;* Sie sind ruhelos, ängstlich, schwach und verfroren; Durst auf Warmes ○ **Verschlechterung:** nachts, nach Mitternacht; durch Kälte, Kratzen ○ **Verbesserung: durch Wärme**	**Arsenicum album D12** 2–4mal täglich

Körperliche Symptome von A–Z

● **Zoster speziell am oder über dem Auge (zum Arzt!)**; *plötzliche, schießende Schmerzen im Auge, als ob es platzen würde*; Schmerz zieht ins Gehirn zum Hinterkopf	Prunus* D6 3mal täglich, akut: alle 1–2 h
● **durch lang anhaltenden Kummer**; nach Grippe, Erkältung, Fieber, Sonne; brennende Schmerzen; wässrige, ätzende Bläschen; bitte vergleichen Sie auch die Leitsymptome (S. 233) von Natrium chloratum	Natrium chloratum C30 1mal/Woche

Siehe auch: Hautausschlag (S. 81)

HAARAUSFALL

Alle folgend genannten Mittel müssen über Wochen bis Monate eingenommen werden.

WEGWEISER
➤ **bei kreisrundem Haarausfall:** Calcium fluoratum (unten), Arsenicum album (S. 76), Phosphorus (S. 76), Lycopodium (S. 76), Thallium (unten)

ALLGEMEIN BEWÄHRT

● **bei Störung des Haarwuchses und bei Haarausfall ohne sichtbaren Anlass** (im Wechsel mit Silicea D12)	Calcium fluoratum D6 3mal täglich
● **Haar-, Haut- und Nagelstörungen bei sehr verfrorenen Menschen**; oftmals verbunden mit Nagelstörungen	Silicea D12 1mal täglich

DURCH ERSCHÖPFENDE KRANKHEITEN, ARZNEIMITTEL, STRAHLENBEHANDLUNG, STOFFWECHSELBELASTUNGEN, VERGIFTUNGEN

● **bei trockenem, glanzlosem, struppigem und schuppigem Haar**; die Kopfhaut ist empfindlich, juckt und brennt; auch Ausschläge auf der Kopfhaut; Bettwärme wird schlecht vertragen	Sulfur D12 1mal täglich
● **bei Mattigkeit, Abmagerung und zuweilen auch Nervenschmerzen**	Thallium* D12 1mal täglich

NACH ERKRANKUNGEN

• **mit großer Schwäche und Unruhe,** vor allem nachts; die Kopfhaut ist empfindlich, trocken, schuppig, juckt und brennt; obwohl total erledigt, können Sie keine Ruhe finden	Arsenicum album D12 1mal täglich
• **das Haar fällt in Büscheln aus;** Sie sind erschöpft und erledigt; nach dem Schlaf fühlen Sie sich zwar erholt, aber schon geringe Anstrengung schwächt wieder	Phosphorus D12 1mal täglich

VORWIEGEND STÖRUNGEN DER SEXUALHORMONE (Z. B. WECHSELJAHRE, SCHWANGERSCHAFT, IMPOTENZ)

• **frühzeitiges Altern** (Lycopodium, unten); Haarausfall an Körper und Kopf; fettige Haut; schwindende Potenz, aber lüsterne Gedanken	Selenium D12 1mal täglich
• **frühzeitiges Ergrauen** (Acidum phosphoricum, S. 77); fahle und gelbliche Haut; viele Blähungen; Sie sehen frühzeitig gealtert aus; vertragen nichts Enges um den Bauch; sind leicht aufbrausend und cholerisch; *Haarausfall nach Schwangerschaft*	Lycopodium D12 1mal täglich
• **besonders an der Stirn** (Geheimratsecken); meist fettige Haut in der Stirn- und Augenpartie, restliche Haut meist zu trocken; Haar fällt in Büscheln aus	Natrium chloratum D12 1mal täglich
→ bewährt nach: Schwangerschaft, Stillen, erschöpfenden Krankheiten	
• **während der Schwangerschaft;** *häufig bei sehr redseligen Frauen;* Stimmung schwankt zwischen Verdruss und Ärger; **sehr eifersüchtig;** Beengung an Hals oder Körper sowie Wärme werden überhaupt nicht vertragen	Lachesis D12 1mal täglich
• Sie sind müde, gereizt und erschöpft; haben Abneigung gegen Job, Familie, Sex; *gelblich braune Flecken im Gesicht; dunkle Augenringe;* frühzeitiges Ergrauen der Haare	Sepia D12 1mal täglich
→ Bewährt: **in den Wechseljahren und nach der Schwangerschaft**	

Körperliche Symptome von A–Z

VORWIEGEND PSYCHISCHE GRÜNDE

• **durch Kummer, Trauer, Gram;** *frühzeitiges Ergrauen der Haare*; Sie wirken apathisch, interesselos, unkonzentriert, leicht abwesend und sind schnell erschöpft	Acidum phosphoricum D6 2mal täglich
• **durch geistige Überanstrengung und nach Sorgen;** bei nervlicher Erschöpfung → bewährt bei: Studenten	Kalium phosphoricum D6 3mal täglich

HALSSCHMERZEN

Mit den folgenden Mitteln lässt sich auch eine beginnende, akute Mandelentzündung (Angina) behandeln. Falls die Mittel nicht rasch ansprechen, sollten Sie jedoch Ihre Halsschmerzen fachlich abklären lassen, denn eine nicht richtig behandelte Angina kann zu schweren Nacherkrankungen (wie Herzklappenfehler, Rheuma) führen. Sehr starke Halsschmerzen mit himbeerroter Zunge können auch auf eine Scharlachinfektion hindeuten – wenden Sie sich an Ihren Arzt!

ALLGEMEIN BEWÄHRT

• zur Unterstützung des Immunsystems, nicht länger als 6 Wochen und nicht bei Autoimmunerkrankungen (wie Aids oder MS)	Echinacea D2 3–6mal täglich

BEGINNENDE HALSSCHMERZEN

• **beginnendes Kratzen im Hals nach Kälte oder kaltem Wind;** *beim Schlucken ziehen die Schmerzen zum Ohr; Sie sind sehr empfindlich gegen Luftzug und Kälte;* reizbar und ärgerlich ○ **Verbesserung:** durch Wärme	Nux vomica D12 alle 1–6 h
• **nach Stress, Aufregung oder als Folge von feuchtem Wetter (warm oder kalt);** *Rachen fühlt sich wund an;* Sie sind müde, schlapp und zittrig; frösteln am Rücken; haben keinen Durst → bewährt bei: *grippalem Infekt*	Gelsemium D12 alle 1–6 h

PLÖTZLICHE AKUTE ENTZÜNDUNG

• **stechende oder brennende starke Schmerzen; großer Durst auf Kaltes;** *Folge von kaltem, trockenem Wind und trockener Kälte; sehr schmerzhaftes Schlucken;* trockener, roter,	Aconitum D12 alle 1–6 h

heißer Rachen, der sich wie zugeschnürt anfühlt; auch hohes Fieber	
• **heftige, wunde, brennende, pochende Halsschmerzen;** Folge von feuchter Nässe; *trotz Schmerzen dauerndes Bedürfnis zu schlucken*; *Gesicht und Rachen sind heiß und leuchtend rot*; trockener Mund; himbeerrote Zunge ○ **Verbesserung: durch warme Getränke** → bewährt bei: Mandelentzündung	Belladonna D12 alle 1–6 h

AUSGEPRÄGTE BRENNENDE ODER STECHENDE SCHMERZEN

• **stark stechende Schmerzen; blassrote, glasig geschwollene Schleimhaut;** Hals, Rachen und Zäpfchen fühlen sich geschwollen an; Kloß im Hals; starke Schluckbeschwerden; Zungenspitze rot (Phytolacca, S. 79) ○ **Verbesserung:** kalte Getränke, Umschläge	Apis D12 alle 1–6 h
• **stark brennende Schmerzen; warme Getränke lindern den Schmerz;** Sie sind ängstlich, unruhig, sehr kälteempfindlich, erschöpft und infektanfällig; großer Durst; ○ **Verschlechterung:** Kälte jeglicher Art	Arsenicum album D12 alle 1–6 h
• **splitterartige Schmerzen,** als ob eine Gräte im Hals steckt; Sie können kaum schlucken, sind ungeheuer kälteempfindlich, ärgerlich und gereizt, schwitzen im Bett, wollen sich aber nicht aufdecken (Nux vomica, S. 77); *bei eitriger Mandelentzündung* (Mercurius solubilis, S. 79) ○ **Verbesserung: eindeutig durch warme Getränke und Wickel**	Hepar sulfuris D12 alle 1–6 h

DEUTLICH EINSEITIG: LINKS ODER RECHTS (MERCURIUS SOLUBILIS, S. 79)

• deutlich **linksseitige Halsschmerzen oder Schmerz beginnt links und zieht dann nach rechts;** der Rachen ist dunkel- bis purpurrot (Phytolacca, S. 79); *unerträglich: warme Getränke*, Wärme und enge Kleidung am Hals ○ **Verbesserung:** durch *Kaltes* und Eis	Lachesis D12 alle 6 h

Körperliche Symptome von A–Z

• **rechtsseitige Halsschmerzen oder Schmerz beginnt rechts und zieht dann nach links;** *warme Getränke lindern;* Hals wirkt wie zusammengeschnürt ○ **Verschlechterung:** kalte Getränke	Lycopodium D12 alle 6 h

Schmerzen ziehen beim Schlucken zum Ohr (Nux vomica, S. 77)

• **Hals und Schleimhaut sind dunkelrot** (Lachesis, S. 78); *ständiges schmerzhaftes Schlucken;* geschwollene Lymphknoten; die Zunge ist an den Rändern und der Spitze rot (Apis, S. 78); stechende Schmerzen; Sie fühlen sich zerschlagen und sind schwach ○ **Verschlechterung:** *durch warme Getränke* → bewährt bei: Seitenstrang-Angina	Phytolacca D12 alle 6 h
• **wunde, brennende Halsschmerzen mit üblem Mundgeruch, starkem Speichelfluss und süßem metallischen Mundgeschmack;** *der Rachen ist dunkelrot, trocken und geschwollen;* andauerndes schmerzhaftes Schlucken; *geschwollene Lymphknoten* (Phytolacca, oben); Zunge ist schmutzig belegt, geschwollen und hat am Rand Zahneindrücke; nächtliches Schwitzen, vor allem bei Fieber ○ **Verschlechterung:** durch Wärme und nachts → bewährt bei: eitriger Mandelentzündung (Hepar sulfuris, S. 78)	Mercurius solubilis D12 *Beschwerden deutlich* **links:** Mercurius iodatus ruber* D12 *deutlich rechts:* **Mercurius iodatus flavus*** D12 alle 6 h

Siehe auch: Scharlach (S. 188), Entzündungen (S. 64), Fieber (S. 65)

Hämorrhoiden

Alle Blutabsonderungen aus dem After fachlich abklären lassen!

Allgemein bewährt

• **selten Blutungen; große blaurote Hämorrhoiden;** Gefühl von kleinen Splittern im Enddarm; *dumpfe Kreuzschmerzen; After juckt* in der Bettwärme (Sulfur, S. 81; Aloe, S. 80)	Aesculus D2 3–6mal täglich

- ○ **Verschlechterung:** beim Gehen, Stehen
- ○ **Verbesserung:** durch *kalte Waschungen*
- → bewährt: bei Verstopfung; während der Schwangerschaft

• **dunkle, venöse Blutungen** nach dem Stuhlgang; große dunkelrote bis bläuliche Hämorrhoiden, sehr berührungsempfindlich; After wund, wie gequetscht; Rückenschwäche; → bewährt: bei Verstopfung; nach Schwangerschaft	Hamamelis D6 3–6mal täglich
• **traubenförmig hervortretende bläuliche Hämorrhoiden,** brennen und jucken; *Blut- und Schleimabsonderungen; Blähungen mit unfreiwilligem Stuhlabgang* ○ **Verbesserung:** durch *kaltes Sitzbad* ○ **Verschlechterung:** durch Wärme (Aesculus, S. 79; Sulfur, S. 81); nach Bier	Aloe D6 3mal täglich
• **mit chronischer Verstopfung;** Gefühl wie ein Pflock im Anus; Jucken und Brennen; *Blähungskoliken und harter, knolliger Stuhl (wie Schafskot)* → bewährt: *in der Schwangerschaft*	Collinsonia* D3 3–6mal täglich
• **nicht entzündete Hämorrhoiden,** die heraustreten, jucken und eventuell bluten; → bewährt: *zwischen den akuten Beschwerden*	Calcium fluoratum D6 3mal täglich

MIT RISSEN UND FISSUREN AM AFTER

• **brennende, juckende Hämorrhoiden;** starke Schmerzen nach dem Stuhlgang; nässender, wunder, rissiger After ○ **Verschlechterung:** durch Berührung, Bewegung; in der Nacht	Paeonia* D3 3–6mal täglich
• **Verstopfung; nach dem Stuhlgang brennt der Anus wie Feuer;** lange anhaltende Schmerzen ○ **Verbesserung:** durch *kaltes Sitzbad*	Rathania* D6 3–6mal täglich

TYPENMITTEL BEI WIEDERKEHRENDEN HÄMORRHOIDEN

• **innere, stark juckende Hämorrhoiden,** die vorfallen und dann äußerst empfindlich sind; spastische *Verstopfung*; Sie sitzen »für Stun-	Nux vomica D12 1mal täglich

Körperliche Symptome von A–Z

den« auf der Toilette; *Folge von sitzenden Berufen, Arzneimittelmissbrauch (Abführmittel!) und Alkoholismus*	
• **brennende und juckende Hämorrhoiden, vor allem in der Bettwärme;** gerötete Stellen am After; alle Körperöffnungen sind rot; *Durchfall wechselt mit Verstopfung ab* ○ **Verschlechterung:** *durch Stehen; Wärme, Bier; nachts*	Sulfur D12 1mal täglich
• **Verstopfung ohne jeglichen Stuhldrang;** harter, mit Schleim bedeckter Stuhl; *After wund und eingerissen*; brennende Schmerzen, blutende Hämorrhoiden; Analekzem, oftmals bei beleibten Menschen mit trockener Haut	Graphites D12 1mal täglich

HAUTAUSSCHLAG/EKZEM

Hautausschlag mit Fieber deutet auf eine Infektionskrankheit hin und muss ärztlich abgeklärt werden. Bei allergischen Hauterkrankungen, chronischen Ekzemen, Neurodermitis, Schuppenflechte etc. sollten Sie einen erfahrenen Homöopathen aufsuchen, da – um starke Erstverschlimmerungen zu vermeiden – die Mittel und Potenzen sehr sorgfältig gewählt werden müssen. Unterbrechen Sie die Einnahme des Mittels, sobald Sie entweder eine Verbesserung oder einer Verschlechterung verspüren. Bei dieser Beschwerde ist der Vergleich mit den Leitsymptomen (S. 195) besonders wichtig!

ALLGEMEIN BEWÄHRT

• **bei allergischen oder entzündlichen Hauterkrankungen mit starkem Jucken,** wie bei Ekzemen, Nesselsucht, Wasch- oder Arzneimittelhautausschlägen	Cardiospermum D2 3–6mal täglich äußerlich: als Salbe bis 6mal täglich
• **bei Milchschorf und juckendem Ekzem im Kopfbereich;** nässend, ätzend, krustig; verklebt die Haare ○ **Verschlechterung:** vor allem im Winter, nachts im Bett	Viola tricolor* D2 3mal täglich

Akuter Hautausschlag mit Rötung und Schmerzen

• **plötzliche, heiße, tomatenrote und schmerzhaft pochende Entzündung der Haut;** *kalte Auflagen werden nicht vertragen;* sehr berührungsempfindliche, brennende Haut; → bewährt bei: Sonnenbrand, akutem Ekzemschub, Scharlach	Belladonna D12 alle 2–6 h
• **stechende, brennende, heiße Schwellung oder Bläschen;** *meist blassrote, gespannte, glänzende Haut;* berührungsempfindlich ○ **Verbesserung: durch kalte Auflagen** → bewährt bei allergischen Ausschlägen, Nesselsucht und beginnender Gürtelrose	Apis D12 alle 2–6 h

Ausschlag/Ekzem vorwiegend trocken

• **schuppiger, rauer, trockener, brennender und extrem juckender Hautausschlag;** Sie *kratzen sich blutig* ○ **Verschlechterung:** Wärme; *in der Bettwärme;* **nach dem Baden;** durch Kratzen; Wolle → bewährt bei: trockenen Ekzemen, Neurodermitis und Psoriasis	Sulfur D12 1mal täglich

Ausschlag/Ekzem vorwiegend trocken, aber auch mit Bläschen

• **stark brennender, juckender Hautausschlag; Besserung durch Wärme;** *Haut wie Pergamentpapier;* auch eitrige, brennende Bläschen ○ **Verschlechterung:** *nachts, durch Kälte oder Kratzen* → bewährt bei: chronischen, trockenen und schuppigen Ekzemen; bei Nesselsucht	Arsenicum album D12 1mal täglich
• **wunder, juckender, krustiger und rissiger Hautausschlag, verstärkt an Händen und Fingern und in den Gelenkbeugen;** *ringförmige Hautflechten;* Haut sieht bräunlich gelb aus; Kratzen lindert nicht ○ **Verschlechterung:** durch Kälte, im Winter → bewährt bei: Neurodermitis, Pilz, Psoriasis	Sepia D12 1mal täglich

Körperliche Symptome von A–Z

AUSSCHLAG/EKZEM VORWIEGEND MIT BLÄSCHEN, ABER AUCH TROCKEN

- **nässender, bläschenartiger Ausschlag, brennt und juckt unerträglich;** Bläschen mit rotem Hof (Rhus toxicodendron, unten), trocknen und verkrusten; unter der Kruste bildet sich Eiter; Ausschlag vor allem *an Kopf, Händen, Füßen, im Gesicht; Nervenschmerzen*
  - **Verbesserung:** durch kalte Waschungen
  → Bewährt: bei Gürtelrose, nach Impfungen

  Mezereum D12 1mal täglich

- **kleine juckende Bläschen mit scharfer, ätzender Flüssigkeit;** die Haut wird rot, entzündet und wund; *trockene Ausschläge in* **Gelenkbeugen** *oder am Haaransatz;* fettiges Haar
  → bewährt bei: *Sonnenallergie*, Nesselsucht, Herpes und *Fieberbläschen*

  Natrium chloratum D12 1mal täglich

- **roter, juckender, brennender, nässender Ausschlag; Bläschen mit rotem Rand** (Mezereum, oben); die Haut erscheint im akuten Zustand geschwollen, wird später häufig schuppig
  - **Verbesserung: in der Wärme**
  → bewährt bei Nesselsucht, Herpes, Fieberbläschen, Windpocken und beginnender Gürtelrose

  Rhus toxicodendron D12 1mal täglich

RISSIGER HAUTAUSSCHLAG, NÄSSEND ODER TROCKEN

- trockene, **rissige** Haut, die brennt; aber auch klebriges, feuchtes Ekzem mit dicker **honiggelber** Absonderung; vor allem *am Kopf, hinter den Ohren, in den Gelenkbeugen, an Mund, Augenwinkeln und Hautfalten;* starker Juckreiz; Kratzen führt zur Krustenbildung;
  → bewährt bei Milchschorf, Neurodermitis und Psoriasis

  Graphites D12 1mal täglich

- **trockener, rissiger, stark juckender und schmerzhafter Ausschlag;** kann auch nässen und verkrusten; Ausschlag am Übergang Haut/Schleimhaut (Mundwinkel, Nase, After, Skrotum), an Ohren, Händen, Fingerspitzen und im Haar
  - **Verschlechterung: im Winter;** nachts

  Petroleum D12 1mal täglich

Vorwiegend nässende, eitrige Hautausschläge

• **feuchter, entzündeter und eitriger Ausschlag;** Blasen und Pusteln; **starkes nächtliches Jucken und Brennen;** nächtliches Schwitzen, *nächtlicher Speichelfluss, unangenehmer Mundgeruch* ○ **Verschlechterung:** nachts; durch Wärme (Bettwärme!), Schwitzen	Mercurius solubilis D12 1mal täglich

Siehe auch: Allergien (S. 44), Kinderkrankheiten (S. 176)

Heiserkeit und Kehlkopfentzündung (Laryngitis)

Plötzlicher, heftiger Beginn der Beschwerden

• **bei beginnender Erkältung, vor allem nach kaltem, trockenem Wind;** *schnell hohes Fieber; großer Durst auf kaltes Wasser;* Sie sind unruhig und ängstlich ○ **Verschlechterung:** nachts → bewährt bei: plötzlicher erschwerter, pfeifender Einatmung und Atemnot (Krupp)	Aconitum C30 alle 1/4–4 h
• **bei beginnender Erkältung nach kaltfeuchtem Wetter und/oder zu viel Sonne;** ähnliche Symptome wie Aconitum (oben), aber *kaum Durst,* obwohl der Hals sehr trocken ist; Fieber mit *gerötetem Gesicht;* raue, heisere bis tonlose Stimme	Belladonna D12 alle 1/4–2 h

Vorwiegend durch Überanstrengung der Stimme (Sänger und Redner)

• **allgemein bewährt;** das Mittel wird im Wechsel mit **Ferrum phosphoricum D12** gegeben, jedes 3mal täglich	Kalium phosphoricum D6
• **unkontrollierbare Stimmlage;** *rau und tief, dann überschlagend oder kreischend;* heiser bis tonlos; oft mit brennenden Rachenschmerzen	Arum triphyllum D6 3mal täglich
• **chronische Heiserkeit;** *Husten beim Anheben der Stimme (bei Sängern);* heiser bis tonlos; bisweilen Schleim im Kehlkopf mit dem Bedürfnis sich zu räuspern (Spongia, S. 85); nervös und ängstlich	Argentum nitricum D12 3mal täglich

Körperliche Symptome von A–Z

VOR ALLEM ABENDS ODER MORGENS

• **vorwiegend morgens heiser bis tonlos;** rauer, trockener und wunder Hals; krampfartiger, trockener Husten; *unfreiwilliger Harnabgang beim Husten* ○ **Verbesserung:** durch Getränke; durch Abhusten oder Hochräuspern von Schleim; durch **Feuchtigkeit** (Wetter, Anwendungen)	Causticum D12 3mal täglich
• **vorwiegend abends, besonders nach Überanstrengung der Stimme;** steigert sich bis zur Stimmlosigkeit; mit trockenem, hartem Husten; großer Durst auf Kaltes; Sie sind rasch erschöpft	Phosphorus D12 3mal täglich

VORWIEGEND MIT IM KEHLKOPF SITZENDEM HUSTEN

• **andauerndes Bedürfnis sich zu räuspern;** kurzer, bellender, trockener und schmerzhafter Husten; erschwerte Atmung »wie durch einen Schwamm«; Sie fahren nachts aus dem Schlaf mit dem Gefühl zu ersticken → bewährt bei: Krupp (nach Aconitum, S. 84)	Spongia D6 3mal täglich
• **hartnäckige Heiserkeit mit schwacher, tonloser Stimme;** *Sie sind äußerst empfindlich gegen Kälte und Luftzug;* krampfartige Hustenanfälle, Würgen, Erbrechen und Atemnot ○ **Verbesserung:** durch **feuchte Wärme** (Inhalationen) → bewährt bei: Krupp (nach Spongia, oben)	Hepar sulfuris D12 2–3mal täglich
• **tiefe hohle bis tonlose Stimme, mit trockenem bellendem Kitzelhusten;** Husten durch Kitzelreiz im Kehlkopf ○ **Verschlechterung:** im Liegen, nachts und beim Reden → bewährt bei: Heiserkeit, Infekt mit Husten	Drosera D6 2–6mal täglich
• **völlige Stimmlosigkeit abends, nachts und bei feuchtem Wetter;** krampfhafter Husten; auch Atemnot und rasselnder Husten; *starkes Verlangen nach frischer (am besten zugefächelter) Luft* → bewährt nach: Masern, Krupp	Carbo vegetabilis D12 2–3mal täglich

Siehe auch: Husten (S. 91)

HERZBESCHWERDEN

Alle Herzbeschwerden gehören fachlich abgeklärt.

ALLGEMEIN BEWÄHRT

- **mildes Herztonikum;** reguliert den Blutdruck, beruhigt und stärkt das Herz; Sie sind erschöpft, kurzatmig; unregelmäßiger Herzschlag; Herzvergrößerung; Herzgeräusche; Arteriosklerose
→ bewährt bei: älteren Menschen, leichter Herzschwäche

Crataegus Urtinktur
3mal täglich

HERZSCHWÄCHE (LEICHTE BIS MITTLERE HERZINSUFFIZIENZ)

- **Herztonikum;** Wasser in den Beinen (leichte Ödeme); unregelmäßiger Herzschlag; Herzstolpern; schnelle Erschöpfbarkeit; nachts aber schlaflos und unruhig; Atemnot

Convallaria* D2
3mal täglich

NERVÖSES HERZ (HERZKLOPFEN; HERZRASEN)

- **anfallsweise plötzlich heftiges Herzklopfen;** Folgen von Angst, Schreck, Aufregung, trockener Kälte; Sie sind ängstlich, unruhig, glauben sterben zu müssen

Aconitum C30
alle $1/4$–3 h
Wasserglas

- **wie nach zu viel Kaffee;** Herzklopfen, Unruhe; Herzstolpern; Herzrasen; Folge von Schreck oder Freude

Coffea D12
alle $1/4$–3 h
Wasserglas

- **durch Aufregung und Angst;** Sie sind dabei zittrig, schwach und glauben, das Herz bleibt Ihnen stehen; Sie müssen sich bewegen; vor Prüfungen, Auftritten, Operationen etc.

Gelsemium D12
alle $1/4$–3 h
Wasserglas
sonst:
2mal täglich

HERZSTECHEN

- **mit Angst und Erregung;** spitze, stechende Schmerzen, strahlen in den linken Arm und in die linke Schulter aus; heftiges Herzklopfen

Spigelia* D12
alle $1/4$–3 h
Wasserglas

HERZENGE (ANGINA PECTORIS)

- **plötzlich, heftig, anfallsweise;** Folgen von Angst, Schreck, Aufregung, trockener Kälte;

Aconitum C30

Körperliche Symptome von A–Z

Symptome	Mittel / Dosierung
Sie sind ängstlich, unruhig und glauben, sterben zu müssen	alle ¼–3 h Wasserglas
• **nach körperlicher Anstrengung;** Schmerzen und Druck in der Brust; Angst und Unruhe; Sie fühlen sich wie zerschlagen, wollen keine Hilfe, schicken den Arzt weg	Arnica D12 akut: alle ¼–3 h Wasserglas danach: 2mal täglich
• **Gefühl, das Herz werde von einer Faust gepackt;** wie in einem Schraubstock; heftiger, scharfer Schmerz; Ausstrahlung in den linken Arm; Sie schreien auf; werden blass	Cactus D12 akut: alle ¼–3 h Wasserglas danach: 2mal täglich
• **Erwachen mit Atemnot und Abschnürgefühl in Brust und Hals;** Hitzewallung, Sie müssen die Kleider öffnen; werden blass, kalt, bekommen eine ohnmachtähnliche Schwäche, reden viel	Lachesis D12 akut: alle ¼–3 h Wasserglas danach: 2mal täglich
• **linker Arm vor Schmerzen wie gelähmt; heftiger Schmerz in der linken Brust, in den Arm ausstrahlend;** Taubheit; Angst; Sie bekommen keine Luft und glauben zu ersticken, zu sterben; die Haut wird kalt, blass und blau	Latrodectus mactans* D12 akut: alle ¼–3 h Wasserglas danach: 2mal täglich
• **blasser, schwacher, kränklicher Mensch; große Angst und Unruhe;** brennende Schmerzen; Sie *bekommen keine Luft, frieren, verlangen nach Wärme;* das Gesicht ist eingefallen	Arsenicum album D12 akut: alle ¼–3 h Wasserglas danach: 2mal täglich

Siehe auch: Durchblutungsstörungen (S. 60), Nervosität (S. 163)

Heuschnupfen/Allergischer Schnupfen
Vorbeugend

• **reduziert die Neigung zu allergischen Reaktionen**; bewährtes Umstimmungsmittel (S. 41); ab Januar/Februar einnehmen	Acidum formicicum D30 1mal/Woche
• **bei Pollenallergie**; ab Januar/Februar einnehmen	Pollen* C30 1mal/Woche

Allgemein bewährt

• bei allen allergischen Reaktionen	Cardiospermum D2 3–8mal täglich
• **bei Heuschnupfen**; das Mittel scheint desensibilisierend, antiallergisch zu wirken	Galphimia D4 3–8mal täglich
• **zusätzlich bei Heuschnupfen**; das Mittel vermindert Sekretfluss, Kopfschmerzen, Müdigkeit und Durst	Luffa D12 3–6mal täglich

Verschlechterung durch Wärme

• **scharfer,** wund machender **Schnupfen, milde Tränen**; starker Niesreiz; Stirnkopfschmerzen; rauer, abgehackter Husten ○ **Verbesserung**: an der frischen Luft	Allium cepa D6 3–6mal täglich
• **anfangs wässriger, ätzender Schnupfen, gefolgt von einer verstopften Nase** mit reichlich gelbgrünen Absonderungen; Augen und Nase brennen, *Augen geschwollen; Stirnkopfschmerzen;* Sie haben starkes Verlangen nach frischer Luft	Kalium iodatum D6 3–6mal täglich
• **scharfer** Fließschnupfen, macht die Nase wund; **gleichzeitig verstopfte Nase;** Sie *atmen durch den offenen Mund;* bohren ständig in der Nase bis hin zum Nasenbluten; raue Stimme	Arum triphyllum D6 3–6mal täglich
• **dauernder Juckreiz in der Nase;** wässriger, brennender, scharfer und wund machender Fließschnupfen; Brennen im Rachen; *Durst auf Kaltes;* auch Asthma mit trockenem, hackendem Husten; Heiserkeit	Arsenicum iodatum* D12 3mal täglich

Körperliche Symptome von A–Z

VERSCHLECHTERUNG DURCH KÄLTE

• Sie sind **allgemein kälteempfindlich, ängstlich und unruhig**; Durst auf Warmes; das Sekret ist dünn, wässrig und brennend; viel Niesen; nachts ist die Nase oftmals verstopft; *Heuschnupfen und Asthma*	Arsenicum album D12 3mal täglich
• **starker Juckreiz, vor allem am Gaumen mit krampfartigen Niesanfällen**; Fließschnupfen; rote, tränende Augen; *ein Nasenloch verstopft, das andere offen*; Stirnkopfschmerzen ○ **Verbesserung:** durch (warme) Getränke und Speisen	Sabadilla D6 3–6mal täglich
• **schon der geringste Luftzug führt zum Niesen**; Fließschnupfen mit wässrigem, salzigem Sekret; *auch Asthma*; nachts trockener, kitzelnder Husten mit Atemnot ○ **Verschlechterung:** nachts, nach dem ersten Schlaf, im Liegen	Aralia racemosa* D6 3–6mal täglich

STARKE BETEILIGUNG DER AUGEN

• **scharfe**, heiße, wund machende Tränen; die roten, entzündeten Augen tränen andauernd; aber **milder** Fließschnupfen; großer Niesreiz	Euphrasia D6 3–6mal täglich
• **milde Tränen, scharfer Schnupfen** (Allium cepa, S. 198)	Allium cepa D6 3–6mal täglich
• **scharfe Tränen, scharfer Schnupfen**; brennende, verschwollene Augen (Kalium iodatum, S. 227)	Kalium iodatum D12 3mal täglich
• wässriger, brennender Fließschnupfen, »tropft wie ein Wasserhahn«; **mit heftigen Niesattacken** und brennenden, tränenden Augen, wobei die Lider anschwellen ○ **Verschlechterung:** am Vormittag	Natrium chloratum D12 1mal täglich

STARKER JUCKREIZ

• **Jucken in Auge, Nase, Gaumen und Ohr;** beginnt mit störendem, starkem Juckreiz und Brennen; auch trockenes, rissiges, juckendes	Arundo* D6 3–6mal täglich

Ekzem hinter den Ohren, um die Augen; auch an Fingern und Fersen	
• vor allem am Gaumen, mit krampfartigen Niesanfällen (auch: Sabadilla, S. 241)	Sabadilla D6 3–6mal tägl.

Siehe auch: Schnupfen (S. 130), Allergie (S. 44), Asthma (S. 45)

HEXENSCHUSS/LUMBAGO

Starke Schmerzen und Lähmungserscheinungen weisen auf einen Bandscheibenvorfall hin. Rufen Sie Ihren Arzt oder Heilpraktiker!

• **akuter Hexenschuss; Sie können sich nicht bewegen;** sind verspannt und unruhig; unerträgliche Schmerzen; mit Prickeln und Ameisenlaufen; Angst vor jeder Bewegung ○ **Verschlechterung:** durch Wärme	Aconitum C30 alle 1–6 h
• **als erstes Mittel nach Überanstrengung und Verheben;** Gefühl wie verrenkt, geprellt oder zerschlagen; der Rücken ist sehr druckempfindlich; das Bett ist zu hart	Arnica D12 alle 1–6 h

• **stechende Schmerzen bei der geringsten Bewegung;** Sie *müssen sich absolut ruhig halten;* sind gereizt, ärgerlich und sehr durstig
   ○ **Verschlechterung:** Drehbewegungen, **Wärme**
   ○ **Verbesserung:** Liegen auf der schmerzhaften Seite
	Bryonia D12 alle 1–6 h

• durch Verheben, Kälte und Nässe; reißende Schmerzen; **andauernde leichte Bewegung, Massage und Wärme bessern; anfangs steif;** taubes, lahmes und eingeschlafenes Gefühl; Sie fühlen sich ruhelos ○ **Verschlechterung:** durch Kälte; Ruhe; Pressen bei Stuhlgang (Nux vomica, unten)	Rhus toxicodendron D12 alle 1–6 h
• **reißende Schmerzen, schlechter durch Bewegung, besser durch Wärme;** Kribbeln oder taubes Gefühl im Kreuz oder in den Beinen; *durch Kälte und Zug;* Sie sind steif am Morgen, *müssen sich aufsetzen, um sich im Bett umdrehen zu können,* sind sehr gereizt ○ **Verschlechterung:** Pressen beim Stuhlgang (Rhus toxicodendron, oben)	Nux vomica D12 alle 1–6 h

Körperliche Symptome von A–Z

● heftige Schmerzen und Krämpfe ○ **Verschlechterung: im Sitzen**	**Antimonium tartaricum D6** alle 1–6 h
● **bei chronischem oder immer wiederkehrendem Hexenschuss;** bei Bindegewebsschwäche oder Beschwerden der Bandscheiben; bei müdem, steifem Rücken; krachendes Geräusch in Gelenken ○ **Verbesserung:** durch Wärme	**Calcium fluoratum D6** 3mal täglich
● bei chronischem oder immer wiederkehrendem Lumbago zur Umstimmung des Gewebes	**Acidum formicicum D30** 1mal/Woche

Siehe auch: Ischias (S. 96)

HUSTEN/BRONCHITIS

Starke Schmerzen in der Brust, hohes Fieber, Atemnot, blutiger Auswurf und chronischer Husten gehören fachlich abgeklärt.

WEGWEISER

➤ **Bewährt bei Krupp-Husten:** Aconitum (unten), Drosera (S. 93), Spongia (S. 94), Hepar sulfuris (S. 94)

➤ **bewährt bei Lungenentzündung:** Phosphorus (S. 94), Ferrum phosphoricum (S. 92), Bryonia (S. 92)

➤ **bewährt bei Rippenfellentzündung:** Bryonia (S. 92), Phosphorus (S. 94)

➤ **bewährt bei Emphysem, Altersbronchitis, Asthmabronchitis:** Ammonium carbonicum (S. 96), Antimonium tartaricum (S. 95), Antimonium sulfuratum aurantiacum (S. 95), Arsenicum album (S. 92), Carbo vegetabilis (S. 95), Grindelia (S. 96), Hepar sulfuris (S. 94), Senega (S. 96), Stannum (S. 96)

TROCKENER HUSTEN BEI GRIPPALEM INFEKT/ERKÄLTUNG

● **plötzlich auftretender Husten;** pfeifende Einatmung; rauer, zugeschnürter Hals; anfangs mit Frösteln; eventuell mit akutem Erstickungsgefühl (bei Pseudokrupp); auch hohes Fieber und Durst; *Folge von trockener Kälte oder Zug* ○ **Verschlechterung:** nachts, *nach 24 Uhr*	**Aconitum C30** bei akuter Atemnot: Wasserglas sonst: alle 1–4 h

● **plötzlich auftretender bellender Husten;** mit Kratzen und Engegefühl im Hals; auch *hohes Fieber;* Folge von feuchtkalter Witterung ○ **Verschlechterung:** durch Kälte, nachts *vor 24 Uhr*, durch Sprechen → bewährt bei: Pseudokrupp	Belladonna D12 alle ¼–4 h
● **allmählich sich entwickelnder Infekt;** beim Husten stechende Brustschmerzen; Sie halten sich den Brustkorb (Rumex, S. 93; Drosera, S. 93), sind gereizt, möchten Ihre Ruhe; Durst auf Kaltes ○ **Verschlechterung:** *durch Bewegung, Sprechen, tiefes Atmen;* beim Betreten eines warmen Raumes aus der Kälte (im Gegensatz zu Rumex, S. 93) → bewährt bei: trockenem Husten	Bryonia D12 3–6mal täglich
● **wenig ausgeprägte Beschwerden bei Kindern;** im Hustenschleim können geringe Blutspuren sein; etwas heiser; wenig Appetit	Ferrum phosphoricum D12 1–6mal täglich
● **durch Kälteeinfluss oder Luftzug** (Rumex, S. 93; Hepar sulfuris, S. 94); abends, nachts und am Morgen ist der Husten trocken, wund und unangenehm, tagsüber mit Auswurf; oft berstende Kopfschmerzen beim Husten; *Wärme und warme Getränke tun gut*	Nux vomica D12 2–6mal täglich
● **pfeifender Husten mit Engegefühl in der Brust;** brennender, trockener Hals mit rauer Stimme; Sie sind sehr kälteempfindlich, fühlen sich erschöpft; ängstlich, besorgt, voll innerlicher Unruhe ○ **Verschlechterung:** nachts nach Mitternacht; durch Kälte ○ **Verbesserung:** durch warme Getränke	Arsenicum album D12 2–6mal täglich
● typisch: der Husten ist tagsüber und im Stehen schlechter, abends und im Liegen wesentlich besser; *die Augen tränen, sind gerötet und lichtempfindlich;* meist zusätzlich Schnupfen	Euphrasia D6 3–6mal täglich

Körperliche Symptome von A–Z

- **in die Bronchien absteigender Infekt** (Bryonia, S. 92); beginnt mit Niesen und Schnupfen, steigt dann in die Bronchien hinab; lästiger, *trockener, hackender Husten*; dabei Schmerzen vom Brustbein zur Wirbelsäule; Sie fühlen sich »vergrippt« — Sticta* D6, 3–6mal täglich
- **andauernde kleine Hustenanfälle und Hüsteln**; ausgelöst durch kalte Luft oder durch Schleim, der hinten am Rachen hinunterläuft; Luft fühlt sich in den Atemwegen eiskalt an — Corralium rubrum* D6, 3–6mal täglich

TROCKENER, VORWIEGEND KRAMPFARTIGER HUSTEN

- **bellender, blecherner Husten mit plötzlichen heftigen Hustenanfällen, die Ihnen den Atem nehmen**; Sie halten den Brustkorb beim Husten (Bryonia, S. 92; Rumex, unten); das Gesicht läuft blaurot an; Würgen und Erbrechen (Ipecacuanha, S. 94);
  - **Verschlechterung:** *nachts, nach 24 Uhr,* in der Wärme, **im Liegen**; durch Sprechen, Lachen und Trinken

  Drosera D6, 3–6mal täglich, akut: alle 1/4 h

- **nächtlicher spastischer Reizhusten**; Husten gleich nach dem Hinlegen (Drosera, oben);
  - **Verschlechterung: nachts**, durch Essen, Trinken und Sprechen
  - **Verbesserung:** tagsüber und beim Aufsetzen

  Hyoscyamus D12, 2mal täglich

- **anhaltender Kitzelreiz** im Kehlkopf oder hinter dem Brustbein; Sie *halten sich die schmerzende Brust beim Husten* (Bryonia, S. 92; Drosera, oben); **Husten wird durch kalte Luft ausgelöst** (Nux vomica, S. 92; Hepar sulfuris, S. 94)
  - **Verschlechterung:** beim Übergang vom Warmen ins Kalte
  - **Verbesserung:** durch Wärme und Bedecken des Mundes

  Rumex D6, 3–6mal täglich

- **kitzelnder, krampfartiger Husten beim Übergang vom Kalten ins Warme** (Bryonia, S. 92); ein kaltes Getränk in kleinen Schlucken hilft
  - **Verschlechterung: im Warmen**

  Bromum* D12, 2–4mal täglich

TROCKENER HUSTEN MIT HEISERKEIT

- **raue Stimme bis hin zur Stimmlosigkeit;** *trockener, harter Husten mit wundem, brennendem Schmerz* in Hals, Kehlkopf und Brust; Blut im abgehusteten Schleim; Sie sind leicht erschöpft; *Durst auf kalte Getränke*
  - **Verschlechterung:** durch Reden oder kalte Luft, beim Übergang vom Kalten ins Warme

  Phosphorus D12 2mal täglich

- **krächzende heisere, aber nicht tiefe Stimme;** trockener, Krupp-artiger, bellender, abgehackter Husten mit Giemen und Erstickungsgefühl; sehr berührungsempfindlicher Kehlkopf
  - **Verschlechterung:** nachts; durch Erregung oder kalte Luft
  - **Verbesserung:** warme Speisen und Getränke

  Spongia D6 3–6mal täglich akut: alle $1/4$ h

- **heiser und tonlos, vor allem am Morgen;** trockener, harter Husten mit Kitzeln im Hals; schwer löslicher Schleim wird nur unter Mühe hochgehustet (*oftmals hilft ein Schluck Wasser*); Sie sind blass, erschöpft; Folge von kaltem, trockenem Wetter und Wind
  - **Verbesserung:** kalte Getränke, feuchtes Wetter

  Causticum D12 2mal täglich

FEUCHTER HUSTEN MIT ZÄHEM AUSWURF

- **Übelkeit und Erbrechen** (Drosera, S. 93; Antimonium tartaricum, S. 95); *Schleimrasseln* in den Bronchien; *Kurzatmigkeit und Erstickungsgefühl*; Sie sind blass mit dunklen Augenringen, erschöpft; oft heiser bis tonlos
  - **Verschlechterung:** abends, beim Hinlegen; bei Bewegung oder feuchtwarmem Wetter

  Ipecacuanha D12 3–6mal täglich

- **der geringste Kältereiz löst Husten aus** (Nux vomica, S. 92; Rumex, S. 93); anfangs trocken, dann rasselnd mit zähem, gelbem, schwer abzuhustendem Auswurf; daher Erstickungsgefühle; Sie sind oftmals heiser bis tonlos; sehr gereizt (Nux vomica, S. 92)
  - **Verbesserung:** *durch warmes Einhüllen, feuchte Wärme, Dampf, warme Getränke*

  Hepar sulfuris D12 2mal täglich

Körperliche Symptome von A–Z

- **tiefer rasselnder, erstickender Husten;** *mit reichlich zähem, weißlichem Schleim, der nur mit Mühe und Würgen abgehustet werden kann*; Atemnot und Übelkeit; Sie müssen sich aufsetzen, verlangen *nach frischer Luft* (Carbo vegetabilis, unten)
  - **Verschlechterung:** im Liegen
  → bewährt bei: blassen, schwachen Kindern und alten Menschen

  Antimonium tartaricum D6 3–6mal täglich

- **hackender Kitzelhusten mit zähem, klebrigem Schleim**, der nur mit Mühe und unter Würgen hochgehustet wird; auch Erbrechen von fadenziehendem Schleim
  - **Verschlechterung:** beim Zähneputzen, am Morgen; durch Wärme
  - **Verbesserung:** kühle Luft; kalte Getränke

  Coccus cacti D6 3–6mal täglich

FEUCHTER HUSTEN MIT LOCKEREM AUSWURF

- **gelbgrüner Schleim, lässt sich morgens gut abhusten;** tagsüber und an der frischen Luft nur wenig Husten, der abends dann trocken und krampfartig wird; manchmal geht beim Husten unfreiwillig etwas Urin ab; Sie *vertragen keine Wärme;* starkes Verlangen nach frischer Luft

  Pulsatilla D12 2mal täglich

- **Husten mit starkem Schleimrasseln** und gut löslichem gelbgrünem Schleim
  - **Verschlechterung:** in der Wärme
  - **Verbesserung:** an der frischen Luft

  Kalium sulfuricum D6 3–6mal täglich

- **reichliche Ansammlung** von zähem, rasselndem Schleim, der *in großen Mengen abgehustet wird*; wenig Schwäche (im Gegensatz zu Antimonium tartaricum, oben)

  Antimonium sulfuratum aurantiacum* D4 3–6mal täglich

CHRONISCHER HUSTEN

- **Atemnot mit starkem Verlangen nach frischer Luft;** *bläuliche Lippen;* pfeifende, rasselnde Atmung; *brennende Brustschmerzen;* Sie sind schwach und kalt

  Carbo vegetabilis D12 2mal täglich

• **tief sitzender rasselnder, rauer Husten;** große Mengen von zähem gelbem Schleim in der Brust, der aber kaum hochgehustet werden kann; Atemnot, Schwäche und Herzklopfen	Ammonium carbonicum* D6 3–6mal täglich
• **hohler Husten, Rasseln in der Brust;** Schleim ist lose, gelb oder *grünlich und süßlich*; Sie sind schwach, *müssen sich setzen*	Stannum* D6 3–6mal täglich
• **Erstickungsgefühl im Liegen;** *Sie hören auf zu atmen und schrecken aus dem Schlaf;* keuchende, rasselnde Atmung; schwer löslicher Schleim	Grindelia* D4 3–6mal täglich
• **bei trockenem Husten wunde Schmerzen im Brustkorb;** zäher Schleim verursacht Atemnot; Sie sind *schwach; aufgedunsenes Gesicht*	Senega* D4 3–6mal täglich

Siehe auch: Heiserkeit (S. 84)

ISCHIAS

Starke und anhaltende Beschwerden oder Lähmungen gehören fachlich abgeklärt.

PLÖTZLICHE GROSSE SCHMERZEN

• **akuter Ischias;** die kleinste Bewegung bereitet unerträgliche Schmerzen; Ameisenlaufen und Prickeln; Sie sind innerlich unruhig, verspannt, haben Angst vor jeder Bewegung ○ **Verschlechterung:** Wärmeanwendungen	Aconitum C30 alle $1/4$–4 h Wasserglas
• **akuter Ischias,** *mit plötzlich kommenden und gehenden Schmerzen,* die brennen und auch klopfen können ○ **Verschlechterung:** *Erschütterung*; Kälte	Belladonna D12 alle $1/4$–4 h Wasserglas
• **heftigste Schmerzen, die wütend machen;** Sie wissen nicht, was Sie dagegen machen sollen, werfen sich hin und her; Schmerz zieht hinunter bis in die Fußsohle; Taubheit und Schwäche ○ **Verschlechterung:** nachts, durch Wärme; Ärger	Chamomilla C30 alle $1/4$–4 h Wasserglas

Körperliche Symptome von A–Z

● **Sie müssen das schmerzhafte Bein abbiegen, anziehen oder krümmen,** sind unruhig, sehr gereizt; blitzartig einschießende Nervenschmerzen; durch Kälte, Zorn oder Ärger ○ **Verbesserung:** durch Wärme, Druck und Liegen auf der schmerzhaften Seite	Colocynthis D12 alle 1/4–4 h Wasserglas
● **blitzartig einschießende und krampfende Schmerzen,** die plötzlich kommen und gehen (Belladonna, S. 96); Sie sind nervlich »angeschlagen«, matt und erschöpft ○ **Verschlechterung:** durch Kälte ○ **Verbesserung: Wärme** (Arsenicum album, unten; Rhus toxicodendron, unten), Reiben	Magnesium phosphoricum D12 alle 1/4–4 h Wasserglas
● **Schmerzen wie nach Überanstrengung oder Zerrung;** Sie fühlen sich wie zerschlagen, lahm und wund; sind sehr empfindlich; das Bett fühlt sich zu hart an → bewährt bei: Überanstrengung und Verrenkung	Arnica D12 akut: alle 1/4–4 h Wasserglas sonst: 3mal täglich

ANHALTENDE ODER WIEDERKEHRENDE BESCHWERDEN

● **obwohl anfangs schmerzhaft, lindert andauernde leichte Bewegung;** reißende Schmerzen mit taubem, lahmem, wie verrenktem Gefühl; auch mit Kribbeln (Aconitum, S. 96); Sie sind ruhelos; Folge von Überanstrengung, Verheben, Nässe und Kälte ○ **Verbesserung:** durch **Wärme** und Massagen	Rhus toxicodendron D12 2–3mal täglich
● Hexenschuss und Ischias **mit Taubheitsgefühl, Fuß- oder Wadenkrämpfen** → sehr bewährt bei: Ischias	Gnaphalium* D3 3–6mal täglich
● **brennende, reißende Schmerzen mit Unruhe, vorwiegend nachts;** Schmerzen treiben Sie umher; Sie sind erschöpft, sehr kälteempfindlich, **verlangen nach Wärme** und warmen Getränken ○ **Verschlechterung:** nach 24 Uhr, durch Kälte, Anstrengung	Arsenicum album D12 2–3mal täglich

• **Schmerzen im Sitzen und beim Aufstehen aus dem Sitzen** bis in die Ferse und Zehen; Gefühl, die Sehnen sind zu kurz ○ **Verbesserung:** *im Liegen;* Wärme, Reiben ○ **Verschlechterung:** *durch aufrechtes Gehen, Sitzen*	Ammonium chloratum* D12 2–3mal täglich

Siehe auch: Hexenschuss (S. 90)

KATER

• **Hauptmittel:** nach zu viel Alkohol, zu reichlichem Essen, zu viel Kaffee; nach Drogen oder Arzneimitteln; am besten schon nachts mit viel Flüssigkeit einnehmen	Nux vomica D12 2–3mal täglich
• regt die Entgiftungsfunktionen des Körpers an	Kalium sulfuricum D6 2–3mal tägl.
• Übelkeit und **Kreislaufschwäche** vor allem nach zu viel Nikotin	Tabacum C30 1mal täglich
• **Folgen von Übernächtigung und Schlafmangel;** schwankender Schwindel, Übelkeit beim Fahren	Cocculus D6 2–3mal täglich

KLIMAKTERISCHE BESCHWERDEN

TYPENMITTEL

• **Sie vertragen nichts Enges um Hals und Bauch, fühlen sich besonders schlecht nach dem Schlaf;** sind überreizt, streitsüchtig und eifersüchtig; »könnten aus der Haut fahren«; Sie haben großen Rededrang; Hitzewallungen abwechselnd mit innerem Frieren; Kreislaufschwäche	Lachesis D12 1mal täglich
• **Sie möchten am liebsten alles stehen und liegen lassen und »abhauen«;** haben *Abneigung gegen Sex;* sind aggressiv, reizbar, überempfindlich, depressiv und weinerlich; *Schweißausbrüche bei der geringsten Anstrengung;* Schwindel und Ohnmachtgefühl; Senkungsbeschwerden ○ **Verbesserung:** *kräftige Bewegung* (Tanz, Sport)	Sepia D12 1mal täglich

Körperliche Symptome von A–Z

● **Depression, die wie eine dunkle Wolke aufzieht;** starke Angstgefühle und Verzweiflung; heftige Periodenblutungen; *je stärker die Blutung, desto schlechter das Allgemeinbefinden* (im Gegensatz zu Lachesis, S. 98); Rücken-, *Nacken- oder Kopfschmerzen*; Schmerzen in Brust und Eierstöcken; Sie fühlen sich schwach	Cimicifuga D12 1mal täglich
● **Sie möchten alleine sein und Ihre Ruhe haben;** sind introvertiert, gereizt, empfindlich und nachtragend; *hämmernde, pulsierende Kopfschmerzen* (mit Sehstörungen) vor, während und nach der meist schwachen Periode; *Abneigung gegen Sex; trockene, brennende Scheide*	Natrium chloratum D12 1mal täglich
● **Sie sind launisch, brechen leicht in Tränen aus, fühlen sich an der frischen Luft wesentlich besser;** warme stickige Luft vertragen Sie nicht; Hitzewallungen mit Schwindel und Pulsieren im ganzen Körper; starker Nachtschweiß; Sie schwitzen sofort nach dem Einschlafen	Pulsatilla D12 1mal täglich
● **Sie sind kreativ und eher unordentlich, strecken die heißen Füße aus dem Bett;** allgemein trockene, brennende, juckende Haut; Hitzewallungen mit heißem Kopf, heißen Händen und Füßen; rote Lippen; am späten Vormittag Schwächeanfälle und Heißhunger	Sulfur D12 1mal täglich

TROCKENE SCHEIDE/ÜBEREMPFINDLICHKEIT/ABNEIGUNG GEGEN SEX

● **allgemein trockene Schleimhäute;** *großer Durst auf Kaltes, das gierig getrunken wird*; ärgerlicher, reizbarer Typ	Bryonia D12 1mal täglich
● **allgemein trockene Schleimhäute; Abneigung gegen Sex;** weitere Symptome wie Natrium chloratum (S. 233)	Natrium chloratum D12 1mal täglich
● **Gefühl, als ob der Unterleib nach außen drängt;** trockene Scheide; Abneigung gegen Sex; weitere Symptome wie Sepia (S. 243)	Sepia D12 1mal täglich
● trockene Scheide; übel riechende **Blähungen und aufgetriebener Bauch,** der nichts Enges verträgt	Lycopodium D12 1mal täglich

● trockene, wunde, gerötete Scheide, die stark juckt; Sie müssen sich dauernd kratzen **Verschlechterung:** Wärme und Bettwärme; weitere Symptome wie Sulfur (S. 245)	**Sulfur D12** 1mal täglich
● **überempfindliche**, berührungsempfindliche Vagina, daher Schmerzen beim Sex	**Staphisagria D12** 1mal täglich

Siehe auch: Hitzewallungen (S. 159), Kreislaufbeschwerden (S. 108), Kopfschmerzen (unten), Schlafstörungen (S. 167); Reizbarkeit (S. 165), depressive Verstimmungen (S. 153)

KOPFSCHMERZEN/MIGRÄNE

Plötzliche, unerträglich starke Kopfschmerzen, Nackensteife und hohes Fieber, Bewusstseinstrübung, Koordinationsstörungen, Lähmung, Verdacht auf Gehirnhautentzündung, Bluthochdruck, Schlaganfall sowie wiederkehrende oder anhaltende Beschwerden gehören fachlich abgeklärt.

WEGWEISER

Die Zahl der Mittel zur Behandlung von Kopfschmerzen sprengt den Rahmen dieses Buches, deshalb finden Sie hier eine Auswahl bewährter Homöopathika. Vergleichen Sie Ihre Beschwerden mit den Beschreibungen der genannten Mittel.

KOPFSCHMERZEN MIT DEUTLICH PSYCHISCHEM AUSLÖSER

➤ **durch Kummer, Sorgen, depressive Verstimmung:** Cocculus (S. 103), Ignatia (S. 104), Natrium chloratum (S. 105), Pulsatilla (S. 106), Cimicifuga (S. 103)
➤ **durch Ärger, Zorn:** Bryonia (S. 103), Natrium chloratum (S. 105), Nux vomica (S. 106)
➤ **durch Schreck, Schock, Angst:** Ignatia (S. 104), Pulsatilla (S. 106)
➤ **mit Nervosität, Gereiztheit:** Bryonia (S. 103), Cimicifuga (S. 103), Gelsemium (S. 104), Ignatia (S. 104), Nux vomica (S. 106), Phosphorus (S. 106), Pulsatilla (S. 106)
➤ **bei geistiger Erschöpfung:** Calcium phosphoricum (S. 103), Cocculus (S. 103), Nux vomica (S. 106), Phosphorus (S. 106), Silicea (S. 107)

Körperliche Symptome von A–Z

- **bei Schulkopfschmerzen:** Calcium phosphoricum (S. 103), Phosphorus (S. 106), Acidum phosphoricum (S. 102), Pulsatilla (S. 106)

KOPFSCHMERZEN MIT DEUTLICH KÖRPERLICHEM BEZUG

- **bei Schnupfen, Nasennebenhöhlenentzündung:** Belladonna (S. 103), Bryonia (S. 103), Kalium bichromicum (S. 105), Pulsatilla (S. 106), Silicea (S. 107)
- **beim grippalen Infekt:** Belladonna (S. 103), Bryonia (S. 103), Eupatorium perfoliatum (S. 104)
- **bei Magen-Darmstörungen (z. B. Verstopfung):** Bryonia (S. 103), Iris (S. 105), Kalium bichromicum (S. 105), Nux vomica (S. 106), Pulsatilla (S. 106)
- **mit Nackenbeschwerden:** Cimicifuga (S. 103), Cocculus (S. 103), Gelsemium (S. 104), Nux vomica (S. 106)
- **bei hormonellen Störungen (Periode; Wechseljahre):** Belladonna (S. 103), Glonoinum (S. 104), Lachesis (S. 105), Pulsatilla (S. 106), Sanguinaria (S. 106), Sepia (S. 106)
- **bei Überanstrengung der Augen:** Cocculus (S. 103), Ruta (S. 240)
- **bei Kopfverletzungen:** siehe Gehirnerschütterung (S. 30)
- **bei Kater:** Nux vomica (S. 106), Bryonia (S. 103) und Pulsatilla (S. 106)

SCHMERZEN

- **eher rechts:** Belladonna (S. 103), Silicea (S. 107), Sanguinaria (S. 106), Kalium bichromicum (S. 105)
- **eher links:** Glonoinum (S. 104), Cimicifuga (S. 103), Cyclamen (S. 103), Lachesis (S. 105), Sepia (S. 106)
- **bei zu viel Sonne:** Belladonna (S. 103), Glonoinum (S. 104), Gelsemium (S. 104), Lachesis (S. 105)
- **bei Föhn:** Gelsemium (S. 104), Calcium phosphoricum (S. 103), Kalium phosphoricum (S. 227)
- **bei Wetterwechsel, schlechtem Wetter:** Calcium phosphoricum (S. 103), Nux vomica (S. 106), Silicea (S. 107), Hepar sulfuris (S. 222) und Rhus toxicodendron (S. 239)
- **durch Kälte und kalten Wind:** Belladonna (S. 103), Silicea (S. 107), Nux vomica (S. 106), Hepar sulfuris (S. 222)

- **beginnen am frühen Morgen, steigern sich bis mittags und werden gegen Abend besser:** Natrium chloratum (S. 105), Sanguinaria (S. 106)
- **schlechter durch Zigarettenrauch:** Belladonna (S. 103), Gelsemium (S. 104), Ignatia (S. 104), Pulsatilla (S. 106)
- **schlechter durch Alkohol:** Arsenicum album (S. 202), Belladonna (S. 103), Gelsemium (S. 104), Ignatia (S. 104), Natrium chloratum (S. 105), Nux vomica (S. 106), Phosphorus (S. 106), Pulsatilla (S. 106), Silicea (S. 107)

MIGRÄNE

- **bei akutem Anfall:** Belladonna (S. 103), Cyclamen (S. 103), Gelsemium (S. 104), Iris (S. 105), Sanguinaria (S. 106)
- **mit Übelkeit und Erbrechen:** Natrium chloratum (S. 105), Cyclamen (S. 103), Sanguinaria (S. 106), Iris (S. 105), Kalium bichromicum (S. 105), Pulsatilla (S. 106), Glonoinum (S. 104)
- **mit Sehstörungen nahezu nur vor den Schmerzen:** Iris (S. 105), Kalium bichromicum (S. 105)
- **mit Sehstörungen vor und während den Schmerzen:** Gelsemium (S. 104), Natrium chloratum (S. 105), Cyclamen (S. 103)
- **mit Sehstörungen während und nach den Schmerzen:** Silicea (S. 107)
- **schlimmer vor der Menses:** Belladonna (S. 103), Bryonia (S. 103), Cimicifuga (S. 103), Gelsemium (S. 104), Lachesis (S. 105), Natrium chloratum (S. 105), Pulsatilla (S. 106)
- **schlimmer während der Menses:** Belladonna (S. 103), Bryonia (S. 103), Cyclamen (S. 103), Gelsemium (S. 104), Glonoinum (S. 104), Ignatia (S. 104), Natrium chloratum (S. 105), Nux vomica (S. 106), Phosphorus (S. 106), Pulsatilla (S. 106), Sanguinaria (S. 106), Sepia (S. 106)
- **schlimmer nach der Menses:** Bryonia (S. 103), Glonoinum (S. 104), Lachesis (S. 105), Natrium chloratum (S. 105), Pulsatilla (S. 106), Sepia (S. 106)

MITTEL VON A–Z

- **Kopfschmerzen durch geistige Anstrengung;** dabei teilnahmslos, apathisch, unkonzentriert
→ bewährt bei Schulkopfschmerzen

Acidum phosphoricum D6 alle 4–6 h

Körperliche Symptome von A–Z

● **plötzlich klopfende, berstende, heftige Kopfschmerzen;** vor allem rechts und über den Augen; *Gesicht und Augen sind gerötet;* die Kopfhaut ist sehr empfindlich → bewährt bei: grippalem Infekt, Verkühlung, Stockschnupfen, Sonnenstich, Migräne	Belladonna D12 alle 1/2–4 h
● **berstende Kopfschmerzen, von der Stirn zum Nacken ziehend;** an den Schläfen; *hinter den Augen; Sie sind sehr reizbar,* wollen Ihre Ruhe, haben *großen Durst auf Kaltes;* Folge von Ärger, Stress, Geschäftssorgen, Grippe ○ **Verschlechterung:** durch kleinste Bewegung ○ **Verbesserung:** *durch absolute Ruhe, kalte Auflagen,* feste Druckmassage	Bryonia D12 alle 1–4 h
● **Schulkopfschmerzen und Kopfschmerzen durch Wetterwechsel;** bei schlanken, nervösen, unruhigen (zappeligen) und geistig schnell erschöpften Kindern und Erwachsenen nach geistiger Überforderung oder bei Föhn ○ **Verschlechterung:** Bewegung; beim Bücken ○ **Verbesserung:** durch Essen; durch Schlaf (Phosphorus, S. 106)	Calcium phosphoricum D6 3mal täglich
● **mit Nackenverspannungen und druckempfindlicher Halswirbelsäule;** Schmerzen *beginnen im Nacken und ziehen bis zu den Augen (eher links),* auch zu Gesicht und Kiefer; Kopfschmerz »als ob die Schädeldecke wegfliegt« → bewährt bei: hormonellen Störungen, Migräne und Nackenschmerzen	Cimicifuga D12 3mal täglich
● **Schmerzen im Hinterkopf mit schwachen Nackenmuskeln;** Kopf fühlt sich schwer, wie benommen an; *Folge von* **Übernächtigung,** *Kummer, Sorgen, Jetlag, übermäßigem Fernsehen; auf Reisen;* Sie sind zittrig, Ihnen ist übel ○ **Verschlechterung:** durch Kälte, Bewegung, Licht, Geräusche	Cocculus D6 3mal täglich
● **Sehstörungen vor und während der Migräne;** *Flimmern vor den Augen;* Stirn- oder Schläfenkopfschmerz (eher links); *Schwindel, Benommenheit und Schwäche; Schmerzen beim Auf-*	Cyclamen* D12 alle 1/2–4 h

stehen, steigern sich bis zum Erbrechen und werden dadurch besser (Sanguinaria, S. 106); Sie sind *weinerlich, launisch* (Pulsatilla, S. 106), wollen alleine sein
- ○ **Verschlechterung:** während der Periode, durch Kälte
- ○ **Verbesserung:** durch Bewegung (Pulsatilla, S. 106)

● **mit heftigen Gliederschmerzen; beim grippalen Infekt;** klopfende Kopfschmerzen (Belladonna, S. 103) mit rotem, heißem Gesicht; die Augen schmerzen (Bryonia, S. 103) — Eupatorium perfoliatum D12 alle 1/2–4 h
- ○ **Verschlechterung:** durch Erschütterung (z. B. beim Husten), Bewegung

● dumpfe, schwere, auch pulsierende Kopfschmerzen, die **vom Nacken zu den Augen aufsteigen;** Sie sind *müde, schlapp und zittrig; haben das Gefühl, als ob der Kopf in einen Schraubstock eingespannt sei;* Sehstörungen vor oder während der Kopfschmerzen, verschwommene Sicht; Folge von Grippe, Stress, Prüfungsangst, Kummer und Sorgen — Gelsemium D12 alle 1/2–4 h
- ○ **Verschlechterung:** durch Sonne, Tabak
- ○ **Verbesserung:** durch Urinabgang

● **Sie haben das Gefühl, der Schädel »platzt vor lauter Pochen«;** *jeder Pulsschlag wird im Kopf gefühlt* (Belladonna, S. 103); das Gesicht ist *heiß, blaurot, später blass;* Kopf- und Nackenschmerzen eher linksseitig; *Erbrechen* — Glonoinum D12 alle 1/2–4 h
- ○ **Verschlechterung:** durch Hitze, Alkohol, Erschütterung, Bewegung; im Liegen
- ○ **Verbesserung:** Kühle; nach dem Wasserlassen (Gelsemium, oben)

→ bewährt bei: Sonnenstich, Migräne und Bluthochdruck

● **Sie haben das Gefühl, ein Nagel (auch: eine Nadel) würde ins Hirn getrieben;** Schmerzen im Bereich von Augen, Nase und Stirn; beginnen langsam und enden plötzlich; Folge von *Kummer, Sorgen, Trauer, starken Gefühlsschwankungen* — Ignatia D12 1–3mal täglich

Körperliche Symptome von A–Z

- ○ **Verschlechterung:** Sonne, Nikotin, Alkohol
- ○ **Verbesserung:** durch Essen, Wärme; nachts

● **Kopfschmerzen mit saurem Aufstoßen und Erbrechen, vorwiegend an freien Tagen (Wochenendmigräne);** vor den Schmerzen meist Sehstörungen mit verschwommener Sicht; am Ende der Kopfschmerzen lassen Sie eine Menge hellen Urins (Gelsemium, S. 104); Erbrechen erleichtert nicht
  - ○ **Verbesserung:** durch leichte Bewegung

Iris D6
alle 1/2–4 h

● **auf Cent-große Stellen beschränkt;** *migräneartiger, klopfender, schießender Kopfschmerz über einem Auge, der Nase oder der Wange;* Schmerz zieht vom Hinterkopf zur Stirn; auch Migräne (eher rechts): Sie beginnt mit massiven Sehstörungen, die mit stärker werdenden Schmerzen verschwinden; dabei Übelkeit und Erbrechen; **Folge einer Nasennebenhöhlenentzündung**
  - ○ **Verbesserung:** durch Wärme (Kopfdampfbad), Essen; an der frischen Luft

Kalium bichromicum D12
3mal täglich

● **Sie wachen mit Kopfschmerzen aus dem Schlaf auf;** klopfende, stechende, drückende Schmerzen, vorwiegend links; das Gesicht ist heiß und rot oder kalt und blass; Folge von Hormonstörungen (PMS, Klimakterium), unterdrückten Ausscheidungen, Sonne, Alkohol, Herz-/Kreislaufbeschwerden
  - ○ **Verbesserung:** im Liegen, nach Einsetzen der (Monats-)Blutung, Erbrechen, Sekretfluss

Lachesis D12
2mal täglich

● **klopfende, hämmernde Kopfschmerzen, denen Sehstörungen** (Blitze, Flimmern) oder auch ein taubes Gefühl an Lippen, Zunge oder Nase **vorausgehen;** *während der Migräne vorübergehende Erblindung, Übelkeit und Erbrechen;* Schmerzen sind am Mittag unerträglich und werden gegen Nachmittag besser; *oft Folge von altem Leid oder langjährigem Kummer*
  - ○ **Verschlechterung:** morgens beim Aufwachen (Nux vomica, S. 106); *durch Sonne*

Natrium chloratum D12
2mal täglich

- **katerartige Kopfschmerzen; Spannungskopfschmerzen durch Stress;** Übelkeit und Würgereiz, besonders am frühen Morgen; Schmerzen eher im Hinterkopf; *Folge von zu reichlicher, zu schwerer oder verdorbener Nahrung; von zu viel Alkohol, Nikotin, Kaffee, von zu wenig Schlaf oder zu vielen Aufputsch- und Schmerzmitteln*; steifer Nacken durch Luftzug
  — Nux vomica D12 alle 1–4 h

- **Kopfschmerzen durch zu viele Eindrücke; besser durch Schlaf;** Schmerzen über einem Auge; auch Schwindel, Übelkeit und Erbrechen; Folge von Gefühlsregungen, geistiger Anstrengung, Sturm; *Sie sind ein offener, kontaktfreudiger Mensch, verausgaben sich schnell*
  - **Verschlechterung:** durch Lärm, Licht, starke Gerüche, Gewitter, Wärme
  - **Verbesserung:** durch Ruhe, Essen, kalte Auflagen

  — Phosphorus D12 1–3mal täglich

- **Kopfschmerzen durch warme, stickige Luft; durch fettes Essen,** Alkohol oder Kaffee (Nux vomica, oben), Kummer und Sorgen, Erkältung; bei Regelstörungen; drückende, berstende *Schmerzen wandern und wechseln die Stelle*; dabei Schwindel, Übelkeit und Erbrechen; ein Auge kann tränen; *sanfter, launischer Mensch*
  - **Verbesserung:** durch sanfte Bewegung und frische Luft

  — Pulsatilla D12 alle 1–4 h

- **berstende, pulsierende Kopfschmerzen mit rotem Kopf, Hitzewallung, Übelkeit und Erbrechen;** Schmerzen beginnen im Hinterkopf und *setzen sich dann über dem rechten Auge fest*; sind am Mittag unerträglich (Natrium chloratum, S. 105); *Erbrechen erleichtert*; Sie haben ein galliges, cholerisches Temperament
  - **Verschlechterung:** durch Anstrengung, Licht, Lärm, Gerüche und Wärme
  - **Verbesserung:** durch Ruhe, Dunkelheit

  → bewährt: in den Wechseljahren, bei Migräne

  — Sanguinaria D12 alle 1–4 h

- **stechende, wogende Stirn- und Schläfenkopfschmerzen;** oft einseitig am linken Auge;

  — Sepia D12 2mal täglich

Körperliche Symptome von A–Z

während der Periode und im Klimakterium; Sie sind müde und erschöpft; gereizt und depressiv; wollen alleine sein; haben kalte Hände und Füße; Hungerkopfschmerz, Übelkeit, Schwindel
  ○ **Verbesserung:** durch Essen, Ruhe
- **Kopfschmerzen, die im Nacken beginnen und zu den Augen aufsteigen** (meist rechts); drückende, berstende Schmerzen in der Stirn, *auch neuralgische Schmerzen im Gesicht, an Auge und Zähnen; Kopf muss warm eingehüllt sein*
  ○ **Verschlechterung:** durch Kälte, geistige Anstrengung, Reden, Licht, Lärm, Bücken
→ bewährt bei: wiederkehrender Migräne, Gesichtsschmerzen, chronischer Nasennebenhöhlenentzündung
  ○ **Verbesserung:** durch Ruhe, Wärme und Dunkelheit

Silicea D12
2mal täglich

Siehe auch: Kater (S. 98)

KRAMPFADERN

ERWEITERTE VENEN

- **Anschwellen der Beine, vorwiegend bei Wärme;** Sie müssen die schweren Beine hoch lagern; strecken nachts die heißen Füße aus dem Bett; die Fußsohlen brennen
→ Bewährt: zur Straffung und Tonisierung des Bindegewebes

Calcium fluoratum D6
2mal täglich

- **Anschwellen der Beine durch langes Stehen, Sitzen, durch Wärme;** erweiterte Venen mit Schwellung und Völlegefühl der Beine; zur Vorbeugung z. B. gegen Schwellungen auf langen (Flug-)Reisen

Aesculus D2
2–6mal täglich
auch als Salbe

SCHMERZHAFT ERWEITERTE UND ENTZÜNDETE VENEN

- **berührungsempfindliche Krampfadern;** Gefühl wie zerschlagen, gequetscht, geprellt; die Haut kann rot und heiß sein, die Venen blaurot

Arnica D12 oder Ruta D6
2–6mal täglich

• **venöse Stauung mit Wundheits-, Müdigkeits- und Zerschlagenheitsgefühl** in den Gliedern; Beschwerden beim Gehen → bewährt bei: Schwangerschaft; Folgen von Prellung mit Blutung oder Bluterguss	Bellis perennis D6 2–6mal täglich

• **gestaute, volle Venen mit schweren, müden Beinen,** die oft geschwollen sind und weh tun; *Verlangen nach frischer Luft*
  ○ **Verschlechterung:** *durch Wärme, Bettwärme; Beine hängen lassen*
  ○ **Verbesserung:** Kühle; Hochlegen der Beine
→ bewährt bei: Schwangerschaft
	Pulsatilla D12 2mal täglich

• **berührungsempfindliche, durch Stau erweiterte Venen mit wunden, stechenden Schmerzen;** Schwere- und Zerschlagenheitsgefühl; bei blutenden Venen → bewährt bei: Schwangerschaft; Übergang in eine Venenentzündung	Hamamelis D6 2–6mal täglich

BLÄULICH ROTE ENTZÜNDUNG

• **mit großer Berührungs- und Wärmeempfindlichkeit;** starke Schmerzen; Strumpf oder Verband wird nicht vertragen ○ **Verbesserung:** durch Kälte	Lachesis D12 2mal täglich

KREISLAUFBESCHWERDEN

Anhaltende oder wiederkehrende Beschwerden gehören fachlich abgeklärt.

• **Kälte, Blässe, kalter Schweiß; Sie wollen trotzdem aufgedeckt sein** → bewährt bei: Infekten aller Art	Camphora D1 alle $1/4$–1 h auf Zucker
• **Kälte und kalter Schweiß; Verlangen nach Wärme;** Sie wollen sich hinlegen; nach Bücken, Aufstehen, länger anhaltenden Durchfällen und schwächenden Krankheiten; bei Durchfall und Erbrechen	Veratrum album D6 alle $1/4$–1 h Wasserglas
• **Übelkeit; kalter, klebriger Schweiß;** Schwindel; Ihnen ist **sterbenselend;** Sie sind blass, kalt, wollen aber aufgedeckt sein; Verlangen	Tabacum D12 alle $1/4$–1 h Wasserglas

Körperliche Symptome von A–Z

nach frischer Luft (wie nach der ersten Zigarette)
→ bewährt bei: Blutzuckerschwankungen, zu viel Nikotin

- **starkes Verlangen nach frischer Luft (am besten zugefächelt);** bläuliche Lippen; Ohrenklingen; Sie sind sehr aufgebläht, Luftaufstoßen

Carbo vegetabilis D12 alle ¼–1 h Wasserglas

→ bewährt nach: Überhitzung, zu schwerem Essen

Siehe auch: Kollaps (S. 31), Herzbeschwerden (S. 86)

LEBERERKRANKUNGEN

Alle Lebererkrankungen gehören fachlich abgeklärt.

ALLGEMEIN BEWÄHRT

- **schützt die Leberzellen;** unterstützt die Leberfunktion; grauer Stuhl; Verstopfung; Hämorrhoiden; Gelbfärbung der Haut; vergrößerte, schmerzhafte Leber

Carduus marianus D4 3mal täglich

- **Sie sind blass, gereizt, müde;** dumpfe, wunde Schmerzen in der Leber; gelb belegte Zunge; Gelbfärbung der Haut; Schmerzen im rechten Schulterblatt; Übelkeit und Erbrechen; heller gelber Stuhl; Durchfall und Verstopfung

Chelidonium D4 3mal täglich

- **druckempfindliche Leber und trüber, gelber Urin;** gelbe Haut; stechende Schmerzen

Berberis D3 3mal täglich

FÜR EHER AKUTE BESCHWERDEN

- **stark druckempfindliche Leber;** stechende Schmerzen, Gelbfärbung von Augen und Haut; *großer Durst auf Kaltes*; Folge von Ärger; sehr gereizt
  - **Verschlechterung:** durch Bewegung, leichten Druck; beim tiefen Atmen
  - **Verbesserung:** durch absolute Ruhe

Bryonia D12 2–3mal täglich

- **bei Hepatitis;** brennende Schmerzen; brennender Durst auf Kaltes; rote Zunge; Blutungsneigung; auch bei Fettleber

Phosphorus D12 2–3mal täglich

FÜR EHER CHRONISCHE BESCHWERDEN

• **Sie sind aufgebläht; Druck wird nicht vertragen;** Völlegefühl nach wenigen Bissen; dumpfe Leberschmerzen; Hämorrhoiden; Gelbfärbung der Haut	Lycopodium D12 2–3mal täglich
• **Verstopfung; krampfartige Magen- und Darmschmerzen;** Sie sind sehr gereizt, gestresst; hypochondrisch; Folge von Arzneimitteln, Kaffee, Alkohol, Drogen, Stress, sitzender Lebensweise	Nux vomica D12 2–3mal täglich

Siehe auch: Gallenbeschwerden (S. 69)

MAGENBESCHWERDEN

Anhaltende oder sehr starke Schmerzen und Beschwerden sowie Erbrechen von Blut gehören fachlich abgeklärt.

VORWIEGEND SODBRENNEN

• **übermäßige Säureproduktion** mit saurem Aufstoßen und Erbrechen; *Gefühl, die Zähne seien stumpf;* häufig auch Blähungen und Magendrücken ○ **Verschlechterung:** durch Essen, nachts	Robinia D4 3–6mal täglich
• **brennende Schmerzen und Sodbrennen,** *Schwäche und inneres Zittern;* Sie sind immer in Eile und Hektik (Argentum nitricum, S. 111), durstig, essen hastig; *verlangen nach Alkohol, Obst* ○ **Verbesserung:** durch Alkohol → bewährt bei: Alkoholikern (Nux vomica, S. 111)	Acidum sulfuricum D6 3–6mal täglich
• **brennende Schmerzen im Magen und in der Speiseröhre;** Sodbrennen; *brennende Zunge;* rote Backen; Sie sind eher schlaff, frostig, dicklich	Capsicum D12 3–6mal täglich
• **saures Aufstoßen und Erbrechen,** vor allen *bei überfütterten Kindern; nach fetten Speisen, zu viel Zucker oder Milch;* mit sauren, gelblich grünen Durchfällen; gelblicher Zungenbelag	Natrium phosphoricum* D6 3–6mal täglich
• **ständig zäher Speichelfluss;** Übelkeit mit saurem Aufstoßen und Erbrechen; *auch bewährt bei Kopfschmerzen und Migräne*	Iris D6 3–6mal täglich

VORWIEGEND MAGENSCHMERZEN

Symptome	Mittel
• **Magenschmerzen durch Süßes oder Nervosität**; *nervöser Durchfall*; bei bevorstehenden Ereignissen; Sie sind ein *nervöser, hastiger Mensch*; immer in Eile; neigen zu Blähungen und saurem Aufstoßen; *großes Verlangen nach Süßem*	Argentum nitricum D12 2mal täglich
• **Folgen von Durcheinanderessen und Völlerei; mit dickem, weißem Zungenbelag;** Sodbrennen, Aufstoßen (riecht nach dem gerade Gegessenen), Übelkeit und Erbrechen; *nach Saurem, Fettem, Pasteten, bei Kindern auch nach Milch*	Antimonium crudum D12 2mal täglich
• **bitteres und saures Aufstoßen 1–2 Stunden nach dem Essen;** Folge von Alkohol-, Drogen- und Medikamentenmissbrauch, zu viel Tabak oder Kaffee, verdorbener Nahrung; Fett wird übrigens gut vertragen; krampfartiges Würgen und Übelkeit; vergeblicher Stuhldrang	Nux vomica D12 2mal täglich
• **brennende, stechende Magenschmerzen; Essen verschlimmert die Schmerzen;** *Folge von kalten Getränken oder Eis*; Durst auf Kaltes	Bryonia D12 2mal täglich
• **brennende Schmerzen mit Verlangen nach kalten Getränken,** *die wieder erbrochen werden, wenn sie im Magen warm geworden sind*; brennende, rote, trockene Zunge	Phosphorus D12 2mal täglich

• Magenschmerzen mit Brechreiz und bitterem Aufstoßen; meist begleitet von Völlegefühl
  ○ **Verbesserung: durch Rückwärtsbeugen und Strecken**
  ○ **Verschlechterung:** gleich nach dem Essen
	Bismutum subnitricum* D6 3mal täglich

IMMER WIEDERKEHRENDE MAGENSCHMERZEN

Symptome	Mittel
• **chronische Magenschmerzen;** Sodbrennen und saures Aufstoßen, werden **besser durch Essen und warme Getränke;** Gasbauch, übel riechende Winde; oftmals Abneigung gegen Fleisch; *bewährt im Wechsel mit Nux vomica vor dem Essen, Graphites nach dem Essen*	Graphites D12 2mal täglich
• nach dem Essen **gärender Magen mit saurem Aufstoßen;** *nach wenigen Bissen voll und ge-*	Lycopodium D12

bläht; Magen sehr empfindlich auf Druck und enge Kleidung ○ **Verschlechterung:** durch kaltes Essen und Getränke; zwischen 16 und 20 Uhr	2mal täglich
● **Verdauungsschwäche mit Luftaufstoßen;** Sodbrennen, brennende Magenschmerzen; faulige Blähungen, Völlegefühl; v. a. Fett, Butter, Fleisch, Milch bereiten Probleme; *Sie haben starkes Verlangen nach frischer Luft* und sind verfroren	Carbo vegetabilis D12 2mal täglich

MAGEN-/ZWÖLFFINGERDARMGESCHWÜR

Auch die oben erwähnten Mitteln können helfen, vor allem Nux vomica (S. 111), Argentum nitricum (S. 111), Bismutum subnitricum (S. 111), Acidum sulfuricum (S. 110), Phosphorus (S. 111), Robinia (S. 110), Carbo vegetabilis (oben).

● **Magengeschwür mit Besserung durch Essen;** Sie *müssen alle 2 Stunden etwas essen* (Nüchternschmerz), sind oft verstopft, *streitsüchtig, cholerisch, neigen zum Fluchen;* »Pflockgefühl« im After ○ **Verbesserung:** durch Essen *(bessert das gesamte Befinden)*	Anacardium D12 3mal täglich
● **vor allem nach Bier!** Beschwerden und Geschwüre nach Alkohol (Nux vomica, S. 111; Acidum sulfuricum, S. 110)	Kalium bichromicum D12 2mal täglich

Siehe auch: Übelkeit und Erbrechen (S. 137), Verdauungsstörungen (S. 139)

MUNDSCHLEIMHAUT-/ZAHNFLEISCH-ENTZÜNDUNG, SOOR, APHTHEN, GESCHWÜRE

Anhaltende, immer wiederkehrende oder eitrige Entzündungen und Geschwüre sowie starke Beschwerden gehören fachlich abgeklärt.

ALLGEMEIN BEWÄHRT

● **zur äußerlichen Behandlung bei Entzündungen, Aphthen und Geschwüren;** zum Auftupfen: pur; zum Gurgeln: 10 Tropfen auf 0,2 Liter keimfreies Wasser	Hypericum Tinktur mehrmals täglich

Körperliche Symptome von A–Z

VORWIEGEND ENTZÜNDUNG VON MUNDSCHLEIMHAUT UND ZAHNFLEISCH

• **knallrote Entzündung und Schwellung;** plötzliche, heftige, brennende, auch pochende Schmerzen; rote und trockene Schleimhäute; die Zunge ist bisweilen himbeerrot ○ **Verschlechterung:** durch kalte Getränke	Belladonna D12 3mal täglich

• **dunkelrote Entzündung und Schwellung;** wunde, entzündete Schleimhaut; gelb belegte Zuge mit roter, brennender Spitze; kleine Eiterstippchen
  ○ **Verschlechterung:** durch heiße Getränke
  ○ **Verbesserung:** durch kalte Getränke
	Phytolacca D12 3mal täglich

• **blassrote Schwellung und Entzündung;** Schwellung glasig hellrot mit stechenden, brennenden Schmerzen; wenig Durst
  ○ **Verschlechterung:** durch heiße Getränke
  ○ **Verbesserung:** durch kalte Getränke
	Apis D12 3mal täglich

• **blaurote Entzündung und Schwellung;** purpurrote Schleimhaut; es kommt leicht zu Geschwüren
  ○ **Verschlechterung:** durch heiße Getränke
  ○ **Verbesserung:** durch kalte Getränke und Eis
	Lachesis D12 3mal täglich

VORWIEGEND SOOR UND APHTHEN

• **weißliche Flecken (Schwämmchen) mit rotem Hof;** *brennende Schmerzen; weiße Geschwüre, die nicht tief sind, aber leicht bluten;* oft auch wund machender Durchfall; bei Kindern: Windeldermatitis; Sie fühlen sich schwach, gereizt → bewährt bei: Candida-Infektionen	Borax D6 3mal täglich
• **starke Speichelbildung; unangenehmer Mundgeruch;** Zahnfleisch, Schleimhäute schwammig geschwollen, dunkelrot entzündet; *Zunge schleimig belegt mit Zahneindrücken*; Geschwüre; blutendes Zahnfleisch, lockere Zähne; wund machende Durchfälle ○ **Verschlechterung:** durch Wärme, warme Getränke; nachts	Mercurius solubilis D12 3mal täglich

VORWIEGEND APHTHEN UND GESCHWÜRE

- **bläuliche Verfärbung** (Lachesis, S. 113)**;** Zahnfleisch und Geschwüre bluten leicht; **brennende Schmerzen;** Sie frieren leicht, verlangen nach Wärme, sind unruhig und ängstlich
  - **Verschlechterung:** durch Wärme und warme Getränke
- → bewährt bei: Entzündungen, Aphthen und Geschwüren

Arsenicum album D12
3mal täglich

- **stechende Schmerzen;** Geschwüre bluten leicht; *starker Speichelfluss (Mercurius solubilis, S. 113),* übler Mundgeruch, *rissige Mundwinkel*
- → bewährt bei: Aphthen und tiefen Geschwüren

Acidum nitricum D12
3mal täglich

- **leicht blutende Geschwüre;** starker Speichelfluss (Mercurius solubilis, S. 113), übler Mundgeruch; *nervöse Schwäche; hastiger Esser*
- → bewährt bei: Kindern und Alkoholikern

Acidum sulfuricum D6
3mal täglich

MUSKELKATER

- bewährt zur Behandlung nach Überanstrengung und prophylaktisch auch zur Vorbeugung (tags zuvor: 2mal 1 Gabe)

Arnica D12
3mal täglich

NACKENSCHMERZEN

Verletzungen, Unfälle, stark ausgeprägte oder immer wieder auftretende Beschwerden gehören fachlich abgeklärt. Ein steifer Nacken mit hohem Fieber kann auf eine Gehirnhautentzündung hinweisen **– zum Arzt!**

PLÖTZLICHER STEIFER NACKEN MIT GROSSEN SCHMERZEN

- **akute Nackensteife;** selbst die kleinste Bewegung bereitet unerträgliche Schmerzen; Sie sind innerlich unruhig, verspannt und ängstlich, haben großen Durst auf Kaltes
  - **Verschlechterung:** durch Wärme

Aconitum C30
alle 1–4 h

Körperliche Symptome von A–Z

VERDREHEN, VERHEBEN, ÜBERANSTRENGUNG

- **beginnende Bewegung schmerzt stark, weitere Bewegung bessert;** morgens steif; Schwäche; Schmerzen wie verrenkt, zerschlagen, rheumatisch; Einschlafen der Arme; Folge von *nasskaltem Wetter*
  - **Verschlechterung:** durch Kälte und Luftzug (Nux vomica, unten)
  - **Verbesserung:** durch *Wärme und warme Anwendungen*

  Rhus toxicodendron D12
  3–6mal täglich

- **die geringste Bewegung ist unerträglich** (Aconitum, S. 114); stechende Schmerzen; Sie müssen den Hals vollkommen ruhig halten, sind durstig, gereizt und ärgerlich, wollen Ihre Ruhe

  Bryonia D12
  3–6mal täglich

- **Schmerzen wie zerschlagen oder überanstrengt; Nacken- und Schulterverspannung durch Fein-, Schreib- oder Computerarbeit; durch Überanstrengung der Augen**
  - **Verschlechterung:** durch feuchte Kälte

  Ruta D6
  3–6mal täglich

- **Nackenschmerzen wie verrenkt oder verdreht;** Schmerzen strahlen vom Nacken zum Kopf und bis in die Finger aus; sehr empfindliche Kopfhaut
  - **Verschlechterung:** Drehen oder Rückwärtsbeugen des Kopfes

  Lachnanthes* D6
  3–6mal täglich

→ bewährt bei: Schleudertrauma, Verrenkungen

STRESS, INNERE ANSPANNUNG UND GRIPPE

- **dumpfe Kopfschmerzen, vom Nacken in den Hinterkopf ausstrahlend;** oft durch Leistungsdruck oder seelische Anspannung; *Nacken ist steif, wie gelähmt;* Sie fühlen sich *schwach, ausgelaugt und zittrig;* auch Schwindel, Ohrensausen, Migräne

  Gelsemium D12
  3–6mal täglich

- **steifer Nacken durch Luftzug** (Rhus toxicodendron, oben); **Nacken- und Schulterverspannungen durch Stress und Termindruck;** Sie sind *äußerst empfindlich gegen Kälte und Luftzug*; überempfindlich, gereizt und aufbrausend
  - **Verbesserung:** durch Wärme

  Nux vomica D12
  3–6mal täglich

Vorwiegend Frauen mit hormonellen Störungen

● **Nackenschmerzen mit starken muskulären Verspannungen; Sie sind nervös, ruhelos und depressiv;** druckempfindliche Halswirbel; die Schmerzen ziehen zu Kopf, Rücken oder Armen; Taubheit der Arme, als ob ein Nerv eingeklemmt wäre ○ **Verbesserung:** durch Wärme	Cimicifuga D12 2mal täglich

Siehe auch: Verletzungen (S. 38), Fieber (S. 65)

Nagelstörungen

● **allgemein bewährt;** ohne deutliche Hinweise, die für ein anderes Mittel sprechen (im Wechsel mit Silicea)	Calcium fluoratum D6 3mal täglich über 3–8 Wochen
● **dünne Nägel;** bei schlanken, lebhaften Kindern und Erwachsenen; leiden oft unter Rücken- und Wirbelsäulenproblemen; starkes Verlangen nach Geräuchertem und Salzigem; Abneigung gegen Milch	Calcium phosphoricum D6 1mal täglich über 3–8 Wochen
● **dicke, brüchige oder spröde Nägel;** eher dickliche Kinder und Erwachsene; schwitzen häufig nachts am Kopf; neigen zu feuchtkalten Händen und Füßen; Verlangen nach Eiern	Calcium carbonicum D12 1mal täglich über 3–8 Wochen
● **dicke, harte Nägel und starke Verhornung der Haut;** *mit tiefen Längsrillen; auch gespaltene Nägel;* wachsen verlangsamt oder missgestaltet; die Nagelplatte hebt sich manchmal ab; Sie neigen zu Schwielen und Hühneraugen	Antimonium crudum D12 1mal täglich über 3–8 Wochen
● **weiche Nägel mit Querfurchen, wie gerillt;** reißen leicht ein; auch deformierte eingewachsene Zehennägel; Nägel sehen schmutzig aus und blättern bisweilen ab	Thuja D12 1mal täglich über 3–8 Wochen
● **schichtweise abblätternde Nägel;** *auch dicke, spröde, hornige und deformierte Nägel;*	Graphites D12

Körperliche Symptome von A–Z

Zehennägel sind seitlich eingewachsen; auch rissige, trockene oder nässende Nagelbetten	1mal täglich über **3–8** Wochen
● **Nägel mit weißen Punkten;** *auch gespaltene, spröde, brüchige, dicke und deformierte Nägel; Nägel mit Längsrillen; eingewachsene Zehennägel; das Nagelbett neigt zu langsamen Vereiterungen; Sie sind meist sehr verfroren, neigen zu Schweißfüßen*	Silicea D12 1mal täglich über **3–8** Wochen

NAGELBETTENTZÜNDUNG

AKUTE ENTZÜNDUNG MIT RÖTUNG, SCHWELLUNG UND SCHMERZ

● **klopfende Schmerzen;** das Nagelbett ist heiß, geschwollen und rot	Belladonna D12 alle $1/4$–4 h
● stechende Schmerzen und blassrote, glänzende Schwellung ○ **Verbesserung:** *Kälteanwendung*	Apis D12 alle $1/4$–4 h

EITRIGE, NÄSSENDE ENTZÜNDUNG

● vereiterte Nagelbetten mit stechenden Schmerzen ○ **Verbesserung:** *durch ein warmes Bad* ○ **Verschlechterung:** *nachts und bei niedrigen Temperaturen*	Hepar sulfuris D12 3–6mal täglich
● **rissige, trockene oder nässende, eitrige Entzündungen am Nagelrand;** oft dicke, spröde, hornige und deformierte Nägel; eingewachsene Zehennägel	Graphites D12 2mal täglich
● **Nagelbett neigt zu langsamen Vereiterungen;** oft gespaltene, spröde, brüchige, dicke und deformierte Nägel; Nägel mit weißen Punkten; Nägel mit Längsrillen; eingewachsene Zehennägel	Silicea D12 2mal täglich

NASENNEBENHÖHLENENTZÜNDUNG

Starke, anhaltende und chronische Beschwerden gehören fachlich abgeklärt.

PLÖTZLICHE, HEFTIGE ENTZÜNDUNG MIT POCHENDEN SCHMERZEN IN STIRN ODER KIEFERHÖHLE

● tomatenrotes, heißes, schweißiges Gesicht; gerötete Augen; Schmerzen strahlen bis zum Ohr aus, Kopfhaut und Haar sind sehr empfindlich ○ **Verschlechterung:** nachts, durch Kälte, **Erschütterung, Bücken**	Belladonna D12 alle $1/4$–6 h

DRUCK AN DER NASENWURZEL

● **mit gelbgrünen, zähen, fadenziehenden Schleimpfropfen;** beginnender Fließschnupfen; wunde Nasenlöcher und Borkenbildung; Schmerzpunkte an Wangenknochen oder Stirn
  ○ **Verschlechterung:** durch Kälte
  ○ **Verbesserung:** durch Wärme wie *Kopfdampfbad oder Inhalation* (Hepar sulfuris, S. 119)
	Kalium
	bichromicum
	D12
	2–4mal
	täglich

● **heftige Kopfschmerzen an der Stirn oder zwischen den Augen;** zäher, übel riechender Schleim läuft hinten den Rachen hinunter (Hydrastis, unten); trockener Mund, *übler Mundgeschmack*; ständiges Bedürfnis, den Mund auszuspülen ○ **Verschlechterung:** nachts	Cinnabaris D12 2–4mal täglich
● **Schnupfen anfangs wässrig, ätzend mit geschwollenen Augen,** reichlich Tränen und Niesen, gefolgt von Stockschnupfen, heftigen Kopfschmerzen und gelbgrünem Sekret	Kalium iodatum D6 2–4mal täglich

GELBLICHER, FADENZIEHENDER, ZÄHER SCHLEIM

● Druck auf der Nasenwurzel und Schleimpfropfen (auch: Kalium bichromicum, S. 226)	Kalium bichromicum D12 2–4mal täglich
● **Schleim läuft den Rachen hinunter** (Cinnabaris, oben); *anfangs scharfer* Fließschnupfen; *von Anfang an Stirnkopfschmerzen*; später auch blutgestreiftes Nasensekret; Sie möchten sich dauernd die Nase schnäuzen ○ **Verschlechterung:** durch *Wärme* und nachts	Hydrastis* D6 2–4mal täglich

Körperliche Symptome von A–Z

GELBGRÜNES, EITRIGES, ÜBEL RIECHENDES SEKRET

- Sie sind **äußerst kälteempfindlich, jähzornig und reizbar**; beginnend als Fließschnupfen; Sekret riecht später nach altem Käse; wunde Nasenflügel; stechende Schmerzen in Kiefer oder Stirn; Folge von kaltem Wind
  - **Verbesserung:** *durch Wärme, Einhüllen des Kopfes und heiße Dampfbäder*

  Hepar sulfuris D12
  2–4mal täglich

- **übler Mundgeruch und nächtliches Schwitzen**; schleimige, ätzende Absonderungen; wunde, krustige Nasenlöcher mit Geschwüren; Nasenbluten; starker Durst, obwohl der Mund feucht ist
  - **Verschlechterung:** nachts, im warmen Bett oder Raum, *durch Wärme und Kälte*

  Mercurius solubilis D12
  2mal täglich

NIERENBESCHWERDEN

Alle Nierenbeschwerden gehören fachlich abgeklärt.

NIERENKOLIK, STARK KRAMPFARTIGE BESCHWERDEN

- **plötzliche, pochende Schmerzen,** die in die Seite, die Leiste und den Unterbauch ausstrahlen; *Sie sind äußerst empfindlich auf Erschütterung*; haben ein heißes rotes Gesicht, *erweiterte Pupillen*; kalte Hände und Füße
  - **Verbesserung:** durch Krümmen oder wenn Sie **sich nach hinten überstrecken**

  Belladonna D12
  alle $1/4$–2 h

- **Sie müssen sich nach hinten überstrecken;** anhaltende Schmerzen in der Seite; strahlen in die Nieren, den Unterleib, die Hoden aus; vorwiegend *rechts;* kalter Schweiß
  - **Verschlechterung:** nachts, durch Liegen, Zusammenkrümmen
  - **Verbesserung:** durch Gehen und Strecken

  Dioscorea villosa D6
  alle $1/4$–2 h

- **Sie müssen sich vor Schmerzen zusammenkrümmen;** *Schmerzen kommen wellenförmig;* entweder schmerzhafter Harndrang oder Harnverhaltung; Urin rötlich und spärlich; Sie sind sehr ärgerlich und reizbar
  - **Verbesserung:** durch Krümmen, festen Druck und Wärme

  Colocynthis D12
  alle $1/4$–2 h

● **Wärme bessert die krampfartigen Beschwerden,** die zum Zusammenkrümmen zwingen; auch leichtes Reiben oder Massieren lindern den Schmerz	Magnesium phosphoricum D12 alle 1/4–2 h

STARK STECHENDE, BRENNENDE BESCHWERDEN

● **brennende Schmerzen;** ständig heftiger Drang zum Wasserlassen, aber nur ein paar Tropfen können unter starken Schmerzen gelassen werden; auch blutiger Urin; Sie sind gereizt	Cantharis D12 alle 1–6 h
● **stechende Schmerzen;** heftiger schmerzhafter Drang, Wasser zu lassen; Urin dunkel, dick und übel riechend ○ **Verschlechterung:** durch Wärme, Druck ○ **Verbesserung:** durch Gehen	Coccus cacti D6 alle 1–6 h
● **akute Nierenentzündung;** Sie können nur wenige Tropfen Urin lassen, der hellrot aussieht; Ödeme in Gesicht, Armen oder Beinen; Sie sind *unruhig, durstlos* ○ **Verschlechterung:** *durch Hitze, Wärme*	Apis D12 alle 1–6 h
● **Nierenentzündung** mit Ängstlichkeit, Schwäche und Ruhelosigkeit; Urin dunkel, auch blutig oder eitrig; *Ödeme;* Urinverhaltung; *schluckweise Durst auf warme Getränke; blasses und eingefallenes Aussehen; Verlangen nach Wärme*	Arsenicum album D12 alle 1–6 h

IMMER WIEDERKEHRENDE NIERENBESCHWERDEN

● **Bewährt:** Nierenspülung wie S. 121; **wiederkehrende Nierensteine und Koliken,** *erst rechts, später auch links auftretend*; dunkler Harn mit rotem Satz; Rückenschmerzen vor dem Wasserlassen, die danach verschwinden; der Urin fließt anfangs langsam, eventuell erst nach Pressversuchen; Sie müssen nachts wiederholt auf die Toilette	Lycopodium D12 2mal täglich

NIERENSTEINE

● das Mittel hilft bei der Auflösung von Nierensteinen	Calculi renales* D12 1mal täglich

Körperliche Symptome von A–Z

AUSLEITUNG UND SPÜLUNG DER HARNWEGE

• nach allen entzündlichen Beschwerden und nach Nierensteinen ist es ratsam, die Niere zu spülen; nebenstehende Mittel helfen bei der Ausleitung, Entgiftung und Spülung der Nieren	Berberis D3 Solidago D1 beide 3–10mal tägl.

Siehe auch: Entzündung (S. 64), Blasenbeschwerden (S. 53)

OHRENSCHMERZEN

Chronische, immer wiederkehrende Ohrenschmerzen oder Absonderungen aus dem Ohr sowie akute Schmerzen, die nicht rasch besser werden, gehören fachlich abgeklärt.

ALLGEMEIN BEWÄHRT

• zur Unterstützung des Immunsystems, nicht länger als 6 Wochen	Echinacea D2 alle 2 h

LANGSAM BEGINNENDE OHRENSCHMERZEN MIT LEICHTEM FIEBER

• **Frühstadium einer Mittelohrentzündung**; langsam ansteigendes Fieber; pulsierende Ohrenschmerzen (Belladonna, unten); Gesicht und Ohren abwechselnd blass und rot → bewährt bei: symptomarmen Ohrenschmerzen	Ferrum phosphoricum D12 3–6mal täglich
• **Verschleimung im Nasen-Rachenraum geht ins Ohr über**; drückende Ohrenschmerzen; Schwerhörigkeit; Knacksen und Klingeln im Ohr; weißlich gelbes Nasensekret	Kalium chloratum* D6 3–6mal täglich
• Sie sind **still, weinerlich und eher launisch** (Gegensatz zu Chamomilla, S. 122); verlangen nach frischer Luft; Schnupfen mit *dickem, gelbem Sekret;* verstopftes Ohr; schlechtes Hören; drückende Ohrenschmerzen; rote Backe (Chamomilla); gerötetes und geschwollenes Ohrläppchen; *milder, gelbgrüner Ausfluss* aus dem Ohr ○ **Verschlechterung:** abends und nachts; durch Wärme	Pulsatilla D12 3–6mal täglich

STÜRMISCHER BEGINN MIT HEFTIGEN SCHMERZEN

• **plötzliche, heftige, klopfende Ohrenschmerzen**; heißes, *tomatenrotes Gesicht;* erweiterte Pupil-	Belladonna D12

len; hohes Fieber; Hitze- und Druckgefühl im Ohr; Sie sind *gereizt* ○ **Verschlechterung**: durch Erschütterung, Berührung, Kälte; abends ○ **Verbesserung**: warme Auflagen	alle ¼–4 h
● **plötzlich unerträgliche Ohrenschmerzen; oft nachts;** auf Frösteln folgt sehr *hohes Fieber* mit *trockener, heißer Haut*; Sie sind *unruhig und ängstlich, sehr durstig;* das Ohr kann gerötet und schmerzhaft sein ○ **Verschlechterung**: um Mitternacht; Wärme	Aconitum C30 alle 1–4 h
● Sie sind **heiß (Fieber) und durstig, äußerst schmerzempfindlich, unruhig, neigen zu Wutausbrüchen** (Hepar sulfuris, unten); *heftige* Ohrenschmerzen strahlen zu den Zähnen aus; *die Backe ist rot und heiß* (Pulsatilla, S. 121); Druckgefühl und feines Klingeln im Ohr; *Kinder wollen getragen werden* ○ **Verschlechterung**: durch Wärme, Berührung; abends zwischen 21 und 24 Uhr	Chamomilla C30 alle 1–4 h
● stechende Schmerzen mit hohem Fieber; ohne Durst; jede Berührung ist unerträglich ○ **Verschlechterung**: durch Wärme oder Berührung; nachmittags ○ **Verbesserung**: *durch Kälte*	Apis C30 alle 1–4 h

OHRENSCHMERZEN DURCH KÄLTE ODER KALTEN WIND

● **blitzartig einschießende oder krampfartige Ohrenschmerzen;** durch kalten Wind oder Baden im kalten Wasser (Aconitum, oben); häufig nur rechtsseitig ○ **Verbesserung**: durch Wärme	Magnesium phosphoricum D12 3–6mal täglich
● **geringste Kälteeinwirkung verschlimmert**; *heftige stechende Schmerzen;* Schwerhörigkeit und Ohrenklingen; beim Schnäuzen kracht es in den Ohren; Sie müssen das Ohr warm einhüllen; scharfer, eitriger, auch blutiger Ausfluss aus dem Ohr; viel Ohrenschmalz; Sie sind sehr *gereizt* (Chamomilla, oben) ○ **Verbesserung**: durch Wärme	Hepar sulfuris D12 2–4mal täglich

Körperliche Symptome von A–Z

AUSFLUSS AUS DEM OHR

● **beginnende Eiterung** mit eitrigem, scharfem, eventuell sogar blutigem Ausfluss aus dem Ohr; *die geringste Kälteeinwirkung verschlimmert* (Hepar sulfuris, S. 122)	Hepar sulfuris D12 2–4mal täglich
● **milder gelbgrüner Ausfluss aus dem Ohr;** der Kranke ist eher still, weinerlich und launisch (Gegensatz zu Chamomilla, S. 122)	Pulsatilla D12 2–4mal täglich
● **anhaltender, übel riechender, auch blutgestreifter Ausfluss aus dem Ohr;** macht den Gehörgang wund; die Lymphknoten in der Nähe des Ohres sind immer wieder geschwollen; nächtliches Schwitzen	Mercurius solubilis D12 2–4mal täglich
● **chronischer Ohrenfluss mit Krusten und Borken am Gehörgang;** *das Ohr ist sehr kälteempfindlich* (Hepar sulfuris, oben); Sie tragen deshalb selbst im Sommer eine Mütze	Silicea D12 2–4mal täglich

SCHMERZEN HINTER DEM OHR

● **der Warzenfortsatz** (Mastoid: knöcherner Fortsatz des Schädels hinter dem Ohr) **ist sehr druckempfindlich** (Gefahr einer Entzündung des Mastoids – zum Arzt!); eitriger Ausfluss aus dem Ohr; Fieber mit Frostschauern	Capsicum D12 3–6mal täglich

SCHMERZEN IM ÄUSSEREN GEHÖRGANG

● **stechende Schmerzen;** oftmals Juckreiz mit trockenem Hautausschlag im Gehörgang und hinter den Ohren; scharfe, übel riechende Absonderungen (Hepar sulfuris, oben) oder honiggelbes Sekret; Schwerhörigkeit (wird besser beim Fahren und bei Lärm)	Graphites D12 2–4mal täglich

Siehe auch: Fieberhafter Infekt (S. 65)

PERIODE, STÖRUNGEN

Starke oder anhaltende Beschwerden und Zwischenblutungen gehören fachlich abgeklärt.

PERIODE AUSBLEIBEND

● durch Schock, Ängste oder grippalen Infekt; Periode zu spät mit spärlicher Blutung	Aconitum C30 bei Bedarf 1mal
● durch Kummer und Tadel	Ignatia C30 3mal/Woche
● durch Erkältung	Rhus toxicodendron D12 2mal täglich
● durch Gewichtsverlust	Arsenicum album D12 2mal täglich
● **durch Flüssigkeitsverlust** (Blutungen, Durchfall etc.)	China D6 3mal täglich
● nach der Schwangerschaft	Sepia D12 2mal täglich
● **ohne ersichtlichen Grund;** auch bei jungen Mädchen: Periode will nicht einsetzen (Calcium phosphoricum, unten; Pulsatilla, unten)	Senecio* D6 3mal täglich

PERIODE UNREGELMÄSSIG

● **Periode verspätet, schwach, ganz aussetzend;** verspätetes Einsetzen der ersten Regel; verfrühte Wechseljahre; Sie fühlen sich müde und zerschlagen; alle Beschwerden bessern mit dem Einsetzen der Blutung	Aristolochia* D12 2mal täglich
● **schwache, zu frühe oder zu starke Periode;** oft bei jungen, nervösen und blutarmen Mädchen; dabei Rücken- oder auch Kopfschmerzen	Calcium phosphoricum D6 3mal täglich
● **schmerzhafte starke Blutungen;** dabei Rückenschmerzen; Sie sind ängstlich und/oder depressiv	Cimicifuga D12 2mal täglich
● **Periode entweder zu spät und spärlich oder verfrüht und reichlich;** Sie sind reizbar bis depressiv; eventuell Kopfschmerzen vor der Periode und Rückenschmerzen während der Blutungen	Natrium chloratum D12 2mal täglich
● **keine Periode gleicht der anderen;** zu frühe, zu späte, spärliche oder reichliche Blutungen;	Pulsatilla D12

Körperliche Symptome von A–Z

davor Schweregefühl des Unterleibs und gespannte Brüste; krampfartige Schmerzen; Sie sind weinerlich und launisch → bewährt bei jungen Frauen, bei denen die erste Periode spät einsetzt	2mal täglich

PERIODE ZU STARK

● **eher übergewichtiger, schwerfälliger Typ**; Periode dauert zu lange; Sie schwitzen leicht, sind kälteempfindlich; häufig in der Stillzeit, im Klimakterium, nach Anstrengungen	Calcium carbonicum D12 2mal täglich
● **starke Rücken- oder Kreuzschmerzen**; Sie fühlen sich schwach und erschöpft; lange anhaltende Periode; sehr pflichtbewusster Frauentyp	Kalium carbonicum D12 2mal täglich

Siehe auch: Gebärmutterblutung (S. 71)

PERIODE, BESCHWERDEN VORHER (PMS, PRÄMENSTRUELLES SYNDROM)

● **Sie würden am liebsten alles liegen lassen und »abhauen«; Abneigung gegen Beruf, Familie und Sex**; Sie sind *wütend, aggressiv und reizbar, aber auch sehr empfindlich, depressiv, weinerlich; schwach und müde;* spannende Brüste, Akne, Kopfschmerzen und Sauberkeitsfimmel; *Morgenübelkeit;* Ekel vor Fett, aber *Verlangen nach Saurem*, Süßem oder Salzigem ○ **Verbesserung**: durch kräftige Bewegung	Sepia D12 ab 2 Wochen vor und bis zur Periode 2mal täglich
● **Sie möchten alleine sein und Ihre Ruhe haben**; Sie sind *gereizt, empfindlich und introvertiert mit depressiver Verstimmung*; oft hämmernde, pulsierende Kopfschmerzen vor, während und nach der Periode; auch mit Sehstörungen; Abneigung gegen Sex; trockene, brennende Scheidenschleimhaut	Natrium chloratum D12 ab 2 Wochen vor und bis zur Periode 2mal täglich
● **Sie vertragen nichts Enges um Hals und Bauch, fühlen sich nach dem Schlaf besonders schlecht**; *reden dauernd und schnell;* sind überreizt, streitsüchtig und eifersüchtig; könnten	Lachesis D12 ab 2 Wochen vor und bis zur Periode

»aus der Haut fahren«; kurz *vor der Periode ist alles am schlimmsten*: klopfende Kopfschmerzen (manchmal mit Nasenbluten), starke Unterleibskrämpfe ○ **Verbesserung:** mit Einsetzen der Periode	2mal täglich
● **Sie sind weinerlich und launisch, verlangen nach Trost und Zuspruch; mögen nicht alleine sein;** keine Periode gleicht der anderen; vor der Periode harte, geschwollene Brüste, die spannen und ziehen; Rücken- und Kopfschmerzen, Schwäche und Übelkeit; *Abneigung gegen warme, stickige Räume*; starkes *Verlangen nach frischer Luft* ○ **Verbesserung:** durch Bewegung; Trost und Zuspruch	Pulsatilla D12 ab 2 Wochen vor und bis zur Periode 2mal täglich
● **Sie fühlen sich träge und abgearbeitet, voller Sorgen; schon leichte Anstrengung erschöpft und führt zum Schwitzen;** *schmerzhaft geschwollene, heiße, empfindliche Brüste*, die noch während der Periode schmerzen; Periode oft zu früh, zu stark und zu lange; kräftig gebauter, korpulenter Frauentyp	Calcium carbonicum D12 ab 2 Wochen vor und bis zur Periode 2mal täglich
● **Sie sind schnell gereizt und leicht verärgert,** *gestresst und überreizt, leiden sehr unter Kälte und Luftzug;* Schmerzen im Rücken, in den Brüsten und starkes Verlangen nach Sex; *krampfartige Schmerzen* während der Periode; stressiger Lebensstil, Genuss- oder Arzneimittelmissbrauch ○ **Verschlechterung:** morgens; durch geistige Anstrengung ○ **Verbesserung:** durch Wärme	Nux vomica D12 ab 2 Wochen vor und bis zur Periode 2mal täglich

Siehe auch: Periode, schmerzhaft (unten); Periode, Störungen (S. 123) und klimakterische Beschwerden (S. 98)

PERIODE, SCHMERZHAFT (DYSMENORRHOE)
DIE WICHTIGSTEN MITTEL

● **Schmerzen besser durch Wärme, angenehmen Druck und Reiben;** *blitzartige, krampfende, kolikartige Schmerzen;* Sie müssen sich krüm-	Magnesium phosphoricum D12

Körperliche Symptome von A–Z

men (Colocynthis, unten); *Schmerzen hören mit Einsetzen der Blutung auf;* kalte Füße; nervöser, labiler Frauentyp
  ○ **Verschlechterung:** durch Kälte, Nässe, Sorgen; nachts

alle ¼–4 h

- **Sie müssen sich vor Schmerzen zusammenkrümmen;** fester Druck (mit der Faust) gegen den Bauch bessert; die krampfartigen Schmerzen beginnen mit der Periode, kommen und gehen in Wellen; Sie sind sehr ärgerlich und reizbar (Nux vomica, S. 128), eine Wärmflasche lindert den Schmerz (Magnesium phosphoricum, S. 126); Folge von Ärger (Chamomilla, unten)

Colocynthis
D12
alle ¼–4 h

- **wehenartige, zum »Ausflippen« heftige Schmerzen; Sie sind wütend, überreizt und überempfindlich,** *reagieren heftig und ungerecht;* Schmerzen *beginnen Stunden vorher, sind am schlimmsten während der Periode;* strahlen in den Oberbauch, in den Rücken oder in die Oberschenkel aus; *dabei Hitzewallungen und Schweiß;* Blähungen und saures Erbrechen; Folge von Kaffee (Coffea, S. 129; Nux vomica, S. 128) und Ärger (Colocynthis, oben)

Chamomilla
D12
alle 1–4 h

SCHMERZEN NUR VOR DER PERIODE (SIEHE AUCH: MAGNESIUM PHOSPHORICUM, S. 126)

- **Kolikartige Schmerzen vor der Periode, vom Kreuz- oder Steißbein hin zum Becken ziehend;** oft in den Oberschenkel ausstrahlend; Periode ist meist schwach; wässriger Durchfall während der Periode (Veratrum album, S. 128); Sie sind gereizt, nervös und schwach
  ○ **Verbesserung:** bei Bewegung und an der frischen Luft (Pulsatilla, S. 128)

Viburnum
opulus* D6
alle ¼–4 h

SCHMERZEN VOR UND WÄHREND DER PERIODE

- **Unterleib überempfindlich gegen Erschütterung und Druck;** **plötzlich** krampfartige Schmerzen *vor der Periode;* **sich nach hinten über-**

Belladonna
D12
alle ¼–6 h

strecken lindert; Schweregefühl des Unterleibs und *pulsierende Schmerzen während* der Periode; starke und »heiße« Blutungen; heißer Kopf; kalte Hände und Füße

- **herabdrängende, krampfartige Schmerzen;** Periode ist zu früh und sehr stark; dunkle Blutungen; oft romantischer, etwas hysterischer Frauentyp; starke Stimmungsschwankungen; *Folge von Kummer und Trauer*

    Ignatia D12
    alle 1/4–4 h

- **Sie sind gestresst und überarbeitet, leicht reizbar, cholerisch und ärgerlich** (Colocynthis, S. 127; Chamomilla, S. 127); *vor, aber vor allem während der Periode krampfartige Bauchschmerzen;* davor Rückenschmerzen, Verstopfung; Sie müssen sich zusammenkrümmen (Colocynthis), sind äußerst empfindlich gegen Kälte und Zug; Genuss- oder Arzneimittelmissbrauch
    ○ **Verbesserung:** durch Wärme

    Nux vomica
    D12
    alle 1/4–6 h

- **je stärker die Blutung, desto stärker die Schmerzen;** vor und während der Periode herabdrängende, ins Kreuz ausstrahlende oder von Hüfte zu Hüfte ziehende Schmerzen; *auch Rücken- und Nackenschmerzen;* Sie fühlen sich »aus der Bahn geworfen«, verzweifelt, depressiv; *reden viel*; die psychischen Beschwerden bessern sich beim Eintritt der Blutung

    Cimicifuga
    D12
    alle 2–6 h

- **starke Schmerzen mit kaltem Schweiß; Gefühl, ohnmächtig zu werden;** Schmerzen vor und während der Periode, die oft zu früh kommen und sehr stark sind; *kolikartige Unterleibsschmerzen mit Durchfall* und Kältegefühl; Sie sind blass, eiskalt, müssen eventuell erbrechen
    ○ **Verbesserung:** im Liegen; durch Wärme

    Veratrum
    album D6
    alle 1/4–4 h

- **Sie sind weinerlich und launisch, verlangen nach Trost und Zuspruch;** vor der Periode schmerzhafte Brüste, Druck- und Schweregefühl im Bauch; mit der Blutung dann starke, nach unten drängende Schmerzen; **großes**

    Pulsatilla
    D12
    alle 2–6 h

Körperliche Symptome von A–Z

Verlangen nach frischer Luft; *stickige Wärme führt zu ohnmächtiger Schwäche;* Übelkeit und Erbrechen; *keine Periode gleicht der anderen* (zu kurz, zu lang, zu früh, zu spät ...)	
● **unerträgliche Schmerzen; Sie sind überempfindlich,** unruhig, nervös, äußerst empfindlich gegen Geräusche und Gerüche, *wälzen sich hin und her; starke Blutungen mit dunklem, klumpigem Blut*	Coffea D12 alle $1/4$–4 h
○ **Verschlechterung:** nachts; durch Kälte; nach Aufregung, Kaffee (Chamomilla, S. 127)	

Siehe auch: Bauchschmerzen (S. 48)

POLYPEN

Wenn die folgenden Mittel nach 6–8 Wochen keine Wirkung zeigen, sprechen Sie bitte mit Ihrem Arzt oder Heilpraktiker. Sie sollten Polypen gegebenenfalls auch operativ entfernen lassen!

● **fadenziehender Schleim,** der den Rachen hinunterläuft; Sie müssen sich andauernd schnäuzen	Hydrastis* D6 3mal täglich
● **Nasenpolypen** mit Juckreiz und Schleimpfropfen	Marum verum* D2 3mal täglich
● **bei häufig wiederkehrenden Erkältungen;** durch nasses und feuchtes Wetter; Kinder sind oft aufgeschwemmt; fettige Haut; auch Warzen; Folge von Impfungen; auch bei Polypen an Gebärmutter oder Dickdarm	Thuja D12 2mal täglich
● **Kindermittel:** Bei Kindern sind zusätzlich häufig folgende Typenmittel angebracht: Calcium carbonicum (S. 192), Calcium phosphoricum (S. 192), Sulfur (S. 194), Phosphorus (S. 193), Silicea (S. 194)	das passende Mittel D12 1mal täglich

RHEUMA

Siehe Gelenkbeschwerden (S. 72), Lumbago (S. 90), Ischias (S. 96), Nackenschmerzen (S. 114), Wetterfühligkeit (S. 178).

SCHLEIMBEUTELENTZÜNDUNG

Ausgeprägte oder anhaltende Beschwerden gehören fachlich abgeklärt.

● wunde Schmerzen, wie geprellt und zerschlagen; durch Überanstrengung, Quetschung ○ **Verschlechterung**: durch *jegliche Bewegung* ○ **Verbesserung**: durch Wärme	Arnica D12 3–6mal täglich, auch äußerlich als Tinktur
● **blassrote Schwellung; stechende Schmerzen; Kühle bessert**	Apis D12 3–6mal täglich
● **stechende Schmerzen bei der geringsten Bewegung;** Sie müssen absolut still halten	Bryonia D12 3–6mal täglich
● **Schmerzen bei Bewegung;** wichtiges Entzündungs- und Schleimhautmittel ○ **Verbesserung**: durch feuchte Wärme	Kalium chloratum* D6 3mal täglich
● **bei chronischen Beschwerden;** zur Entsäuerung und zur Umstimmung (S. 41) des Gewebes	Acidum formicicum D30 1mal/Woche
Siehe auch: Entzündung (S. 64), Zerrungen (S. 39), Verletzungen (S. 38), Gelenkbeschwerden (S. 72)	

SCHNUPFEN

Der chronische Schnupfen gehört fachlich abgeklärt und homöopathisch konstitutionell behandelt.

ALLGEMEIN BEWÄHRT

● **dünnflüssiges Sekret;** bei Fließschnupfen oder auch Heuschnupfen	Luffa D12 3–6mal täglich
● **dickes, schleimiges Sekret;** bei Stockschnupfen oder Nasennebenhöhlenentzündung	Luffa D6 3–6mal täglich
● **kein Sekret;** chronischer Schnupfen mit trockenen Nasenschleimhäuten	Luffa D4 3–6mal täglich
● starker Fließschnupfen mit viel Niesen; geschwollene Nasenschleimhäute; Sie müssen durch den Mund atmen	Euphorbium* D4 3–6mal täglich

BEGINNENDER FLIESSSCHNUPFEN DURCH KÄLTE, NÄSSE, WIND

- **Frösteln mit häufigem Niesen** und heißem Fließschnupfen; *durch kalten Wind*; geht rasch in eine fiebrige Erkältung über; *frühzeitig gegeben, stoppt das Mittel oft eine beginnende Erkältung* — Aconitum C30, alle 1–4 h

- **dünnes, wässriges, brennendes und wund machendes Sekret** (Allium cepa, S. 132); *durch feuchtkaltes Wetter*; viel Niesen; nachts ist die Nase verstopft; Verlangen nach Wärme und warmen Getränken — Arsenicum album D12, 2–4mal täglich

- **Sie sind äußerst kälte- und zugempfindlich, leicht gereizt;** anfangs starker Niesreiz; tagsüber und in der Kälte Fließschnupfen, nachts und im Warmen ist die Nase verstopft (Pulsatilla, S. 132) — Nux vomica D12, 2–6mal täglich
  → bewährt bei: gestressten Menschen

- **die Nase tropft anfangs wie ein Wasserhahn und wird innen wund;** *heftige Niesanfälle*; später wird das Sekret wie Eiweiß, dann Stockschnupfen; Sie riechen und schmecken nichts; trockene und aufgesprungene Lippen; *Fieberbläschen*; *frühzeitig gegeben, stoppt das Mittel oft beginnenden Schnupfen* — Natrium chloratum D12, 2–6mal täglich

- **krampfartige Niesanfälle mit Kitzeln und beginnendem Fließschnupfen;** rote, tränende Augen; Augen und Nase brennen (Allium cepa, S. 132; Euphrasia, S. 132); später abwechselnd verstopfte Nasenlöcher, Druck an der Nasenwurzel und Stirnkopfschmerzen — Sabadilla D6, 3–6mal täglich
  ○ **Verschlechterung: durch Kälte,** Allergene, Blumenduft

AKUTER FLIESSSCHNUPFEN BEI BEGINNENDEM INFEKT IN SCHWÜLWARMEM WETTER, NACH WETTERWECHSEL ODER BEI GRIPPE

- **Sie sind müde, schlapp, benommen und etwas zittrig;** Frostschauer im Rücken; anfangs Niesreiz und scharfer, brennender Fließschnupfen, dann Völlegefühl in der Nasenwurzel; Halsschmerzen — Gelsemium D12, 2–6mal täglich

Akuter Schnupfen und Tränenfluss

• **typisch: Scharfer Schnupfen – milde Tränen;** *wund machender* Fließschnupfen (Arum triphyllum, unten; Arsenicum album, S. 131); viel Niesen; Druck auf der Stirn; raue Stimme oder abgehackt klingender Husten; Verlangen nach frischer Luft; Folge von feuchter Kälte	Allium cepa D6 3–6mal täglich
• **typisch: milder Schnupfen und scharfe Tränen;** gereizte Augen mit *brennenden, wund machenden* Tränen; sehr lichtscheu; später verklebte Augen; Schnupfen mit reichlich Sekret und Niesen; auch Husten ○ **Verschlechterung:** durch Wärme; abends und nachts	Euphrasia D6 3–6mal täglich

Besonders scharfer, wund machender Schnupfen

• **heißer Fließschnupfen** mit wässrigem, scharfem Sekret, später Stockschupfen ○ **Verschlechterung:** durch Wärme ○ **Verbesserung:** in frischer Luft; durch Essen	Kalium iodatum D6 2–3mal täglich
• **ätzender Fließschnupfen;** wunde Nasenlöcher; die Nase fühlt sich aber verstopft an; Sie müssen durch den Mund atmen; bohren in der Nase ○ **Verschlechterung:** durch Wärme, im Liegen	Arum triphyllum D6 3–6mal täglich

Dickes, gelbgrünes Sekret

• **Wechsel zwischen Fließ- und Stockschnupfen:** morgens läuft die Nase, abends ist sie verstopft (Nux vomica, S. 131); dickes, mildes Nasensekret; Geruchs- und Geschmacksverlust; Verlangen nach frischer Luft ○ **Verbesserung:** an der frischen Luft	Pulsatilla D12 2mal täglich
• **zäher, fadenziehender Schleim oder Schleimpfropfen;** Nase und Nebenhöhlen sind verstopft, Sie können nicht durch die Nase atmen; Geruchsverlust; oftmals wunde und entzündete Nasenlöcher; Druck an der Nasenwurzel ○ **Verbesserung:** durch Wärme; warmes Kopfdampfbad	Kalium bichromicum D12 2–4mal täglich

Körperliche Symptome von A–Z

→ bewährt bei: schniefenden Kindern (Sambucus nigra, unten)	
• **dicke schleimig eitrige Sekrete;** scharf und wund machend; übler Mundgeruch oder Geschmack; starker Speichelfluss	Mercurius solubilis D12 1–3mal täglich

SÄUGLINGSSCHNUPFEN

• **verstopfte Nase mit viel Schniefen** (Kalium bichromicum, S. 132); der Säugling kann nicht durch die Nase atmen und deshalb nicht saugen; nachts plötzliches Erwachen mit pfeifender Atmung und Atemnot ◌ **Verschlechterung:** in kalter, trockener Luft	Sambucus nigra D3 3–6mal täglich

Siehe auch: Heuschnupfen (S. 88), Nasennebenhöhlenentzündung (S. 117)

SCHWIELEN/HÜHNERAUGEN

• **starke Schwielen an Füßen oder Fingern, vorwiegend an den Fersen mit tiefen Rissen**, die sehr schmerzhaft sind; drückende und brennende Schmerzen; Sie leiden oftmals unter Verdauungsstörungen	Antimonium crudum D12 2mal täglich
• **Hühneraugen brennen, bohren und drücken** ◌ **Verbesserung:** durch Wärme	Causticum D12 2mal täglich
• **Hühneraugen schmerzen wie wund und können sich entzünden;** die Fußsohlen brennen und schmerzen; starke Verhornung der Sohle; häufig auch Nagelstörungen; *typisch: große Kälteempfindlichkeit, Neigung zu kalten Schweißfüßen*	Silicea D12 2mal täglich
• **brennende, schmerzhafte, wunde Hühneraugen;** im Bett häufig zu warme Füße; Sie decken sich auf oder strecken die Füße aus der Decke; die Fußsohlen brennen und sind zu heiß (Gegensatz zu Silicea, oben)	Sulfur D12 2mal täglich

SCHWINDEL/VERTIGO

Starke und anhaltende Beschwerden sowie Schwindel nach Kopfverletzung gehören fachlich abgeklärt.

> **WEGWEISER**
> ➤ **bewährte Mittel bei Menierschem Schwindel:**
>   Cocculus (unten), Tabacum (S. 135), Theridion (S. 135), Nux vomica (S. 135), Conium (unten)
> ➤ **bewährte Mittel bei Reisekrankheit:** Cocculus (unten), Petroleum (S. 135), Tabacum (S. 135), Theridion (S. 135)

MIT GROSSER SCHWÄCHE

• große Erschöpfung und Übelkeit; Sie *müssen sich hinlegen und ganz still halten* 　○ **Verschlechterung:** *beim Aufsetzen*; durch Erschütterung; durch Lärm; **durch Bewegung und Schlafmangel** → bewährt bei: *Reiseübelkeit*	Cocculus D6 2–4mal täglich
• **Folge von geistiger Überanstrengung oder erschöpfenden Krankheiten**; Benommenheit; Sie sind unfähig, sich zu konzentrieren oder sich etwas zu merken; sind schläfrig am Tage; Muskelschwäche: Sie können sich nur mit Mühe auf den Beinen halten	Kalium phosphoricum D6 3–6mal täglich

MIT ZITTRIGER SCHWÄCHE IN DEN BEINEN

• **Folge von Höhen- oder Tiefenangst; bei Angst und Unruhe durch bevorstehende Ereignisse;** *unsicheres Gehen, v. a. im Dunkeln oder beim Schließen der Augen* (Conium, unten); Schwindel beim Blick in Höhe oder Tiefe	Argentum nitricum D12 2–4mal täglich
• **Kreislaufschwäche und Kältegefühl;** *bei Kreislaufkollaps;* taumeliger Schwindel mit unsicherem Gehen *durch niedrigen Blutdruck;* Sie können nicht längere Zeit stehen, müssen sich hinsetzen oder sich bewegen 　○ **Verbesserung:** beim Hinlegen (Cocculus, oben); durch warme Getränke	Veratrum album D12 alle $1/4$–6 h
• **Drehschwindel beim Seitwärtsdrehen des Kopfes** (selbst im Liegen)*; lähmungsartige Schwäche in den Beinen;* Sie müssen Kopf und	Conium D12 2–4mal täglich

Augen geradehalten, taumeliger Schwindel mit unsicherem Gang; beim Schließen der Augen (Argentum nitricum, S. 134); *schwerhörig oder Ohrgeräusche*
→ bewährt bei: geschwächten alten Menschen

Mit grosser Übelkeit

● **obwohl Ihnen eiskalt ist, wollen Sie aufgedeckt sein**; kalter Schweiß; Ihnen ist *sterbensübel (wie nach der ersten Zigarette);* Sie sind blass oder gelbgrün im Gesicht, zittrig und schwach, *müssen die Augen geschlossen halten* ○ **Verschlechterung:** durch Bewegung, Fahren → bewährt bei: Reisekrankheit	Tabacum D12 alle 1/4–6 h
● **schlimmer durch Bewegung und Schlafmangel** (Cocculus, S. 215)	Cocculus D6 2–4mal tägl.
● **schlimmer durch die geringste Bewegung** und beim Schließen der Augen; mit Erbrechen; Sie sind *äußerst empfindlich auf das geringste Geräusch*	Theridion* D12 2–4mal täglich
● **Ihnen ist zum Erbrechen übel, solange sich das Fahrzeug bewegt;** kaum Schwäche; der Appetit ist ungetrübt; eventuell Übelkeit und Schwindel infolge von Abgasen	Petroleum D12 3–6mal täglich
● **mit vergeblichem Brech- und Würgereiz;** häufig dabei *Kopfschmerzen* (über einem Auge oder im Hinterkopf); Sie sind sehr reizbar, frieren und verlangen nach Wärme ○ **Verbesserung:** durch Wärme → bewährt bei Vergiftungen (Alkohol, giftige Dämpfe, Lebensmittel)	Nux vomica D12 2–4mal täglich

Nach Kopfverletzungen, Schlaganfall

● nach Gehirnerschütterung, Schädelprellung, Schlaganfall etc.; Drehschwindel, Sie fallen zu Boden, fühlen sich zerschlagen, spielen die Beschwerden herunter ○ **Verschlechterung:** durch jede Kopfbewegung; beim Aufsetzen, Hinlegen oder Gehen	Arnica D12 3–6mal täglich

Siehe auch: Kollaps (S. 31)

SEHNENSCHEIDENENTZÜNDUNG

● **wichtigstes Mittel** bei Entzündungen, Verletzungen, Schwellungen jeglicher Art	Arnica D12 3–6mal täglich
● bei Entzündungen, Verletzungen, Schwellungen jeglicher Art, *wenn Arnica nicht ausreichend hilft*	Bellis perennis D6 3–6mal täglich
● **jede Bewegung** schmerzt; bei reibenden Schmerzen oder Geräuschen	Bryonia D12 3–6mal täglich
● beginnende Bewegung schmerzt, **leichte fortlaufende Bewegung bessert**	Rhus toxicodendron D12 3–6mal täglich
● äußerlich für Umschläge (über die Nacht)	Symphytum Tinktur
● **bei chronischen Beschwerden;** zur Entsäuerung und zur Umstimmung (S. 41) des Gewebes	Acidum formicicum D30 1mal/Woche

SEHNENZERRUNG

● **erstes Mittel,** hilft gegen Schwellung und Schmerzen	Arnica D12 alle 1–6 h
● **Beschwerden bessern durch leichte Bewegung;** reißende Schmerzen, Sie müssen das Gelenk bewegen; *anfangs steif und schmerzhaft* ○ **Verbesserung:** *durch Wärme und Massagen*	Rhus toxicodendron D12 2–4mal täglich
● **die geringste Bewegung bereitet große Schmerzen;** Steifheit und *stechende Schmerzen*; auch heiß und geschwollen ○ **Verschlechterung:** durch Wärme, Berührung ○ **Verbesserung:** durch Ruhe, Kälte, festen Druck (Bandagieren)	Bryonia D12 alle 1–6 h
● **Schwäche von Bändern und Sehnen** nach Zerrung; Gelenk gibt einfach nach, ist wie gelähmt	Ruta D6 alle 1–6 h
● äußerlich für Umschläge (über Nacht)	Symphytum Tinktur

ÜBELKEIT UND ERBRECHEN

Übelkeit und Erbrechen nach Kopfverletzungen oder Vergiftung sowie anhaltendes (insbesondere bei Säuglingen und Kleinkindern) oder blutiges Erbrechen gehören fachlich abgeklärt.

WEGWEISER

➤ **Bewährt bei Schwangerschaftserbrechen:** Sepia (S. 138), Pulsatilla (S. 138), Nux vomica (unten), Colchicum (S. 138), Tabacum (S. 139), Ipecacuanha (unten), Ignatia (S. 139)

➤ **Bewährt bei Reiseübelkeit:** Cocculus (S. 139), Colchicum (S. 138), Ignatia (S. 139), Petroleum (S. 139), Tabacum (S. 139), Nux vomica (unten)

VERGEBLICHES WÜRGEN, OHNE RICHTIG ERBRECHEN ZU KÖNNEN

● nach verdorbenem, zu schwerem, zu reichlichem, zu spät eingenommenem Essen; nach Alkohol, Nikotin, Drogen, Medikamenten; mit saurem, bitterem Aufstoßen, *krampfartigen Magenschmerzen, katerartigen Kopfschmerzen und morgendlicher Übelkeit*	**Nux vomica D12** alle 2–6 h

AUSSEHEN DER ZUNGE

● **deutlicher, dicker weißer Zungenbelag;** wunde Mundwinkel; nach zu viel Essen, Durcheinanderessen; nach Fettem oder Saurem (auch Wein); dauerndes Aufstoßen, dabei ist der Geschmack des vorher Gegessenen wieder im Mund; bei gierigen, mürrischen Essern	**Antimonium crudum D12** alle 2–6 h
● **Zunge feucht und ohne Belag;** *beständige Übelkeit mit Erbrechen;* nach zu Fettem oder Süßem (Pulsatilla, S. 138) oder nach Ärger; oftmals reichlicher Speichelfluss; nach dem Erbrechen sind Sie blass und schwach ○ **Verschlechterung:** durch Bewegung, Bücken, Essen, Husten	**Ipecacuanha D12** alle 2–6 h
● **deutlich schmutzig gelbe Zunge;** *Erbrechen von fadenziehendem Schleim;* Übelkeit und Magenschmerzen nach Alkohol, vor allem nach Bier; oftmals verbunden mit Kopfschmerzen oder Migräne	**Kalium bichromicum D12** alle 4–6 h

NACH FETT, SCHWEINEFLEISCH, GEBÄCK, KUCHEN ODER EIS

• **ranziges Aufstoßen**; *Essen liegt wie ein Stein im Magen;* bitterer Mundgeschmack; Sodbrennen; kaum Durst; *Verlangen nach frischer Luft;* warme, stickige Räume sind unerträglich ○ **Verbesserung:** durch frische Luft, leichte Bewegung → bewährt bei: Gallenproblemen	Pulsatilla D12 alle 4–6 h

ÜBELKEIT SCHON BEIM GERUCH ODER DER VORSTELLUNG VON ESSEN

• **jede Bewegung verschlimmert**; *Ekel vor Eiern, Fett* (Pulsatilla, oben) *oder Fisch;* andauerndes Würgen und Erbrechen; *bei jeder Woge von Übelkeit müssen Sie ganz still halten;* Sie fühlen sich kalt und elend ○ **Verbesserung:** durch Wärme und Ruhe	Colchicum D12 alle 2–6 h
• **Verlangen nach Saurem**; Ihnen ist speiübel schon vor dem Frühstück; Sie fühlen sich schwach; der Magen scheint leer; Sie sind leicht gereizt, spitzzüngig, depressiv oder weinerlich	Sepia D12 2mal täglich
→ bewährt bei: hormonellen Störungen	

MIT DURCHFALL UND SCHWÄCHE

• **ängstliche Unruhe, vor allem nachts**; Ekel vor Essen (Colchicum, oben); anhaltendes Erbrechen; *nach verdorbener Nahrung,* Eis, Saurem, Tabak*; Sie fühlen sich kalt und zittrig,* **brennende Magenschmerzen**; *Verlangen nach warmen Getränken*	Arsenicum album D12 alle 1–6 h
• **Sie sind blass, eiskalt; kalter Schweiß**; *gieriger Durst auf kalte Getränke* (Gegensatz zu Arsenicum album, oben)*, die aber wieder erbrochen werden;* große Schwäche bis hin zur Ohnmacht; Bewegung oder auch Trinken lösen gleich wieder Erbrechen oder Durchfall aus	Veratrum album D12 alle 1–6 h
→ bewährt bei: Lebensmittelvergiftungen	

Körperliche Symptome von A–Z

MIT DEUTLICHEN KREISLAUFPROBLEMEN

● **Blässe, eiskalter Körper und kalter Schweißausbruch** (Veratrum album, S. 138); Sie wollen sich trotz Eiskälte aufdecken; Ihnen ist »sterbensübel«; alles dreht sich; Sie müssen die Augen geschlossen halten ○ **Verbesserung:** an der frischen Luft	Tabacum D12 alle 1/2–6 h

BEWEGUNG VERSCHLECHTERT

● **Sie müssen sich hinlegen;** Schwäche und Schwindel ○ **Verschlechterung:** *durch Essensgerüche* (Colchicum, S. 138), *Tabak, Kaffee* und **Schlafmangel**	Cocculus D6 alle 1–4 h
● **Besserung durch Essen;** trotz Übelkeit ist der Appetit ungebrochen; das Wasser läuft Ihnen im Mund zusammen; Übelkeit nur solange Sie fahren oder gehen ○ **Verschlechterung:** Abgase, Fett, Fleisch	Petroleum D12 alle 4–6 h

DURCH KUMMER UND SORGEN

● **Brechwürgen mit krampfartigen Magen- oder Bauchschmerzen;** mit Kloß im Hals, Beklemmungen in der Brust; Sie seufzen oder holen tief Luft ○ **Verbesserung:** durch Essen und Trinken → bewährt: bei Aufregung, in der Schwangerschaft	Ignatia D12 alle 1–6 h

Siehe auch: Verdauungsstörungen (unten), Magenbeschwerden (S. 110), Durchfall (S. 61), Schwindel (S. 134), Erbrechen bei Kindern (S. 180)

VERDAUUNGSSTÖRUNG/MAGENVERSTIMMUNG

Lebensmittelvergiftungen, hohes Fieber, anhaltendes Erbrechen, starker Durchfall, ausgeprägte Kreislaufreaktionen und ungewöhnliche oder anhaltende Beschwerden gehören fachlich abgeklärt.

WEGWEISER
➤ **Durch verdorbene Nahrung, leichte Lebensmittelvergiftung:** Arsenicum album (S. 142), Carbo vegetabilis (S. 141),

Cuprum (S. 142), Nux vomica (unten), Okoubaka (unten), Veratrum album (S. 142)
- **Durch zu schweres Essen, Völlerei:** Nux vomica (unten), Bryonia (S. 141), Pulsatilla (unten), Antimonium crudum (S. 200), Carbo vegetabilis (S. 141)
- **Durch Alkohol, Nikotin, Drogen, Arzneimittel:** Nux vomica (unten)
- **Bei Magen-Darm-Infekt:** Nux vomica (unten), Bryonia (S. 141), Pulsatilla (unten), Okoubaka (unten)
- **Durch Ärger und Zorn:** Nux vomica (unten), Bryonia (S. 141), Chamomilla (S. 212), Colocynthis (S. 216)

ALLGEMEIN BEWÄHRT BEI NAHRUNGSMITTELUNVERTRÄGLICHKEIT, VERDORBENEM MAGEN UND MAGEN-DARM-INFEKT

● Durchfall, Übelkeit, Erbrechen, Bauchschmerz → bewährt: auch als Prophylaxe bei (Tropen-)Reisen, wenn Nahrung und fremdes Klima schlecht vertragen werden	Okoubaka D2 3–6mal täglich Vorbeugung: 3mal täglich

NAHRUNG LIEGT WIE EIN STEIN IM MAGEN

● **Sie haben wenig Durst, sind eher nachgiebig, launisch, unstet;** Durchfall, Übelkeit; ranziges, bitteres Aufstoßen oder Erbrechen; Unverträglichkeit von Fett und Eis; auch nach Durcheinanderessen; großes Verlangen nach frischer Luft (Carbo vegetabilis, S. 141) ○ **Verschlechterung:** durch Wärme und Hitze; durch Ruhe	Pulsatilla D12 alle 2–6 h
● **mäßiger Durst; Sie sind sehr gereizt und überempfindlich;** *vergeblicher Brech- und Würgereiz; krampfartige Magen- und Bauchschmerzen;* *Verstopfung* mit vergeblichem Stuhldrang; saures oder bitteres Aufstoßen; ○ **Verschlechterung:** durch Gerüche, Ärger; am Morgen; 1–3 Stunden nach dem Essen ○ **Verbesserung:** durch Wärme und durch Ruhe	Nux vomica D12 alle 2–6 h

Körperliche Symptome von A–Z

→ bewährt: bei verdorbenem Magen; nach zu schwerem Essen; nach Missbrauch von Alkohol, Nikotin, Drogen, Medikamenten

● **Sie haben großen Durst, sind gereizt, möchten Ihre Ruhe haben;** *Übelkeit und Erbrechen;* stechende Magenschmerzen; gieriger *Durst auf Kaltes;* trockener Mund, spröde Lippen; Verstopfung mit trockenem Stuhl; Durchfall nach kalten Getränken, die im überhitzten Zustand getrunken wurden — Bryonia D12, alle 2–6 h

→ bewährt nach: zu schwerem Essen, Ärger, Zorn oder Sorgen

VERDAUUNGSBESCHWERDEN NACH ÜBERESSEN

● **Zunge mit dickem weißem Belag; pappiger Geschmack;** Magenschmerzen und Sodbrennen *nach zu viel Wein, Essig, saurem oder fettem Essen; Gegessenes stößt wieder auf;* saures Erbrechen; wunde, eingerissene Mundwinkel; krampfartige Bauchschmerzen mit Durchfall und unverdautem Stuhl; Sie *überessen sich häufig und werden zu dick;* sind aber auch appetitlos und haben *Ekel vor Speisen* — Antimonium crudum D12, alle 2–6 h

→ bewährt: nach zu vielem oder schwerem Essen

AUSGEPRÄGTE BLÄHUNGEN

● **stark aufgetriebener Bauch, mit Atembeklemmung und Luftaufstoßen;** *reichliches oder schweres Essen* (fettes Essen, Butter, Milch, Fleisch) *verursacht übel riechende Blähungen und Aufstoßen;* Schwäche und Schwindel; **großes Verlangen nach frischer Luft** (Pulsatilla, S. 140); *nach Essen oder Alkohol roter Kopf;* Sie sind atemlos, haben bläuliche Lippen — Carbo vegetabilis D12, alle 2–6 h

→ bewährt bei: alten Menschen, starker Verdauungsschwäche, Lebensmittelunverträglichkeit

● **ständig Darmgeräusche, Sie vertragen nichts Enges um den Bauch;** *Heißhunger, aber nach wenigen Bissen satt;* nächtlicher Heißhunger mit starkem Verlangen nach Süßem und Schokolade — Lycopodium D12, alle 2–6 h

- ○ **Verschlechterung:** nach dem Essen, verbunden mit großer Müdigkeit
- ○ **Verbesserung:** bei Bewegung; an der frischen Luft; beim Lockern der Kleidung
→ bewährt bei: Leberleiden

BRECHDURCHFALL

• **ängstliche Unruhe, vor allem nachts;** Erbrechen und übel riechende, brennende und wundmachende Durchfälle, danach Schwäche; brennende Magenschmerzen; Durst auf Warmes, das schlückchenweise getrunken wird; Sie fühlen sich kalt und zittrig, sind häufig ängstlich besorgt und erschöpft ○ **Verschlechterung:** nachts, nach Mitternacht; durch Kälte, durch Alleinsein → bewährt bei: verdorbener Nahrung, besonders Fisch und Fleisch	Arsenicum album D12 alle $1/4$–6 h
• **eiskalter Körper, kalter Schweiß;** gieriger Durst auf kalte Getränke (im Gegensatz zu Arsenicum album, oben), die aber wieder erbrochen werden; große Schwäche bis hin zur Ohnmacht; Sie »kommen nicht mehr vom Klo weg«; *Bewegung oder Trinken lösen gleich wieder Erbrechen oder Durchfall aus;* krampfartige Bauchschmerzen; Sie sind blass mit kalter Nase → bewährt bei: Lebensmittelvergiftungen	Veratrum album D12 alle $1/4$–6 h
• **krampfartiges Würgen und Erbrechen, plötzlich heftige Bauchkrämpfe;** *starke, erschöpfende Durchfälle;* Sie sind kalt, blass bis blau (Veratrum album, oben), wollen aber nicht zugedeckt sein; haben oft Waden-, Zehen- oder Fingerkrämpfe ○ **Verbesserung:** *kalte Getränke bessern Übelkeit* (im Gegensatz zu Veratrum album, oben) → bewährt bei: Lebensmittelvergiftungen	Cuprum D12 alle $1/4$–6 h

Siehe auch: Verstopfung (S. 143), Blähungen (S. 52), Erbrechen und Übelkeit (S. 137)

Körperliche Symptome von A–Z

VERSTOPFUNG

VORWIEGEND ZU HARTER ODER ZU TROCKENER STUHL

- **mühevoller Stuhlabgang; Sie müssen heftig drücken und pressen;** *meist kleiner, knotiger, trockener Stuhl;* frisches Blut nach dem Stuhl; rissiger, wunder After; oftmals gieriger Appetit; Kartoffeln und Alkohol werden nicht vertragen;
- → bewährt bei mageren Menschen mit trockener, rissiger Haut oder Schleimhäuten sowie lähmungsartiger Schwäche und Müdigkeit

Alumina* D12 2mal täglich

- **harter, meist großvolumiger Stuhl,** sehr dunkel, »wie verbrannt«; heftiger Durst auf Kaltes, das in gierigen Zügen getrunken wird; Sie fühlen sich ausgedörrt; oft gereizt (Nux vomica, unten), wollen Ihre Ruhe haben

Bryonia D12 2mal täglich

- **Gefühl, der Stuhl schlüpft wieder zurück, sobald er halb draußen ist;** trockener harter Stuhl, der nur unter Mühe und Anstrengung gelassen wird; Sie sind äußerst kälteempfindlich, frieren leicht und schwitzen schnell (Gegensatz zu Alumina, oben)

Silicea D12 2mal täglich

VORWIEGEND TRÄGER STUHL OHNE STUHLDRANG

- **»lähmungsartige« Verstopfung;** Untätigkeit des Darmes; für Tage keinerlei Stuhldrang; *kleiner und knotiger Stuhl, kann auch wieder zurückschlüpfen* (Silicea, oben)
- → bewährt bei: Verstopfung nach Schreck (anfangs auch unwillkürlicher Stuhlabgang); nach Narkose und Operationen

Opium D12 2mal täglich

- **mehrere Tage lang kein Stuhldrang** (Opium, oben)**;** knotiger harter Stuhl, oft mit Schleimbeimengungen; schmerzhafte Fissuren am After (Alumina, oben); übel riechende Blähungen; meist korpulente Menschen mit trockener Haut

Graphites D12 2mal täglich

VORWIEGEND KRAMPFARTIGER STUHLDRANG

- **vergeblicher Stuhldrang;** Sie drücken und pressen vergeblich, haben das Gefühl, nicht

Nux vomica D12

fertig zu sein; verbringen Stunden auf dem Klo; sind reizbar und ärgerlich; Verstopfung durch verdorbene Lebensmittel, Arzneimittel- oder Abführmittelmissbrauch; oft bei sitzender Lebensweise mit zu viel Kaffee, Nikotin und Stress; auf Reisen (Lycopodium, unten) ○ **Verbesserung:** durch Wärme, Ruhe, Schlaf und Entspannung	2mal täglich
• **spastische Verkrampfung des Schließmuskels;** Gefühl, als würde der After zusammengeschnürt und nach innen hochgezogen; dünner, »bleistiftartiger« Stuhl; mit krampfartigen Bauchschmerzen, wobei es die Bauchdecke nach innen einzieht	Plumbum metallicum D12 2mal täglich

VORWIEGEND BLÄHUNGEN/REISEOBSTIPATION

• **Sie können nicht auf fremde Toiletten gehen;** Blähungen mit vielen Darmgeräuschen; vergeblicher Stuhlgang; Sie vertragen keine enge Kleidung → bewährt bei Abführmittelmissbrauch und Reiseobstipation (Nux vomica, S. 143)	Lycopodium D12 2mal täglich

VERSTOPFUNG UND DURCHFALL IM WECHSEL

• übel riechende Blähungen; Durchfall treibt Sie morgens aus dem Bett; oft sind Hämorrhoiden vorhanden; brennende, wunde Schmerzen im After; oft auch rote Lippen → bewährt nach: Antibiotikaeinnahme	Sulfur D12 2mal täglich

WARZEN

WEGWEISER
➤ **Hautfarbene, flache Warzen bei Kindern und Jugendlichen (treten gehäuft und meist an Händen, Armen und im Gesicht auf):** Antimonium crudum (S. 145), Causticum (S. 145) und Dulcamara (S. 145); als Typenmittel: Calcium carbonicum (S. 192), Silicea (S. 194), Sulfur (S. 194)

Körperliche Symptome von A–Z

HARTE, HORNIGE WARZEN

- **hart und hornig;** vorwiegend an Fußsohlen, Zehen, Fingern und Handflächen; *meist flach, mit glatter oder brüchiger Oberfläche;* treten einzeln oder in Haufen auf

  Antimonium crudum D12
  2mal täglich
  über 3–8 Wochen

- **hart, gezackt oder gestielt,** auch groß und fleischig; häufig an Händen, Fingern, Gesicht, Augenlidern und Nase; die Warzen sind sehr berührungsempfindlich, *fangen leicht zu bluten an* (Acidum nitricum, unten); entzünden sich und eitern; nässen und verkrusten

  Causticum D12
  2mal täglich
  über 3–8 Wochen

- **dunkel, braun** (Thuja, unten), **klein, gezackt und gezähnt;** auch rötlich oder hautfarben; brennen und jucken; an Fingern, Händen, Armen und im Gesicht; auch an den Genitalien; *bei jungen Mädchen oder Frauen, im Klimakterium, in der Schwangerschaft*

  Sepia D12
  2mal täglich
  über 3–8 Wochen

GROSSE WARZEN

- **große flache, glatte und weiche Warzen;** können flach oder gestielt sein; an Handflächen, Fußsohlen, Händen, Armen und im Gesicht; *bei Menschen, die durch Feuchtigkeit und Kälte rasch krank werden*

  Dulcamara D12
  2mal täglich
  über 3–8 Wochen

WEICHE WARZEN

- **zackige oder raue Oberfläche;** bluten oder nässen leicht (Causticum, oben); stechen, brennen oder jucken; an Körperöffnungen (Lippen, Anus, Vagina), Händen, Augenlidern und Penis

  Acidum nitricum D12
  2mal täglich
  über 3–8 Wochen

- **fleischig, einzeln stehend und berührungsempfindlich, mit rissiger Oberfläche und von dunkler, gelbbrauner Farbe** (Sepia, oben); klein oder groß, gestielt oder blumenkohlartig, können nässen; an Fingern, Händen, Hals, Gesicht, Rücken, Anus, Genitalien

  Thuja D12
  2mal täglich
  über 3–8 Wochen;
  als Tinktur auch äußerlich

ZAHNSCHMERZEN UND ZAHNUNGSBESCHWERDEN

Alle Zahnbeschwerden fachlich abklären lassen.

WEGWEISER

➤ **Schmerzen bei der Zahnung:** Aconitum (S. 147), Chamomilla (unten), Belladonna (unten), Magnesium phosphoricum (S. 147), Calcium phosphoricum (S. 208), Plantago (S. 147)
➤ **Beschwerden durch Zahnbehandlung:** Arnica (S. 148), Hypericum (S. 223), Nux vomica (S. 147)
➤ **Bei Blutungen:** siehe Erste Hilfe, S. 27

VORWIEGEND ENTZÜNDUNG UND STARKE SCHMERZEN

• **plötzliche, heftige, klopfende Schmerzen;** strahlen bis zum Ohr aus; Wange rot und geschwollen; erweiterte Pupillen; Sie knirschen mit den Zähnen, sind äußerst empfindlich auf Druck und Erschütterung; häufig ist das Zahnfleisch entzündet und geschwollen ○ **Verschlechterung:** durch Erschütterung, Bücken; bei Berührung; abends und nachts	Belladonna D12 alle 1–3 h
• **unerträgliche Schmerzen;** machen wütend und aggressiv; rote, heiße, geschwollene Backe; Sie sind unruhig, werfen sich hin und her; Kinder wollen getragen werden ○ **Verschlechterung:** durch Wärme; nach Kaffee, Ärger; nachts ○ **Verbesserung:** durch Kaltes → bewährt bei: Zahnungsbeschwerden	Chamomilla D12 alle 1–3 h

SCHMERZEN, ENTZÜNDUNG UND KARIES

• **mit viel Speichelbildung und schlechtem, oft metallischem Mundgeschmack;** geschwollene Backe; das schwammige Zahnfleisch blutet leicht; Zahneindrücke am Zungenrand ○ **Verschlechterung:** durch Kaltes und Warmes; nachts → bewährt bei: schmerzhafter Zahnwurzel, Karies und Eiterherden	Mercurius solubilis D12 2mal täglich

Körperliche Symptome von A–Z

• **Karies und hohle, schwarze Zähne;** Zähne bröckeln, werden locker und verfärben sich schwärzlich ○ **Verschlechterung:** Kälte und kalte Getränke ○ **Verbesserung:** durch Wärme, Zusammenbeißen der Zähne	Staphisagria D12 2mal täglich

VORWIEGEND NERVENSCHMERZEN UND EMPFINDLICHE ZÄHNE

• **plötzliche Beschwerden durch Kälte und Wind;** unerträglich starke, schießende Schmerzen; gerötete, schmerzhafte Backe; Sie sind ruhelos vor Schmerzen; Mund, Lippen und Zunge können sich taub oder pelzig anfühlen	Aconitum C30 alle 1–3 h
• **unerträglich heftige, zuckende Schmerzen, die plötzlich kommen und gehen;** *»wie elektrische Schläge«;* Sie sind *schlaflos, können nicht zur Ruhe kommen* ○ **Verschlechterung:** *durch Wärme* (auch Speisen und Getränke), Kauen; nachts ○ **Verbesserung: durch Kälte und Eis**	Coffea D12 alle 1–3 h
• **sehr kälteempfindliche Zähne;** äußerst empfindlich gegen Kälte und Luftzug (Magnesium phosphoricum, unten); bohrende, stechende Schmerzen nach Zahnbehandlung (z. B. Plombieren) oder zu viel Kaffee (Chamomilla, S. 146; Coffea, oben); Sie sind ärgerlich, leicht gereizt ○ **Verbesserung:** durch Wärme	Nux vomica D12 alle 1–6 h
• **blitzartig einschießende Nervenschmerzen, die durch Wärme besser werden;** Sie sind überempfindlich *auf Kälte, kalte Luft* (Nux vomica, oben), Berührung, Essen und Trinken ○ **Verbesserung:** durch Wärme, warme Getränke, warme Auflagen, Rotlicht → bewährt bei: der Zahnung, wenn ein Beißring Erleichterung bringt	Magnesium phosphoricum D12 alle 1–3 h
• **neuralgische Gesichts- und Zahnschmerzen;** Schmerzen ziehen bis zu den Ohren, wechseln sich mit Ohrenschmerzen ab; geschwollene	Plantago Urtinktur 3–6mal

Backe; das Zahnfleisch blutet leicht; Zähne scheinen zu lang zu sein, sind sehr empfindlich; vermehrter Speichelfluss (Mercurius solubilis, S. 146) → bewährt: bei Zahnung; nach Zahnbehandlung	3–5 Tropfen, auch zum Einreiben; bei Kindern: 3 Tropfen auf 1 Essl. Wasser

BESCHWERDEN DURCH VERLETZUNG/NACH DEM ZAHNARZT

● **mit Entzündung und Schwellung;** Schmerzen nach zahnärztlicher Behandlung; das Mittel sollte schon einen Tag vor dem Termin genommen werden	Arnica D12 alle 1–6 h; 1mal vor der Behandlung
● **Nerven-, Wund- und Kieferschmerzen;** durch das Reißen (oder Ausschlagen) eines Zahnes	Hypericum D12 alle 1–6 h

VERSPÄTETES ZAHNEN ODER SCHLECHTE ZÄHNE BEI KINDERN

● **bei lebhaften, schlanken, zappelig unruhigen Kindern;** Verlangen nach Geräuchertem, Wurst und Speck; auch bei Zahnungsbeschwerden	Calcium phosphoricum D6 3mal täglich
● **bei korpulenten Kindern mit großem Kopf;** schwitzen nachts leicht am Hinterkopf; häufig Verlangen nach Eiern	Calcium carbonicum D12 2mal täglich
● allgemein bewährt **bei schlechten Zähnen und Zahnzerfall** (Staphisagria, S. 147)	Calcium fluoratum D6 3mal täglich

STÖRUNGEN DES ALLGEMEINBEFINDENS

In diesem Kapitel finden Sie psychische Beschwerden wie Reizbarkeit, Ängste oder depressive Verstimmung, aber auch solche Beschwerden, die den Menschen in seinem gesamten Befinden beeinflussen. Drogenabhängigkeit, Erschöpfung und Schlafstörungen sind Beispiele hierfür.
Es lohnt sich aber auch sonst, in diesem Kapitel zu »schmökern«. Denn auf der Suche nach dem passenden Mittel haben die »Geistessymptome«, wie Hahnemann das psychische und seelische Befinden des kranken Menschen nannte, schon immer eine große Rolle in der Homöopathie gespielt.
Wenn Sie also unter Ihrer körperlichen Beschwerde kein Mittel finden, jedoch hier eines für Ihre seelischen Beschwerden, so wird es meist auch die körperlichen Beschwerden bessern.
Finden Sie dasselbe Mittel sowohl unter Ihren körperlichen wie Ihren geistigen Beschwerden, dann können Sie mit großer Wahrscheinlichkeit davon ausgehen, dass Sie das richtige Mittel in der Hand halten.

ABMAGERUNG

Anhaltender oder rapider Gewichtsverlust gehört fachlich abgeklärt.

● **blasse, müde, infektanfällige Kinder und Erwachsene;** Augenringe; trotz gutem Appetit Abmagerung, vor allem der Beine; aber auch Appetitlosigkeit; vergrößerte Lymphdrüsen	Abrotanum* D4 3mal täglich
● **Schwäche, Appetitverlust und Abmagerung** nach erschöpfenden Krankheiten, nach Flüssigkeitsverlust (Blut, Durchfall, Schweiß) oder nach Operationen	China D6 3mal täglich
● **Abmagerung, nachdem Kummer oder Kränkung lange anhalten;** Sie ziehen sich zurück, wollen alleine sein, können nicht weinen, verlangen nach Salz; Durst	Natrium chloratum C30 1mal monatlich
● **Appetitlosigkeit durch frischen Kummer;** nach enttäuschter Liebe, dem Verlust eines geliebten Wesens, Kränkung, Tadel oder Bestrafung	Ignatia C30 1mal wöchentlich

• **Gewichtsverlust trotz Heißhunger;** großer Durst (auf Wein); innere Hitze und Rastlosigkeit; Schilddrüsenüberfunktion; Sie sind schnell geschwächt, schwitzen bei der geringsten Anstrengung	Iodum D12 2mal täglich
• **lebhafter, begeisterungsfähiger Typ,** der essen kann, so viel er will, und einfach nicht zunimmt; großer Durst auf kalte Getränke	Phosphorus D12 2mal täglich

Ängste, Phobien und Panikattacken

Wegweiser
- **Allgemein bewährt:** Piper methysticum (unten), Rescue Remedy (unten)
- **sich steigernde Angst, Angst- und Panikattacken:** Aconitum (S. 151), Arsenicum album (S. 151), Argentum nitricum (S. 151), Cimicifuga (S. 151)
- **Examens-/Prüfungsangst:** Argentum nitricum (S. 151), Gelsemium (S. 151), Strophanthus (S. 152), Silicea (S. 152)
- **Platzangst:** Aconitum (S. 151), Rescue Remedy (unten), Argentum nitricum (S. 151), Cimicifuga (S. 151)
- **Phobien oder Angst vor Orten, Gegenständen:** Argentum nitricum (S. 151), Phosphorus (S. 151), Pulsatilla (S. 152), Arsenicum album (S. 151), Silicea (S. 152), Cimicifuga (S. 151)
- **Angst vor dem Alleinsein:** Phosphorus (S. 151), Pulsatilla (S. 152), Arsenicum album (S. 151)
- **Angst vor Krankheiten:** Arsenicum album (S. 151), Argentum nitricum (S. 151), Nux vomica (S. 151), Cimicifuga (S. 151)
- **Angst mit Durchfall:** Argentum nitricum (S. 151), Gelsemium (S. 151), Arsenicum album (S. 151)

• **allgemein bewährt** bei Angst und Spannungszuständen, psychischer Übererregbarkeit, depressiver Verstimmung	Piper methysticum D4 (Kava Kava) 2–6mal tägl.
• **Sofortmaßnahme** bei allen Angst- und Panikanfällen (Rescue Remedy, S. 26)	Rescue Remedy bei Bedarf

Störungen des Allgemeinbefindens

• **akute Panik, Schock, Todesangst;** plötzliche heftige Angstanfälle mit Panik; *nach Unfällen oder seelischem Schock; bei akuten Erkrankungen*; Sie glauben, sterben zu müssen	Aconitum C30 alle 1/4–2 h Wasserglas
• Sie sind **ängstlich, nervös und fahrig;** haben **großes Verlangen nach Süßem; viele Ängste:** Reise-, Höhen-, Tiefen-, Flug- oder Platzangst, Angst vor Krankenhaus und Krankheit, *Angst vor bevorstehenden Ereignissen* (wie Vorstellungsgespräch, Termin, Prüfung)	Argentum nitricum D12 akut: alle 1–6 h sonst: 1mal täglich
• Sie sind **ängstlich, ruhelos, getrieben,** *schwach, entkräftet und frieren;* Sie haben **große Angst um die Gesundheit:** Angst vor Krebs, ansteckenden Krankheiten, aber auch der Dunkelheit und dem Alleinsein; Panik bis hin zur Todesangst; *unruhige Nächte*	Arsenicum album D12 akut: alle 1–6 h sonst: 1mal täglich
• **bei hormonellen Störungen** (auch im Klimakterium); häufig **Platzangst; Angst um die Gesundheit** (Arsenicum album, oben), dabei depressive Verstimmung, innere Unruhe und Verzweiflung; Angst davor, verrückt zu werden	Cimicifuga D12 akut: alle 4–6 h sonst: 1mal täglich
• **vor Angst schwach, zittrig, benommen, wie gelähmt;** *nervöse Examensangst und Lampenfieber*; Blackout (Silicea, S. 152); Sie schlottern vor Angst, haben das Gefühl, das Herz bleibe stehen, müssen sich bewegen; Darm und Blase sind nervös; bewährt bei Prüfungen, Auftritten (Schauspieler, Sänger ...)	Gelsemium D12 akut: alle 1–6 h sonst: 1mal täglich
• **Folge von Kaffee, Muntermachern, Alkohol, Drogen, Tabletten;** Angst und Panik mit innerer Unruhe; Sie sind reizbar, gestresst, cholerisch und hypochondrisch; fühlen sich unter Druck ○ **Verbesserung:** durch Schlaf, Wärme, Ruhe	Nux vomica D12 akut: alle 1–6 h sonst: 1mal täglich
• **Angst vor Gewitter, Dunkelheit, Geistern, Übersinnlichem,** vor dem Alleinsein, vor (Herz-)Krankheiten; Sie sind sehr schreckhaft und furchtsam, werden plötzlich schwermütig und traurig ○ **Verbesserung:** durch Ruhe und Schlaf	Phosphorus D12 akut: alle 1–6 h sonst: 1mal täglich

• **Angst vor dem Alleinsein, vor Dunkelheit, Geistern, der Zukunft und unbekannten Dingen;** Verlangen nach Freunden, Sympathie und Trost; wechselhafte Stimmung; Sie brechen leicht in Tränen aus; sind ein milder, nachgiebiger Mensch	Pulsatilla D12 akut: alle 1–6 h sonst: 1mal täglich
• **chronischer Mangel an Selbstbewusstsein;** *Angst vor Nadeln und spitzen Gegenständen; Angst vor Misserfolg und Versagen;* Blackout; Sie fühlen sich klein, nachgiebig und unentschlossen; sind schnell entmutigt; bewährtes Langzeitmittel	Silicea D12 1mal täglich
• **bei intensivem Herzklopfen; das Herz schlägt bis zum Hals;** schneller Puls, beklommenes Gefühl und das Bedürfnis, tief Luft holen zu müssen	Strophantus* D4 alle $1/2$–1 h vor der Prüfung

APPETITSTÖRUNGEN

VERMEHRTER APPETIT

• **andauerndes Leeregefühl,** auch nach dem Essen; Abneigung gegen Milch; Verlangen nach Eiern	Calcium carbonicum D12 2mal täglich
• Wechsel zwischen Heißhunger und Appetitlosigkeit	Ferrum phosphoricum D12 3mal täglich
• plötzlicher Heißhunger am späten Vormittag mit Schwächegefühl	Sulfur D12 2mal täglich
• Heißhunger selbst nachts, aber **nach ein paar Bissen voll;** starkes Verlangen nach Süßem	Lycopodium D12 2mal täglich
• **trotz gutem Appetit keine Gewichtszunahme;** zudem meist starker Durst auf kalte Getränke; oftmals bei schnell wachsenden Jugendlichen	Phosphorus D12 2mal täglich
• **gestörter Stoffwechsel** (beispielsweise bei Schilddrüsenüberfunktion) führt trotz Heißhunger und großem Durst zum Gewichtsverlust; Sie sind dabei leicht aufgeregt, nervös und schwitzen schnell	Iodum D12 2mal täglich

Störungen des Allgemeinbefindens

• Sie **neigen zu Übergewicht,** leiden an Verstopfung, vertragen Kälte schlecht, sind leicht niedergeschlagen und sentimental	Graphites D12 2mal täglich
• der »mürrische Vielfraß«; schlecht gelaunt; Verdauungsstörungen mit **dick weiß belegter Zunge;** Saures wird nicht vertragen	Antimonium crudum D12 2mal täglich

Verminderter Appetit

• **durch Kummer;** Abneigung gegen Essen; abends verhindert Hunger den Schlaf	Ignatia C30 1mal täglich
• **fortschreitende Abmagerung** mit Gewichtsverlust **bei schwächenden chronischen Krankheiten;** ängstliche Unruhe und Verlangen nach Wärme	Arsenicum album D12 2mal täglich
• **appetitsteigerndes Mittel** bei blassen, müden, schnell erschöpften Kindern und Erwachsenen, die infektanfällig sind und hohläugig aussehen; bewährt, wenn die untere Körperhälfte sichtbar schneller abnimmt als die obere	Abrotanum* D4 3mal täglich
• nach erschöpfenden Krankheiten und/oder dem **Verlust von Körperflüssigkeiten** (z. B. Blut)	China D6 3mal täglich

Depressive Verstimmungen

Bei Depressionen bedarf es – außer in der mildesten Form – kompetenter medizinisch-psychologischer Betreuung!

Allgemein bewährt

• **Antriebslosigkeit, Willenlosigkeit und Lebensüberdruss;** Ängste; bei der *»Schlechtwetter-Depression«* → bewährt bei: Gehirnerschütterung und depressiver Verstimmung im Alter; hebt das Allgemeinbefinden, fördert den Appetit	Hypericum Urtinktur 3mal täglich
• **psychische Übererregbarkeit mit Angst und Spannungszuständen,** *aufgestaute Gefühle;* schnell ärgerlich; Kopfschmerz, Schwindel und Erschöpfung → bewährt bei geistiger Erschöpfung, Stress, Schlafstörungen, depressiver Verstimmung im Alter	Piper methysticum D4 (Kava Kava) 3mal täglich

Folge von Kummer, Sorgen, Leid

• **wenn die Beschwerden noch nicht lange bestehen**; nach (Liebes-)Kummer und Heimweh; *rasch wechselnde Stimmung*; Sie *seufzen und gähnen viel*, neigen zu Lach- und Weinkrämpfen, sind nervös traurig; »Kloß im Hals«	Ignatia C30 1–2mal täglich
• **wenn die Beschwerden schon lange bestehen**; großes Leid; *Sie wollen kein Mitleid und keine Hilfe*; *wollen alleine sein* (Sepia, unten); ziehen sich zurück und werden verschlossen, reizbar, *nachtragend* und sind schnell verletzt	Natrium chloratum C30 1mal wöchentlich

Rasche Stimmungsschwankungen

• auf Grund von Kummer und Leid; Sie *seufzen viel*	Ignatia C30 siehe oben
• Sie sind **sehr weinerlich und launisch**, haben starkes Verlangen nach Zuneigung und Trost	Pulsatilla D12 1–2mal täglich
• Sie **reden gerne, viel und schnell**; sind in einem Moment euphorisch und extrovertiert, kurz darauf depressiv und zurückgezogen; *sehr misstrauisch und eifersüchtig*; bewährt bei Eifersucht und Liebeskummer ○ **Verschlechterung:** beim Erwachen, vor der Periode, im Klimakterium	Lachesis D12 1–2mal täglich

Hormonelle Störungen (Periode, Schwangerschaft, Wechseljahre)

• **Reizbarkeit oder apathische Resignation**; Sie fühlen sich körperlich und geistig ausgelaugt; weinen leicht; *wollen Ihre Ruhe von Beruf und Familie* und alleine sein (Natrium chloratum, oben); Sie fühlen sich leicht angegriffen, haben *Abneigung gegen Sex*	Sepia D12 1–2mal täglich
• **mit Angstgefühlen, innerer Unruhe und Niedergeschlagenheit**; Sie sind voller Sorgen und Verzweiflung, haben Angst um die Gesundheit, fühlen manchmal *Panik in sich aufkommen*; dann wieder euphorisch, übermütig und geschwätzig; oft Nackenschmerzen	Cimicifuga D12 1–2mal täglich

Störungen des Allgemeinbefindens

VERLUST VON SELBSTWERTGEFÜHL, RESIGNATION; LEBENSÜBERDRUSS

● **Angst, mit dem Stress des Berufes oder Alltags nicht mehr fertig zu werden;** schwaches Gedächtnis; Sie vermeiden neue Situationen, vertragen keinen Widerspruch, können sehr penibel und rechthaberisch sein	Lycopodium D12 1mal täglich
● **Lebensüberdruss, Hoffnungslosigkeit, Verzweiflung und Melancholie;** oftmals aufgrund des Verlustes von Ansehen, Geld, Respekt, Liebe oder Macht; Sie fühlen sich wertlos, schuldig und als Versager; können schreckliche Wutausbrüche haben	Aurum D12 1mal täglich
● **apathische Resignation; alles ist egal;** körperliche und geistige Schwäche; Sie können sich nicht konzentrieren; Folge von Kummer, Stress, geistiger Überanstrengung, »Burn-out«, Samenverlust, zu schnelles Wachstum	Acidum phosphoricum D6 1mal täglich

ENTWÖHNUNG UND ENTGIFTUNG VON NIKOTIN, ALKOHOL, DROGEN, MEDIKAMENTEN

Mit Ausnahme der leichtesten Formen gehören Drogen-, Medikamenten- und Alkoholentzug in kompetente Betreuung.

RAUCHERENTZUG/ENTGIFTUNG

● **reduziert das Verlangen;** beruhigt bei Reizbarkeit, Ruhelosigkeit und neuralgischen Schmerzen im Gesichtsbereich; bei Depression und Schlaflosigkeit durch langjähriges Rauchen	Plantago Urtinktur 3mal täglich, zusätzlich bei Bedarf
● **reduziert die Entzugssymptome;** Herz-Kreislaufbeschwerden; Schweißausbrüche, Übelkeit; Verlangen nach frischer Luft	Tabacum C30 1mal täglich
● **harmonisiert Emotionen;** bei starken Gefühlsschwankungen: »himmelhoch jauchzend – zu Tode betrübt«	Ignatia D12 2–3mal täglich
● **allgemeine Entgiftung;** Sie sind sehr reizbar, haben katerartige Beschwerden, Übelkeit, Verstopfung	Nux vomica D12 2–3mal täglich

• **Raucherlunge;** Atemnot; Engegefühl in der Brust; rasselnder Husten; Asthma; Emphysem (Aufblähung und Verlust von Lungengewebe)	Lobelia* D6 3mal täglich
• **Raucherherz, Raucherhusten;** Stechen in der Brust, Vergesslichkeit, Husten mit Schleim, Atemnot, Konzentrationsstörungen	Caladium* D6 3mal täglich

Alkoholentzug/Entgiftung

• reduziert das Verlangen	Quercus* D2 3–6mal tägl.
• **reduziert die Entzugssymptome und das Verlangen, allgemeine Entgiftung;** Sie sind sehr reizbar, nervös, schwach, zittrig; haben katerartige Beschwerden, Übelkeit, Verstopfung und verlangen nach Wärme	Nux vomica C30 1mal täglich (zum Entzug); die D12 3mal täglich (zur Entgiftung)
• **akutes Delirium;** Zuckungen, Zittern, Krämpfe, Gefühl wie von kalten Nadeln gestochen; Sie singen, schreien, schimpfen, murmeln	Agaricus D12 alle 1–6 h
• **große Angst und Unruhe;** Sie sind blass, schwach, glauben zu sterben; haben brennende Schmerzen (Magen, Darm etc.), großen Durst ○ **Verschlechterung:** nachts nach Mitternacht	Arsenicum album D12 2mal täglich
• **Unruhe, inneres Zittern;** Hitzewallungen, Schweißausbrüche; brennende Magenschmerzen und Sodbrennen; Sie sind dauernd in Eile, ungeduldig, bekommen leicht blaue Flecken	Acidum sulfuricum D6 3mal täglich
• **Gesicht oder Nase dunkelrot;** blaue Flecken; Hitzewallungen und Kreislaufbeschwerden; Sie können nichts Enges um den Hals ertragen, zittern, bluten leicht, reden viel, sind eifersüchtig	Lachesis D12 2mal täglich

Entzug und Entgiftung von Drogen/ Medikamenten

• allgemeines Gegenmittel bei Drogen- und Medikamentenmissbrauch; Sie sind sehr reizbar, nervös, schwach, zittrig, verlangen nach Wärme; katerartige Beschwerden; krampfartige Schmerzen; Übelkeit; Verstopfung	Nux vomica D12 3–6mal täglich

Störungen des Allgemeinbefindens

• **große Schwäche, Ruhelosigkeit und Angst**; brennende Schmerzen (Magen, Darm etc.); Sie haben großen Durst, sind blass, kalt, glauben zu sterben ○ **Verschlechterung**: nachts nach Mitternacht	Arsenicum album D12 2–3mal täglich
• **Verlangen nach frischer Luft** (am besten zugefächelt); Sauerstoffmangel mit blauen Lippen und Atemnot; starke Blähungen, heftiges Aufstoßen; Sie sind kalt und blass	Carbo vegetabilis D12 2–3mal täglich
• **Erschöpfung und Schlaflosigkeit**; nach Heroin, Morphium, Opium etc.	Avena sativa Urtinktur 3–6mal täglich
• **allgemeine Entgiftung**, auch nach Antibiotika; allergische Hautreaktionen mit Juckreiz; Bettwärme ist unerträglich; rote, brennende Köperöffnungen (Lippen, Nase, After ...)	Sulfur D12 2mal täglich
• **zur spezifischen Entgiftung**: die Droge oder das Medikament in homöopathischer Verdünnung (falls erhältlich) einnehmen	(Droge) D30 2–3mal wöchentlich
Siehe auch: begleitende Symptome wie Reizbarkeit (S. 165), Schlafstörungen (S. 167)	

ERSCHÖPFUNG/SCHWÄCHE/MÜDIGKEIT

KÖRPERLICHE SCHWÄCHE DURCH ERSCHÖPFUNG

• Nach körperlicher (Muskelkater) oder geistiger Anstrengung; Sie fühlen sich zerschlagen, gezerrt, wie geprügelt, ruhe- und schlaflos; das Mittel kann auch vorbeugend genommen werden (bei Anstrengungen, langen Reisen etc.)	Arnica D12 3–6mal täglich Zur Vorbeugung: 1–3mal tags zuvor

KÖRPERLICHE SCHWÄCHE NACH ERKRANKUNGEN

• Sie sind **verfroren mit starkem Verlangen nach Wärme und warmen Getränken**, haben ein **eingefallenes blasses Gesicht**; schon die geringste Anstrengung ist zuviel; Sie sind *dabei zittrig, unruhig und ängstlich*; nach einer Krankheit, nach Durchfall oder Erbrechen	Arsenicum album D12 2–3mal täglich

• **Gesicht mal blass, mal rot; große Nervosität;** *Schweißausbrüche bei der geringsten Anstrengung; Nachtschweiß*; nach lange anhaltenden Krankheiten (Arsenicum album, S. 157) *oder dem Verlust von Körperflüssigkeiten*; Ruhe, Schlaf und Essen sind nicht erholsam	China D6 3mal täglich
• **nach bestimmten Erkrankungen**, z. B. nach Pfeifferschem Drüsenfieber, Masern, Salmonellenvergiftung, hilft die Nosode (S. 251) bei der Ausleitung von Giftstoffen	Nosode D30 (der jeweiligen Krankheit) 2–3mal wöchentlich

KÖRPERLICHE UND GEISTIGE SCHWÄCHE NACH GEISTIGER ÜBERANSTRENGUNG, STRESS ODER NACH KRANKHEITEN

• **zittrige Schwäche nach grippalem Infekt, Kummer, Sorgen, Stress oder Prüfungen**; Sie sind *müde, benommen, wie gelähmt*; können *kaum die Augen aufhalten*; haben das Gefühl, sich bewegen zu müssen; bewährt bei Frühjahrsmüdigkeit, Sommergrippe und Föhn (Kalium phosphoricum, unten)	Gelsemium D12 2–3mal täglich
• **schnelle Ermüdung, mangelndes Durchhaltevermögen**; *Folge von Stress und Überforderung in Schule/Studium; nach akuten Virusinfektionen*; Sie sind appetitlos; vergesslich, mürrisch, unruhig; alles ist Ihnen zu viel	Calcium phosphoricum D6 3mal täglich
• **kurzer Schlaf tut gut und erholt**; Folge von Kummer, Sorgen, geistiger Überanstrengung, Verlust von Körperflüssigkeit; Rekonvaleszenz nach Erkrankungen (China, oben); Sie schlafen tagsüber ein, nicken weg; sind zerstreut, gedächtnisschwach, unkonzentriert	Acidum phosphoricum D6 3mal täglich
• **körperliche und geistige Kraftlosigkeit** mit Schwächegefühl und Müdigkeit; Sie sind unkonzentriert, vergesslich, nervös, ängstlich, schreckhaft; appetitlos; haben *schlechten Geschmack im Mund*; bewährt nach Krankheiten ○ **Verschlechterung:** morgens; bei Föhn, Wetterwechsel; nach Geschlechtsverkehr	Kalium phosphoricum D6 3mal täglich

Störungen des Allgemeinbefindens

SCHWÄCHE MIT SCHWINDEL

● **vor Terminen, Prüfungen, Reisen; durch Überarbeitung und Sorgen;** »*die Nerven spielen verrückt*«; Sie zittern am ganzen Körper; fühlen sich schwindlig, schwach, *unruhig, gehetzt, ängstlich nervös*; Heißhunger auf Süßes	Argentum nitricum D12 2–3mal täglich
● **zu wenig Schlaf;** Folge von Aufregung, Kummer, Sorgen; zittrige, lähmende Schwäche (Gelsemium, S. 158) in Armen, Beinen oder Nacken; Schwindel bei jeder Bewegung; Sie sind überempfindlich, gereizt und verfroren; *Folge von Nachtwachen, Schichtarbeit oder Zeitverschiebung*	Cocculus D6 3mal täglich

GEISTIGE ERSCHÖPFUNG DURCH CHRONISCHEN MANGEL AN SELBSTVERTRAUEN

● Sie sind *sehr empfindsam, sensibel und gewissenhaft*; fürchten sich vor gestellten Aufgaben; haben *Angst vor Misserfolg; scheuen Verantwortung*; sind äußerst kälteempfindlich, sehr wetter- und mondfühlig; bewährtes Langzeitmittel	Silicea D12 1mal täglich

HITZEWALLUNGEN

Starke und anhaltende Beschwerden gehören fachlich abgeklärt.

VORRANGIG HITZEBESCHWERDEN

● Sie **strecken die heißen Füße nachts aus dem Bett** oder **decken sich ganz auf**; häufig auch Hautjucken; Abneigung gegen Hitze; *langes Stehen wird schlecht vertragen; rote Lippen*, vormittags Schwächeanfälle mit Heißhunger gegen 11 Uhr	Sulfur D12 2mal täglich
● **Enge um den Hals wird nicht vertragen;** Hitze, enge Kleidung und Berührungen sind unangenehm; auch Beklemmungen und Herzklopfen; Sie frieren und schwitzen abwechselnd, reden viel und schnell ○ **Verschlechterung:** während und nach dem Schlaf	Lachesis D12 2mal täglich

- Sie sind **weinerlich und launisch, verlangen nach Trost und Zuspruch**; haben *Verlangen nach frischer Luft*, keinen Durst, schwitzen nachts, sofort nach dem Einschlafen
  - **Verschlechterung**: warme stickige Luft

Pulsatilla D12 2mal täglich

VORRANGIG SCHWÄCHE UND SCHWEISS

- Sie sind **total erledigt, erschöpft (mit innerem Zittern),** reizbar, übel gelaunt, ungeduldig, innerlich nervös, aufgewühlt und bekommen leicht blaue Flecken; Frieren und innere Hitze wechseln sich ab

Acidum sulfuricum D6 2mal täglich

- **schwächende Schweißausbrüche;** die geringste Anstrengung führt zum Schwitzen; Sie sind *erschöpft, völlig ausgelaugt*, reizbar und spitzzüngig oder depressiv und weinerlich; *haben Abneigung gegen Job, Familie und Partner*

Sepia D12 2mal täglich

VORRANGIG WALLUNGEN ZUM KOPF

- **plötzlich rotes, heißes und schweißiges Gesicht;** dabei *pochende, pulsierende Empfindungen*; Sie sind gereizt, ärgerlich, erregt; möglicherweise auch Herzklopfen
  - **Verschlechterung**: durch Druck, Berührung, Erschütterung

Belladonna D12 alle 1–4 h

- **Gefühl, der Kopf platzt im nächsten Moment;** plötzliche Hitzewallungen zum Kopf mit hochrotem Gesicht; *dabei Schwindel und klopfende Kopfschmerzen*
  - **Verschlechterung**: Hitze, Kopfbewegung
  - **Verbesserung**: Kühlung, Ruhe

Glonoinum D12 alle 1–4 h

- **Hitzewallung zu Brust und Kopf mit deutlicher Röte des Gesichts;** rechtsseitige Kopfschmerzen, vom Nacken zum rechten Auge ziehend; mit Schwindel, Ohrensausen, Übelkeit und Erbrechen; Sie *strecken nachts die Füße aus dem Bett* (Sulfur, S. 159)

Sanguinaria D12 alle 1–6 h

Siehe auch: erhöhter Blutdruck (S. 56)

Störungen des Allgemeinbefindens

KONZENTRATIONSSTÖRUNGEN/VERGESSLICHKEIT

Ausgeprägte, anhaltende und sich rasch verschlechternde Beschwerden gehören fachlich abgeklärt!

WEGWEISER

➤ **Vergesslichkeit im Alter:** Ambra (unten), Barium carbonicum (unten), Lycopodium (unten), Acidum phosphoricum (unten)
➤ **vergisst Gelesenes:** Ambra (unten), Anacardium (unten), Lycopodium (unten), Acidum phosphoricum (unten)
➤ **schlechtes Namensgedächtnis:** Anacardium (unten), Lycopodium (unten)

Symptome	Mittel
● Sie sind **müde und erschöpft, doch kurzer Schlaf erquickt**; Sie vergessen Gelesenes oder was Sie sagen wollten; wirken teilnahmslos, apathisch und müde; *schlafen beim Lesen oder Lernen ein*; nach Kummer und Sorgen, im Alter; bei geistiger oder körperlicher Überlastung	Acidum phosphoricum D6 3mal täglich
● **Essen bessert alle Beschwerden;** Sie **fluchen und schimpfen;** sind unfähig sich zu konzentrieren; vergessen Gelesenes; geistige Arbeit bereitet Kopfschmerzen; Sie haben ein schlechtes Namensgedächtnis (Lycopodium, unten), sind äußerst gereizt und werden schnell ausfällig	Anacardium D12 2mal täglich
● **verzögerte Entwicklung bei Kindern oder Gedächtnisstörungen im Alter;** Sie vergessen Gesagtes, was Sie sagen oder tun wollten; Kinder können sich nicht konzentrieren; *sind scheu und schüchtern,* ängstlich oder niedergeschlagen; bewährt bei Zerebralsklerose	Barium carbonicum D12 2mal täglich
● Sie sind ein **schüchterner Mensch, erröten schnell;** vergessen Gelesenes*; reagieren sensibel auf alle äußeren Einflüsse;* haben gedrückte Stimmung; weinen bei Musik; sind schlaflos vor Sorgen und im Alter vergesslich	Ambra D4 3mal täglich
● **Schreibfehler und schlechtes Namensgedächtnis;** *schlechtes Gedächtnis* im Alter; für Gelesenes, *Namen* und Worte (Anacardium, oben); *Fehler beim Schreiben*: Sie lassen Buchstaben aus, verdrehen oder verwechseln sie	Lycopodium D12 2mal täglich

• **gedankenschwach und vergesslich durch Schlafmangel** (Nux vomica, unten), Kummer und Sorgen; der Kopf fühlt sich leer an; *oft zittrige Hände; Schwindel bei Bewegung*; geistig leicht erschöpft (Acidum phosphoricum, S. 161)	Cocculus D6 2mal täglich
• **sehr empfindlich auf äußere Eindrücke, deshalb schnell abgelenkt;** Sie können sich nicht konzentrieren, sind schnell erschöpft und oftmals wie blockiert; haben Angst vor geistiger Anstrengung ○ **Verbesserung:** durch Ruhe und Schlaf (Acidum phosphoricum, S. 161) → bewährt bei Jugendlichen	Phosphorus D12 2mal täglich
• **Unruhe in den Beinen;** Nervosität; Unruhe und Ängstlichkeit; schlechter unruhiger Schlaf und Tagesmüdigkeit; Alkohol und Süßes werden nicht vertragen	Zincum D12 2mal täglich
• **gereizt und gestresst, schlecht im Rechnen;** Sie verlieren beim Lernen und Lesen den Faden (Barium carbonicum, S. 161); sind oftmals überarbeitet mit überreiztem Nervensystem und greifen trotzdem zu Aufputschmitteln (Kaffee, Nikotin) ○ **Verschlechterung:** Stress, Überarbeitung	Nux vomica D12 2mal täglich

KUMMER, TRAUER, HEIMWEH

• **anfänglicher Schock,** vor allem bei einem unerwarteten Todesfall	Aconitum C30 1mal
• **frischer Kummer;** Sie kommen über den Verlust eines geliebten Wesens oder Gegenstandes nicht hinweg; Heimweh; viel Seufzen und Weinen; launisches oder hysterisches Verhalten; starke Gefühlsschwankungen	Ignatia C30 1mal täglich
• **länger bestehender Kummer;** Depression und Niedergeschlagenheit (nach Kummer, Trauerfall, Heimweh); Sie wollen nicht bemitleidet werden, alleine sein, geben sich oder anderen die Schuld, brechen plötzlich in Tränen aus	Natrium chloratum C30 1mal

Störungen des Allgemeinbefindens

• **Heimweh bei Kindern mit roten Backen;** trotziges Verhalten; wollen in Ruhe gelassen werden, verlieren den Appetit, können nicht schlafen, sind schlaff und verfroren	Capsicum D12 bei Bedarf 1mal
• Sie sind traurig, resigniert und bedrückt; wollen alleine gelassen werden, sind eher scheu und verlegen, müde und erschöpft; tiefes trauriges Seufzen; Folgen von Kummer und Heimweh	Acidum phosphoricum D6 3mal täglich
• über längere Zeit **bei sehr schüchternen Menschen, die schnell erröten,** sensibel und zartbesaitet, schnell nervös und aufgeregt sind; Sie vergessen, was Sie sagen wollten, grübeln und können nicht schlafen, weinen bei Musik; schon kleine Probleme lassen Sie nicht mehr los	Ambra D4 3mal täglich über längere Zeit

NERVOSITÄT UND UNRUHE

Starke und anhaltende Beschwerden gehören fachlich abgeklärt.

ALLGEMEIN BEWÄHRT

• bei nervöser Erschöpfung und Schlaflosigkeit (3mal täglich 5 Tropfen und abends 15–20 Tropfen)	Avena sativa Urtinktur
• Stress, Nervosität und Schlaflosigkeit (3mal täglich 5 Tropfen und abends 15–20 Tropfen)	Passiflora* Urtinktur
• Nervosität, Unruhe in den Beinen und Muskelzuckungen	Zincum valerianicum* D4 3mal täglich

IMMER IN EILE UND GEHETZT

• Sie fühlen sich gehetzt, nervös und überanstrengt; reagieren impulsiv; sind geistig erschöpft; das Gedächtnis lässt nach; die Zeit vergeht zu schnell; Sie haben Angst vor wichtigen Terminen und Verabredungen; Kopfschmerzen; Verlangen nach Süßem	Argentum nitricum D12 1–3mal täglich

ÜBERDREHT DURCH ZU VIELE GEDANKEN ODER GENUSSMITTELMISSBRAUCH

• Sie sind unruhig, nervös erregt, hellwach; können keinen Schlaf finden, nicht abschalten;	Coffea D12

Herzklopfen; Folge von Freude, Schreck, Streit, von zu viel Kaffee, Nikotin oder Alkohol (Nux vomica, S. 234) → bewährt bei überdrehten Kindern	3–6mal täglich

UNRUHE UND GROSSE ANGST

• **plötzlich auftretende Unruhe und Angst** *nach einem seelischen Schock, Unfall oder bei akuten Erkrankungen;* Sie glauben, sterben zu müssen; sind ruhelos und schlaflos; fühlen sich fiebrig; das Herz klopft ◌ **Verschlechterung:** nachts; durch Schreck und Schock	Aconitum C30 bei Bedarf
• **Schwäche und Erschöpfung;** Sie wirken dabei wie getrieben, nervös und sehr ängstlich; große innere Unruhe; Sie wandern umher – vor allem nach Mitternacht, sind verfroren, *rasch* verlangen nach Wärme, sind durstig auf warme Getränke ◌ **Verschlechterung:** durch Alleinsein	Arsenicum album D12 1–3mal täglich

STARKE KÖRPERLICHE RUHELOSIGKEIT

• **ständiger Bewegungsdrang; keine Lage ist angenehm;** Sie können nicht ruhig sitzen oder liegen, sind schwach und benommen; der ganze Körper fühlt sich wie verrenkt oder gezerrt an	Rhus toxicodendron D12 1–3mal täglich
• **ständiges Bewegen der Beine, selbst im Schlaf;** nervöse Rastlosigkeit und Unruhe, geistige Erschöpfung, Ängstlichkeit, Schulangst; Sie fühlen sich müde, können aber nachts nicht schlafen; die Glieder zucken oder zittern unkontrollierbar	Zincum D12 1–3mal täglich
• **nervöse Ticks und unfreiwillige Zuckungen** (häufig: Lidzuckungen); Ruhelosigkeit mit fahrigen Bewegungen; Sie lassen leicht etwas fallen → bewährt bei: nervöser Überlebendigkeit von Kindern	Agaricus D12 3–6mal täglich

Störungen des Allgemeinbefindens

REIZBARKEIT/ÄRGER

Starke und anhaltende Beschwerden gehören fachlich abgeklärt.

ALLGEMEIN BEWÄHRT

- aufgestaute Gefühle und Ärger; auch Angst und Spannungszustände sowie psychische Übererregbarkeit und depressive Verstimmung

  Piper methysticum D4
  3mal täglich

SCHLECHTE LAUNE, SORGEN, VERLANGEN NACH RUHE

- Sie sind mürrisch, sehr reizbar und ärgerlich; möchten zu Hause sein, Ihre Ruhe haben; oftmals geschäftliche oder finanzielle Sorgen
  - **Verschlechterung:** morgens, durch Ärger und Aufregung

  Bryonia D12
  1–3mal täglich

DURCH STRESS, ÜBERARBEITUNG UND MISSBRAUCH VON GENUSSMITTELN, DROGEN, TABLETTEN

- Sie sind reizbar, ungeduldig, pedantisch, äußerst empfindlich gegen Licht, Lärm, Gerüche oder kalten Luftzug; gehen schnell »in die Luft«; stressreicher Lebensstil
  - **Verschlechterung:** durch Stress; am Morgen

  Nux vomica D12
  1–3mal täglich

LANGE GESCHLUCKTER ÄRGER FÜHRT ZUR EXPLOSION

- Sie sind schnell verletzt, eingeschnappt und ärgerlich, zittern innerlich vor Wut; werfen mit Gegenständen um sich (Chamomilla, unten); plötzlich heftiger Gefühlsausbruch
  - **Verschlechterung:** durch Kummer, Gram, Beleidigung, Demütigung; Bestrafung

  Staphisagria D12
  1–3mal täglich

HOCHGRADIGE ÜBEREMPFINDLICHKEIT UND GEREIZTHEIT

- Sie **neigen zu Wutausbrüchen und Jähzorn;** werfen mit Gegenständen um sich (Staphisagria, oben); sind äußerst gereizt, unruhig und durch nichts zufriedenzustellen; verhalten sich schnippisch, launisch und ungerecht; **Kinder wollen getragen werden**

  Chamomilla C30
  1mal täglich

- Sie sind ärgerlich, reizbar und ungeduldig, aufbrausend; fühlen sich schnell angegriffen, explodieren oder reagieren mürrisch; wollen alleine sein (Bryonia, S. 165); ärgern sich, wenn Sie reden müssen; Ärger führt zu krampfartigen Beschwerden (Koliken, Ischias etc.)

  Colocynthis D12 1–3mal täglich

Sie fluchen und schimpfen

- Sie werden beim geringsten Anlass ausfällig; reagieren boshaft, gemein und ungerecht; widersprechen; versuchen, sich etwas zu beweisen; fühlen sich innerlich zerrissen; haben mangelndes Selbstvertrauen (Lycopodium, S. 167)
  ○ **Verbesserung:** durch Essen

  Anacardium D12 1–3mal täglich

Liebeskummer oder Eifersucht

- häufiges Seufzen, launische und wechselhafte Stimmung; *hysterische Anfälle;* Sie heulen und schreien, sind aufgebracht und böse; haben einen Wutanfall; *wollen am liebsten alleine sein*; fühlen einen Kloß im Hals

  Ignatia C30 1mal täglich

- Sie sind **außer sich vor Eifersucht, Rache- oder Hassgefühlen;** äußerst launisch, misstrauisch und eifersüchtig (Nux vomica, S. 165), streitsüchtig; Sie glauben, andere wollen nur Böses; *reden schnell, denken aber noch schneller*

  Lachesis D12 1–2mal täglich

Streitsüchtig, gereizt, Sie würden am liebsten »abhauen«

- Sie **fühlen sich erschöpft, niedergeschlagen und apathisch;** sind leicht gereizt und hoch aggressiv; verletzen andere mit wenigen Worten (Lycopodium, S. 167); haben *keine Lust auf Familie, den Partner oder Sex*
  ○ **Verbesserung:** durch kräftige Bewegung
→ bewährt bei: hormonellen Störungen

  Sepia D12 1–3mal täglich

Störungen des Allgemeinbefindens

REIZBAR UND CHOLERISCH DURCH INNERE UNSICHERHEIT; SIE AGIEREN MIT SPITZER ZUNGE NUR GEGENÜBER SCHWÄCHEREN

• **Wutausbrüche, Herrschsucht;** innere Unsicherheit wird damit überdeckt; Versagensangst; Sie sind rechthaberisch, können Widerspruch nicht ausstehen; verletzen andere schnell durch Ihre Art	Lycopodium D12 1–3mal täglich

SCHLAFSTÖRUNGEN

Länger anhaltende Schlafstörungen gehören fachlich abgeklärt.

ALLGEMEIN BEWÄHRT

• **mit nervöser Erschöpfung** (3mal täglich 5 Tropfen und abends 15–20 Tropfen)	Avena sativa Urtinktur
• **mit Stress und Nervosität** (3mal täglich 5 Tropfen und abends 15–20 Tropfen)	Passiflora* Urtinktur
• **mit Nervosität, Unruhe in den Beinen und Muskelzuckungen**	Zincum valerianicum* D4 3–6mal tägl.

ANGSTZUSTÄNDE

• **starke plötzliche Angst und Panik;** Sie schrecken aus dem Schlaf (Arsenicum album, S. 168), haben heftiges Herzklopfen und Atembeklemmung; meinen gleich sterben zu müssen; oftmals nach Alpträumen	Aconitum C30 bei Bedarf
• **Angst vor bevorstehenden Ereignissen** (Vorstellungsgespräch, Prüfung, Examen ...) mit Unruhe und Zittrigkeit; Sie müssen vor Angst ständig auf die Toilette; sind in Eile und fühlen sich gehetzt	Argentum nitricum D12 2–3mal täglich

KUMMER, SORGEN UND ÄNGSTLICHKEIT

• Sie sind ein **sensibler, schüchterner, zartbesaiteter Mensch;** *reagieren auf alles sehr empfindlich; erröten schnell;* wirken leicht nervös und aufgeregt; schon kleine Probleme und Sorgen lassen Sie keine Ruhe finden; sind niedergeschlagen und erschöpft	Ambra D4 3–6mal täglich

• **frischer Kummer** (Heimweh, Liebeskummer oder *Verlust eines geliebten Wesens*); *starke Stimmungsschwankungen*; Neigung zu Lach- und Weinkrämpfen; viel Seufzen und Gähnen; müde am Tage und schlaflos nachts	Ignatia C30 1mal täglich
• **lange bestehender Kummer**; Sie können abends oder nach Aufwachen nicht mehr einschlafen; *grübeln über Vergangenes*; ziehen sich in sich selbst zurück; *wollen am liebsten alleine sein, um zu weinen*; wollen weder bemitleidet noch umsorgt werden	Natrium chloratum C30 1mal wöchentlich
• **ängstliche Sorgen und innere Unruhe**; Sie sind müde und erschöpft, doch innere Unruhe *treibt Sie umher*; Sie haben sorgenvolle Gedanken; *schrecken voller Angst aus dem Schlaf* (Aconitum, S. 167); haben Angst um die Gesundheit, vor dem Alleinsein; sind *verfroren und verlangen nach Wärme*	Arsenicum album D12 2–3mal täglich

ÜBERARBEITUNG, MÜDIGKEIT, ERSCHÖPFUNG

• **gestresste Menschen und Workaholics**; Folgen von Nikotin-, Kaffee-, Medikamenten- und Drogenmissbrauch; überreiztes Nervensystem; Sie gehen spät ins Bett, können nicht abschalten und einschlafen; wachen frühzeitig und *übel gelaunt* wieder auf; *essen spätabends*	Nux vomica D12 2–3mal täglich
• **lange anhaltender Schlafmangel, gestörter Schlafrhythmus** *(bei Schichtarbeit; Zeitverschiebung; Jetlag, Nachtwachen);* Sie können trotz Müdigkeit nicht Einschlafen; wachen immer wieder auf; sind tagsüber todmüde; müssen dauernd gähnen (Ignatia, oben); *fühlen sich vor Müdigkeit schwindelig und übel*	Cocculus D6 2–3mal täglich
• **geistige Überanstrengung**; mit Konzentrationsstörungen und Vergesslichkeit; auch Kraftlosigkeit, Muskelschwäche und Rückenschmerzen → bewährt bei Studenten und schlanken, nervenschwachen Menschen	Kalium phosphoricum D6 3mal täglich

Störungen des Allgemeinbefindens

ÜBERREIZTHEIT

• **Aufregung und Gedankenfülle**; die Sinne sind überreizt; Sie können nicht abschalten; evtl. mit Herzklopfen und Schweißausbruch; Zustand erinnert an eine »Überdosis« Kaffee, gegen die das Mittel übrigens gut hilft (auch: Chamomilla, unten; Nux vomica, S. 168)	Coffea D12 2–3mal täglich
• **durch Ärger oder Schmerzen**; unerträgliche Schmerzen; Sie sind überempfindlich, unruhig, äußerst gereizt und schlecht gelaunt; *Hitzegefühl im Körper*; **Kinder wollen getragen werden**	Chamomilla D12 2–3mal täglich
→ bewährt beim Zahnen, nach Ärger oder zu viel Kaffee (Nux vomica, S. 168; Coffea, oben)	

SCHWEISSAUSBRÜCHE

Anhaltende Schweißausbrüche, große Schwäche und anhaltende Begleitsymptome (beispielsweise Husten) gehören fachlich abgeklärt.

SIE SCHWITZEN SCHON NACH GERINGSTER ANSTRENGUNG

• **reichliches Schwitzen und nervöse Überreiztheit**; Sie sind überempfindlich gegen Geräusche, Licht, Berührung	China D6 2mal täglich
→ bewährt bei: Schwäche nach erschöpfenden Krankheiten; Flüssigkeitsverlust (Durchfall, Blut, Milch)	
• **hormonelle Störungen** (Pulsatilla, S. 170); Sie *fühlen sich erschöpft und völlig ausgelaugt*; sind gereizt und weinerlich; (übel riechender) Schweiß unter den Achseln; Abneigung und Gleichgültigkeit gegen Familie, Partner und Arbeit	Sepia D12 2mal täglich
→ bewährt: im Klimakterium	
• **Rückenschmerzen und ausgeprägte Schwäche**; starke Empfindlichkeit gegen Kälte und Luftzug; Sie haben das Bedürfnis sich hinzulegen oder anzulehnen; *können sich kaum auf den Beinen halten*	Kalium carbonicum D12 2mal täglich
○ **Verbesserung**: durch Wärme	

• **reichlich Nachtschweiß, der die Wäsche gelb färbt;** *klebriger Schweiß, eventuell übel riechend und gelblich*; häufig *reichlich Speichelfluss* und übler Mundgeruch; Sie frieren auch nachts im Bett, vertragen weder Wärme noch Kälte gut	Mercurius solubilis D12 2mal täglich

INNERE UND ÄUSSERE KÄLTE, KALTER SCHWEISS UND KREISLAUFSCHWÄCHE

• **Kreislaufbeschwerden (wie Kollaps) mit kalter, blasser Haut;** eingefallenes Gesicht mit kaltem Schweiß; *Schwächeanfall beim Aufstehen* ○ **Verbesserung:** durch Wärme → bewährt bei: niedrigem Blutdruck, nach Durchfall oder Erbrechen	Veratrum D12 alle 1–6 h

SÄUERLICH RIECHENDER SCHWEISS

• **eiskalte Füße mit reichlich Fußschweiß** (Sulfur, unten), der die Zehen wund macht; Sie schwitzen besonders am Kopf; fangen gleich nach dem Einschlafen zu schwitzen an (Pulsatilla, unten); sind sehr verfroren, werden selbst im Bett nicht warm	Silicea D12 2mal täglich
• Sie schwitzen nur stellenweise, z. B. an Händen, Kopf, Füßen, Brust; kalte feuchte Füße; Sie schwitzen hauptsächlich nachts (oft am Hinterkopf); strecken die zu warmen Füße aus dem Bett (Sulfur, unten); erkälten sich leicht	Calcium carbonicum D12 2mal täglich

VERSCHLIMMERUNG DURCH BETTWÄRME

• **übel riechender Fuß-, Achsel- und Körperschweiß;** unreine Haut; oftmals kalte Füße, die aber im Bett so warm werden, dass man sie nachts aus dem Bett streckt (Calcium, oben)	Sulfur D12 2mal täglich
• **stickige Wärme wird nicht ertragen;** unruhiger Schlaf infolge Hitzegefühls; Sie *fangen gleich nach dem Einschlafen zu schwitzen an* (Silicea, oben); haben *Verlangen nach frischer Luft*; sind eher ein launischer Mensch; oft bei hormonellen Störungen (Sepia, S. 169)	Pulsatilla D12 2mal täglich

Störungen des Allgemeinbefindens

SELBSTVERTRAUEN, MANGEL AN

Wegen der Vielzahl der Möglichkeiten sind hier nur die wichtigsten Mittel aufgeführt. Eine homöopathische Konstitutionsbehandlung ist empfehlenswert.

Minderwertigkeitsgefühl; Sie neigen zum Schimpfen und Fluchen; fühlen sich leicht angegriffen; reagieren hinterhältig und boshaft; sind vergesslich, arbeitsmüde und haben häufig nervöse Verdauungsbeschwerden	Anacardium D12 2mal täglich
Spätentwickler oder vorzeitiges Altern; schüchternes, zurückhaltendes, auch kindliches Verhalten; schwaches Gedächtnis; Sie können keine Entscheidungen fällen; sind oft abhängig von anderen	Barium carbonicum D12 3mal täglich
minderwertig gegenüber Vorgesetzten, tyrannisch gegenüber Untergebenen; Verlust an Selbstwertgefühl; Gedächtnisschwäche, Impotenz; Sie meiden Verantwortung, sind angeberisch und arrogant	Lycopodium D12 2mal täglich
Sie sind ein **nachgiebiger, weicher Mensch; können nicht alleine sein;** haben Verlangen nach Mitgefühl, weinen häufig und leicht; sind oft abhängig von anderen, schüchtern, launisch, passiv, unterwürfig	Pulsatilla D12 2mal täglich
Sie sind ein **sanfter, schüchterner und nachgiebiger Mensch;** fühlen sich schnell unterlegen; haben Angst vor Misserfolg und Versagen; chronischer Mangel an Selbstvertrauen; Sie können sehr genau, exakt und gewissenhaft, auf der anderen Seite aber auch dickköpfig und stur sein	Silicea D12 2mal täglich
unterdrückte Emotionen; Sie sind ein romantischer, sensibler Mensch; können sich mit Worten nicht verteidigen; grübeln später, was Sie in der Situation am besten gesagt hätten; fressen Emotionen und Ärger in sich hinein; neigen zur Selbstbefriedigung	Staphisagria D12 2mal täglich

STRESS

Wichtig ist, wie sich der Stress auswirkt: in gesteigerter Reizbarkeit, Nervosität, Schlafstörungen? Schlagen Sie ggf. auch dort nach.

● **bei extrem emotionalem, psychischem Stress** (z. B. bei Unfällen); starke Ängste bis hin zur Todesangst; starke Ruhelosigkeit; nützlich bei Panikattacken	Aconitum C30 bei Bedarf
● **bei vorwiegend körperlichem Stress** durch Verletzung, Überbelastung; Überarbeitung; Sie fühlen sich zerschlagen, wie geprügelt; verspüren Unruhe, obwohl jede Bewegung schmerzt; behaupten dabei oftmals, dass alles völlig in Ordnung sei	Arnica D12 2–3mal täglich
● **körperliche und geistige Erschöpfung**; durch Überarbeitung und Stress sind Sie ängstlich und besorgt, dabei verwirrt und vergesslich	Kalium phosphoricum D6 3–6mal tägl.
● **Mangel an Selbstbewusstsein; Angst, dem Stress nicht mehr gewachsen zu sein**; Depressionen; schwaches Gedächtnis; Unfähigkeit, mit neuen Situationen zurechtzukommen; Sie vertragen keinen Widerspruch	Lycopodium D12 2mal täglich
● **müder, ausgelaugter, überarbeiteter, gereizter Managertyp**; Sie sind schlaflos aufgrund von Sorgen und Problemen; konsumieren zu viel fettes Essen, Kaffee, Tabak und Alkohol; neigen zu Magengeschwüren; Beschwerden auch durch zu viele Schlaf-, Kopfschmerz-, Magen- und Beruhigungsmittel	Nux vomica C30 1mal
● Stress durch bevorstehende Aufgaben (wie Prüfungen, Auftritte); *bei Lampenfieber*; Sie fühlen sich überfordert, müde, schlapp, schwach und zittrig; haben oft das Gefühl, als nahe eine Grippe	Gelsemium D12 akut: alle 2–3 h sonst: 2–3mal täglich
● **bevorstehende Ereignisse wie Prüfungen, Auftritte oder Reisen rauben den letzten Nerv**; Sie sind *nur noch in Eile und Hektik*; oft verbunden mit Panikattacken, Ängsten oder Schwindel; haben dabei großes Verlangen nach Süßigkeiten	Argentum nitricum D12 2–3mal täglich

Siehe auch: Müdigkeit (S. 157), Ängste (S. 150), Nervosität (S. 163), Reizbarkeit (S. 165), Schlafstörungen (S. 167)

Störungen des Allgemeinbefindens

ÜBERGEWICHT, KRANKHAFTES (ADIPOSITAS)

- Sie sind ein **ruhiger, schüchterner Mensch** mit sehr starkem Appetit; Verlangen nach Eiern; Abneigung gegen Milch; Neigung zu Erkältungen; Sie schwitzen nachts — Calcium carbonicum D12 2mal täglich
- Sie sind ein **träger Mensch,** dauernd am Naschen, haben Abneigung gegen Fleisch, Süßigkeiten, Salz; Sie neigen zu rissigen Hautausschlägen; sind sehr sentimental bei Musik — Graphites D12 2mal täglich
- Sie sind ein **rotbackiger (rotnasiger) Mensch**; gieriger Appetit; Abneigung gegen Arbeit, Sport und geistige Anstrengung; Sie leiden unter Heimweh; lieben Wein — Capsicum D12 2mal täglich
- Sie sind ein **sehr moralischer, pflichterfüllter Mensch;** haben starkes Verlangen nach Süßem; schwitzen leicht; sind aufgedunsen, schnell erschöpft; Herzschwäche; Anämie und Rückenschmerzen — Kalium carbonicum D12 2mal täglich
- Sie **nehmen trotz strikter Diät nicht ab;** bei Kropf, vergrößerter Schilddrüse und Schilddrüsenunterfunktion — Fucus vesiculosus* D2 3–6mal täglich

WETTERFÜHLIGKEIT

(WETTERWECHSEL ZU) FEUCHTIGKEIT UND KÄLTE

- **innere Kälte, als ob Sie sich erkältet hätten;** *Folge von Nässe und Kälte in der Wohnung, beim Wetter* (Natrium sulfuricum, unten) *oder bei plötzlichem Wechsel von Warm nach Kalt;* Erkältung, Verkühlung, rheumatische Beschwerden — Dulcamara D12 2–3mal täglich
- **Knochen-, Gelenk- und Kopfschmerzen, vor allem bei Wetterwechsel;** Kopfschmerzen durch Bewegung; Nackenschmerzen; *ziehende Schmerzen in Gelenken und Knochen;* ehemals gebrochene Knochen schmerzen — Calcium phosphoricum D6 3mal täglich
- **Wasseransammlung im Gewebe;** rheumatische Beschwerden; *geschwollene Gelenke, Durchfall, lockerer Husten;* auch asthmatische Beschwerden — Natrium sulfuricum D6 3mal täglich

- ○ **Verschlechterung:** durch feuchte Kälte, in feuchten Wohnungen (Dulcamara, S. 173), in See- oder Moorgebieten
- rheumatische Beschwerden mit Steifheit, Kribbeln und Taubheit; bessern sich bei leichter Bewegung; reißende Schmerzen in Gesicht, Kiefer und Zähnen (Silicea, unten); oft im Herbst und bei nebeligem Wetter
  - ○ **Verbesserung:** durch Wärme, Massagen

  | Rhus toxicodendron D12 2–3mal täglich |

(WETTERWECHSEL ZU) TROCKENER KÄLTE, WIND UND ZUGLUFT

- **Sie müssen den Kopf warm einhüllen;** Nackenschmerzen, die zu den Augen aufsteigen; Nervenschmerzen in Augen, Gesichtsknochen und Zähnen (Rhus toxicodendron, oben); *alte Narben schmerzen bei Wetterwechsel*
  - ○ **Verbesserung:** *Wärme*

  | Silicea D12 2mal täglich |

- Sie sind **äußerst empfindlich gegen Kälte und Wind; (feuchte) Wärme bessert;** *stechende bohrende* Schmerzen, die durch Kälte unerträglich werden; Kopfschmerzen; Sie neigen zu eitrigen Infekten; sind *sehr reizbar* (Nux vomica, unten)
  - ○ **Verbesserung:** durch Wärme, *warmes Einhüllen* (Silicea, oben), *Kopfdampfbäder und Inhalationen*

  | Hepar sulfuris D12 2–3mal täglich |

- Sie sind ein **reizbarer, ärgerlicher Mensch** (Hepar sulfuris, oben); **äußerst empfindlich gegen Kälte und Luftzug;** *überempfindlich; Folgen von Stress; Genuss- oder Arzneimittelmissbrauch*
  - ○ **Verbesserung:** durch Wärme

  | Nux vomica D12 2mal täglich |

- **rheumatische Beschwerden oder Zahnschmerzen vor Wetterwechsel zu rauem, windigem, regnerischem Wetter; vor Gewitter und Sturm;** Beschwerden kündigen einen Wetterwechsel an

  | Rhododendron D6 3–6mal täglich |

Störungen des Allgemeinbefindens

(Wetterwechsel zu) Sonne, Hitze und Föhn

• **dumpfe Kopfschmerzen mit Hitze-, Völlegefühl und Schwindel;** Hitze, *direkte Sonnenbestrahlung und Gewitter werden sehr schlecht vertragen*; dunkle Augenringe; das Gesicht ist entweder gerötet oder bleich gedunsen	Natrium carbonicum* D12 alle 2–3 min
• **Enges um den Hals und am Leib werden nicht toleriert;** heißer, schwerer Kopf (der Körper kann kalt sein); pochende Kopfschmerzen; Sie sind angespannt, gereizt; *reden schnell und viel* ○ **Verschlechterung:** bei heißem Wetter, Sonne, nach dem Schlaf → bewährt: im Klimakterium	Lachesis D12 2mal täglich
• großes Bedürfnis nach frischer Luft; obwohl Sie leicht frieren, können Sie *warme stickige Luft nicht ertragen*	Pulsatilla D12 2mal täglich
• Sie sind **müde, benommen, schlapp, apathisch und energielos;** *können die Augen vor Schwere kaum aufhalten;* Kopfschmerzen; Sehstörungen; *zittrige Schwäche* → bewährt bei: Föhn, heißem Wetter und Wetterwechsel von Kalt nach Warm	Gelsemium D12 3mal täglich
• Sie sind **gereizt, möchten Ihre Ruhe; gieriger Durst;** Durchfall, Husten, rheumatische Beschwerden nach einem Wetterwechsel von Kalt nach Warm; stechende Schmerzen	Bryonia D12 3mal täglich
• **Schwindelgefühl bei Föhn;** *geistige und körperliche Erschöpfung*; Sie fühlen sich kraftlos und können sich nicht konzentrieren → bewährt bei: schlanken, nervenschwachen Menschen, nach geistiger Überanstrengung oder nach Krankheiten	Kalium phosphoricum D6 3mal täglich

BESCHWERDEN VON KINDERN

Grundsätzlich haben die Beschreibungen und Mittel aus den anderen Kapiteln auch bei der Behandlung von Kindern Gültigkeit. In diesem Kapitel geht es jedoch um Beschwerden, die fast ausschließlich bei Kindern auftreten. Sie finden hier auch Tipps für die homöopathische Behandlung und Prophylaxe von Kinderkrankheiten – für den Fall, dass Ihr Kind keinen oder nur unvollständigen Impfschutz besitzt oder es trotz Impfung zum Ausbruch der Krankheit kommt.

Sie werden feststellen, dass die Behandlung von Kindern im Vergleich zu Erwachsenen manchmal etwas schwieriger sein kann. Sie müssen meist besser beobachten, weil Sie nicht so viele Fragen stellen können. Andererseits sprechen Kinder oftmals besser als Erwachsene auf die Mittel an. Deshalb kann man sagen, dass die Behandlung von Kindern ein äußerst dankbares Gebiet der Homöopathie ist.

> Sollten die Krankheitssymptome ernst, sehr heftig und ungewöhnlich sein oder nicht besser werden, dann suchen Sie bitte einen Arzt oder Heilpraktiker auf. Alle in diesem Buch aufgeführten Mittel können auch zusätzlich zu anderen Medikamenten eingenommen werden, wenn Sie dies mit dem Therapeuten Ihres Kindes absprechen.

BAUCHKRÄMPFE/KOLIKEN

Säuglinge leiden häufig einmal an Blähungskoliken. Nabelkoliken sind krampfartige Bauchschmerzen ohne erkennbaren Befund. Häufig sind sie psychisch bedingt und treten nach Kummer, Liebesentzug oder Bestrafung auf.

BLÄHUNGSKOLIKEN

● **das Kind muss sich vor Schmerz zusammenkrümmen;** Kleinkinder ziehen die Beine an; sind sehr ärgerlich und gereizt ○ **Verbesserung:** durch Wärme, *festen Druck (Säuglinge wollen auf dem Bauch liegen)*, Stuhlgang und Blähungsabgang	Colocynthis D12 akut: alle $1/2$–2 h sonst: 2–3mal täglich

Beschwerden von Kindern

• **Wärme und Bauchmassage bessern;** das Kind krümmt sich vor Schmerzen zusammen oder zieht die Beinchen an; *Abgang von Blähungen lindert nicht* ○ **Verbesserung:** Wärme (Getränke, Wärmflasche); Kneten, Reiben, Massage	**Magnesium phosphoricum D12** akut: alle ½–2 h sonst: 2–3mal täglich
• **das Kind ist sehr gereizt; möchte getragen werden;** hat ein heißes, verschwitztes Gesicht; der Bauch ist gebläht; man kann diesem Kind nichts recht machen; es schleudert sein Spielzeug in die Ecke ○ **Verschlechterung:** Zorn, Ärger, Aufregung (Colocynthis, S. 176); bei der Zahnung	**Chamomilla D12** akut: alle ½–2 h sonst: 2–3mal täglich
• **übel riechende Blähungskoliken durch Milch (auch Muttermilch);** *grüne unverdaute Durchfälle* (Chamomilla, oben); bei lebhaften, schlanken, nervösen, schnell erschöpften Kindern	**Calcium phosphoricum D6** 3mal täglich

NABELKOLIKEN

• **Bauchschmerzen nach Kummer** (Heimweh, Verlust eines geliebten Wesens)**, Tadel, Liebesentzug;** sehr wechselhafte Stimmung; seufzt und gähnt viel; *hysterisches Verhalten*	**Ignatia C30** 1mal täglich Wasserglas
• **unterdrückter Ärger und Zorn, Beleidigung, Kränkung und Tadel** lösen krampfartige schneidende Bauchschmerzen aus; *Kinder reagieren mit Wutausbrüchen und Zorn* (Chamomilla, oben)*, wollen aber nicht getragen werden;* werfen mit Gegenständen	**Staphisagria D12** akut: alle ½–2 h sonst: 2–3mal täglich
• **Bauchschmerzen und Blähungen durch Überforderung in der Schule;** schnelle Erschöpfung; Schulkopfschmerz durch geistige Arbeit; Abneigung gegen Milch; Verlangen nach Geräuchertem; schlechter Appetit; schlanke, unruhige, blasse Kinder	**Calcium phosphoricum D6** 3mal täglich

Siehe auch: Bauchschmerzen (S. 48), Blähungen (S. 52), Durchfall (S. 178)

BETTNÄSSEN

*Eine Erkrankung der Harnwege muss ausgeschlossen werden.
Anhaltende Beschwerden gehören fachlich abgeklärt.*

• **das Kind wacht beim Bettnässen nicht auf** (Kreosotum, unten); brennende, krampfartige Schmerzen beim Wasserlassen	Belladonna D12 2mal täglich
• **Bettnässen im ersten Schlaf** (Sepia, unten); Angst vor der Dunkelheit; oft auch tagsüber ungewollter Harnabgang bei Aufregung, Husten, Niesen oder Lachen	Causticum D12 2mal täglich
• **das Kind macht aus Gewohnheit ins Bett**; es kann träumen oder Alpträume haben, während es ins Bett macht	Equisetum* D3 3mal täglich
• **das Kind schläft fest und tief, wacht nicht auf** (Belladonna, oben); träumt vom Urinieren (Sepia, unten; Lycopodium, unten); kommt nicht schnell genug auf die Toilette; Bettnässen kurz nach dem Einschlafen (Sepia, unten)	Kreosotum D12 2mal täglich
• **das Kind macht tagsüber in die Hose**; blasse Kinder, die schnell erröten	Ferrum phosphoricum D12 3mal täglich
• **das Kind hat Angst, deswegen ausgelacht zu werden**; mangelndes Selbstvertrauen; es traut sich vieles nicht; träumt vom Urinieren (Kreosotum, oben; Sepia, unten); häufig dunkler Urin	Lycopodium D12 2mal täglich
• **Bettnässen im ersten Schlaf** (Causticum, oben); das Kind mag gerne Sport, kräftige Bewegung und Tanzen; mag gerne alleine sein; eher ein Mittel für Mädchen	Sepia D12 2mal täglich
• bei sanften, schüchternen, nachgiebigen Kindern, die schnell weinen und nicht alleine sein wollen	Pulsatilla D12 2mal täglich
Siehe auch: Blasenbeschwerden (S. 53)	

DURCHFALL BEI KINDERN

Anhaltende Beschwerden gehören umgehend fachlich abgeklärt.

• **Blähungskoliken mit grünlichem Durchfall »wie gehackter Spinat«**; aufgetriebener Leib;	Chamomilla D12

Hitze und Schweiß; das Gesicht ist rot, das Kind sehr ungehalten und ärgerlich; wirft sich vor Schmerzen hin und her; oft während der Zahnung oder nach Ärger	akut: alle 1/2–2 h sonst: 2–3mal täglich
● **grüne, schleimige Durchfälle mit übel riechenden Blähungen** und krampfartigen Schmerzen, häufig nach Fruchtsaft, kalten Getränken oder Eis; oft Verlangen nach Geräuchertem, Abneigung gegen Milch → bewährt: während der Zahnung	Calcium phosphoricum D6 3mal täglich
● **sauer riechender Kinderdurchfall,** vor allem nach Milch und Fett; Stuhl ist wässrig, milchig mit Unverdautem; großes Verlangen nach Eiern; meist korpulentes Kind	Calcium carbonicum D12 2–3mal täglich
Siehe auch: Durchfall (S. 61)	

EITERFLECHTE (IMPETIGO)

Anhaltende Ausschläge gehören fachlich abgeklärt. Berücksichtigen Sie bei der Mittelwahl auch die Leitsymptome (S. 195).

● **äußerlich:** abtupfen mit der unverdünnten Tinktur	Hypericum Tinktur
● **dicke, gelbliche Krusten mit starkem Juckreiz, durch Wärme schlimmer;** nässende eiternde Pickel, vor allem an Kinn und Backen; dick belegte weiße Zunge; mürrisches Wesen	Antimonium crudum D12 1–3mal täglich
● **dicke eitrige Krusten mit honigartigem Sekret – fett;** starker Juckreiz; eher dickliches Kind ○ **Verschlechterung:** Wärme, nachts, Wasser ○ **Verbesserung:** Kälte	Graphites D12 1–3mal täglich
● **sehr berührungsempfindliche Pickel** mit Krusten; das Kind ist **äußerst kälteempfindlich;** Wärmeanwendungen bessern die stechenden Schmerzen und den Juckreiz	Hepar sulfuris D12 1–3mal täglich
● **stark brennender, juckender Bläschenausschlag;** das Kind ist unruhig ○ **Verbesserung:** *Wärme und warme Anwendungen*	Arsenicum album D12 1–3mal täglich

● **extrem juckende Bläschen mit rotem Rand, die schnell zu eitern anfangen;** das Kind kann nicht ruhig halten ○ **Verschlechterung:** nachts ○ **Verbesserung:** Wärmeanwendungen	Rhus toxico-dendron D12 1–3mal täglich
● **bewährt bei dicken Krusten mit gelbem Eiter, vor allem im Gesicht;** Jucken und Brennen ○ **Verschlechterung:** nachts	Viola tricolor* D2 1–3mal täglich
● **wiederkehrende Beschwerden;** Wärme und Bettwärme werden nicht vertragen; trockene, raue Haut; kratzt sich blutig	Sulfur D12 1–3mal täglich

Siehe auch: Hautausschlag (S. 81)

ERBRECHEN BEI KINDERN, BABYS UND SÄUGLINGEN

Anhaltende Beschwerden gehören umgehend fachlich abgeklärt.

● **Brechwürgen mit krampfartigen Magen- oder Bauchschmerzen;** das Kind muss häufig seufzen oder tief Luft holen ○ **Verbesserung:** durch Essen und Trinken → bewährt bei: sensiblen Kindern nach Kummer, Aufregung, Bestrafung oder Liebesentzug	Ignatia D12 alle 4–6 h
● **mit deutlich dickem, weißlichem Zungenbelag;** gierige, mürrische Esser; Folge von Überessen, Durcheinanderessen; nach Fettem oder Saurem; Erbrechen von Milch oder sauren Speisen, danach kein Appetit (im Gegensatz zu Aethusa, unten)	Antimonium crudum D12 alle 4–6 h
● **das Kind möchte andauernd gestillt werden;** Milchbrechen von Säuglingen, die ständig an die Brust wollen und dann leicht erbrechen	Calcium phosphoricum D6 alle 4–6 h
● **das Kind mag keine Milch oder Muttermilch;** Milch verursacht sauren Durchfall und saures Erbrechen; Aufstoßen und Sodbrennen – vorwiegend nach Milch, die in Klumpen erbrochen wird	Calcium carbonicum D12 alle 4–6 h
● **nach dem Erbrechen sofort wieder Hunger** (im Gegensatz zu Antimonium crudum, oben); **Speikinder;** die Milch wird gleich nach dem Trinken	Aethusa* D6 alle 4–6 h

wieder erbrochen; dabei schwach und schläfrig; eventuell mit krampfartigen Durchfällen und lautem Schreien

Siehe auch: Erbrechen (S. 137)

HYPERAKTIVITÄT

Anhaltende Beschwerden gehören fachlich abgeklärt. Eine homöopathische Konstitutionsbehandlung hat sich bewährt.

Symptome	Mittel
das Kind bewegt ständig die Beine, selbst im Schlaf; nervöse Rastlosigkeit und Unruhe; *die Glieder zucken oder zittern;* es ist müde, kann aber nicht schlafen; geistig müde, erschöpft und ängstlich (Schulangst); knirscht im Schlaf mit den Zähnen	Zincum D12 1–3mal täglich
Hände und Füße sind in ständiger Bewegung; *Muskelzuckungen;* das Kind muss ständig mit etwas spielen; *schreckt nachts aus dem Schlaf*	Kalium bromatum* D12 3mal täglich
nervöse Ticks und unfreiwillige Zuckungen (Lidzuckungen); Ruhelosigkeit mit fahrigen Bewegungen; nervöse Überlebendigkeit; nervöse Lernschwäche; das Kind lässt leicht etwas fallen, kann sich nicht konzentrieren, lernt spät laufen	Agaricus D12 3mal täglich
das Kind ist dünn, lebhaft, unruhig; hat Verlangen nach Geräuchertem, Abneigung gegen Milch; ist unzufrieden, leicht ärgerlich; unkonzentriert; heult und jammert; verspätetes Zahnen	Calcium phosphoricum D6 3mal täglich
das Kind muss sich ständig bewegen; keine Position scheint angenehm; es kann daher nicht ruhig sitzen oder liegen; körperliche Unruhe: kann keine Minute ruhig bleiben ○ **Verschlechterung:** nachts	Rhus toxicodendron D12 1–3mal täglich
das Kind ist dünn, lebhaft, frühreif oder Spätentwickler; ist geistig rege, boshaft, schnell gelangweilt, kann nicht still sitzen, liebt Reisen; Zähneknirschen nachts; Verlangen nach Geräuchertem (Calcium phosphoricum, oben); häufige Infekte; Zerstörungswut, Unzufriedenheit	Tuberculinum C30 1mal monatlich

Siehe auch: Unruhe (S. 163), Nervosität (S. 163), Wutausbrüche (S. 167)

KEUCHHUSTEN

Gehört wie jede Kinderkrankheit in ärztliche Hände! Nachstehende Mittel mit dem Arzt absprechen. Bei Komplikationen wie Mittelohrentzündung, akuter Atemnot, Lungen- und Gehirnhautentzündung schnellstens zum Arzt!

VORBEUGEND

• Der Krankheitsverlauf wird bei rechtzeitiger Einnahme abgemildert, verkürzt und eventuell sogar verhindert.	Pertussinum* D30 1mal täglich für 3 Tage

ROTES GESICHT, WENIG SCHLEIM

• **trockener bellender Husten mit knallrotem Gesicht;** das Kind hält sich den Brustkorb mit den Händen, weint beim Hustenanfall; der Kehlkopf ist berührungsempfindlich ○ **Verschlechterung:** abends, vor Mitternacht, nach dem ersten Schlaf	Belladonna D12 alle 1/4–4 h
• **das Kind wacht nachts mit einem plötzlichen erstickenden Hustenanfall auf;** bekommt keine Luft und glaubt zu ersticken; ist verängstigt; hat großen Durst auf Kaltes; trockener Husten ○ **Verschlechterung:** nachts, nach Mitternacht	Aconitum C30 alle 1/4–4 h
• **heftige kurze, bellende Hustenattacken mit dunkel- bis blaurotem Gesicht;** mit Würgen und Erbrechen; das Kind hat das Gefühl zu ersticken, hält sich den schmerzhaften Brustkorb beim Husten, erholt sich jedoch rasch ○ **Verschlechterung:** *nach dem Hinlegen;* um Mitternacht	Drosera D6 3–6mal täglich, zusätzlich nach jedem Anfall

DUNKELROTES GESICHT, REICHLICH SCHLEIM

• **dunkelrotes bis bläuliches Gesicht und krampfartiger würgender Husten;** Rasseln in der Brust; das Kind hustet oder erbricht glasigen, zähen, fadenziehenden Schleim; wacht mit Würgehusten auf; hustet beim Zähneputzen
  ○ **Verschlechterung:** durch Wärme und warme Getränke
  ○ **Verbesserung:** kühle Luft; *kalte Getränke*
	Coccus cacti D6 3–6mal täglich, zusätzlich nach jedem Anfall

Beschwerden von Kindern

BLASSES GESICHT, DAS BEIM HUSTEN BLÄULICH ANLÄUFT

● **würgender, erstickender Brechhusten;** *das blasse Gesicht wird im Anfall nur kurz rot, dann bläulich;* lautes Schleimrasseln in den Bronchien; zäher Schleim, der sich kaum abhusten lässt; Würgen und Erbrechen; kalter Schweiß; dunkle Augenringe; Erschöpfung	Ipecacuanha D12 3–6mal täglich, zusätzlich nach jedem Anfall
● **das Kind ist blass, sehr erschöpft; hat lange anhaltende Hustenanfälle; läuft blau an;** Atemnot; *Krämpfe und Zuckungen in den Armen oder Beinen;* Hände und Füße sind eiskalt; Husten endet mit Erbrechen, danach große Erschöpfung ○ **Verbesserung:** durch kleine Schlucke kaltes Wasser	Cuprum D12 3mal täglich, zusätzlich bei jedem Anfall
● **starkes Verlangen nach frischer Luft** (am besten zugefächelt); Atemnot; kalter Schweiß; krampfhafter Husten mit Rasseln und Pfeifen; häufig auch Nasenbluten ○ **Verschlechterung:** durch Wärme und stickige Luft	Carbo vegetabilis D12 3mal täglich, zusätzlich bei jedem Anfall

REICHLICH SCHLEIM AM ENDE DER ERKRANKUNG

● **reichlich milder, gelbgrüner Schleim, der sich gut abhusten lässt; das Kind ist weinerlich und anhänglich;** nachts trockener Husten, morgens gut löslicher Schleim; tagsüber wenig Beschwerden; nach Masern-Erkrankung ○ **Verschlechterung:** warme stickige Luft, feuchte Wärme ○ **Verbesserung:** frische Luft; beim Aufsetzen	Pulsatilla D12 3mal täglich

FOLGEBESCHWERDEN

● **allgemein bewährt: Keuchhusten-Nosode;** hilft restliche Giftstoffe auszuscheiden	Pertussinum* D30 3mal wöchentlich für 3 Wochen

Siehe auch: Husten (S. 91)

KINDERKRANKHEITEN – NACHHER

Starke oder anhaltende Beschwerden nach Kinderkrankheiten gehören fachlich abgeklärt.

• **nach jeder überstandenen Kinderkrankheit;** zur Entschlackung und Entgiftung des Körpers von restlichen Giftstoffen, die das Immunsystem belasten könnten	Sulfur D12 1mal täglich für eine Woche

KNOCHENSCHMERZEN IN DER WACHSTUMSPHASE

• nächtliche Knochenschmerzen bei Wachstumsschüben ○ **Verbesserung:** durch Wärme und Bewegung (Rhus toxicodendron, unten)	Calcium phosphoricum D6 3mal täglich
• Schmerzen bei erschöpften, interesselosen, unkonzentrierten Kindern	Acidum phosphoricum D6 2–3mal tägl.
• anfängliche Bewegung steif und schmerzhaft ○ **Verbesserung:** durch weitere Bewegung, Wärme	Rhus toxicodendron D12 2–3mal täglich
• Gelenke sind dabei steif, schmerzhaft und schwach; Knie knacken bei Bewegung; Unsicherheit beim Gehen	Causticum D12 2mal täglich

MASERN

Gehört wie jede Kinderkrankheit in ärztliche Hände! Nachstehende Mittel mit dem Arzt absprechen. Bei Komplikationen wie Mittelohr-, Lungen- oder Gehirnhautentzündung schnellstens zum Arzt!

VORBEUGEND

• Der Krankheitsverlauf wird bei rechtzeitiger Einnahme abgemildert, verkürzt und eventuell sogar verhindert.	Morbillinum* D30 1mal täglich für 3 Tage

FIEBER

• **mittleres Fieber (bis 39 °C);** blassrotes, fleckiges Gesicht; kaum beeinträchtigtes Allgemeinbefinden; Nasenbluten	Ferrum phosphoricum D12 alle 2–6 h

Beschwerden von Kindern

● **plötzlich auftretendes, hohes Fieber (über 39 °C); trockene Haut; großer Durst auf Kaltes**; das Kind ist unruhig und ängstlich	Aconitum C30 alle ½–2 h Wasserglas
● **hohes Fieber (über 39 °C); trockene Haut; kein Durst;** Haut oder Schleimhaut blassrot geschwollen; Wärme wird nicht vertragen	Apis D12 alle 2–6 h
● **plötzlich auftretendes hohes Fieber (über 39 °C); wenig Durst;** *tomatenroter Ausschlag;* Fieberwahn; Fieber anfangs trocken, dann *mit Schweiß; das Kind dampft,* mag aber zugedeckt sein; quengelt	Belladonna D12 alle 2–6 h
● **schleichender Beginn; bleierne Müdigkeit, Schlafsucht; Glieder- und Kopfschmerzen;** anfangs Frostschauer; dann Fließschnupfen mit viel Niesen; kein Durst; *mittleres Fieber (bis 39 °C)*	Gelsemium D12 alle 2–6 h

ERKÄLTUNGSBESCHWERDEN

● **Bindehautentzündung mit tränenden Augen; starke Lichtempfindlichkeit;** Tränen sind scharf und wund machend; milder Schnupfen; Husten; klopfende Kopfschmerzen	Euphrasia D6 alle 2–6 h
● **Hauptmittel: verklebte Augen, Fieber; weinerlich;** milde, dicke, gelbgrüne Absonderungen (Auge, Nase, Bronchien, Ohr); trockener Mund, wenig Durst; Verlangen nach frischer Luft; Wärme wird nicht vertragen	Pulsatilla D12 alle 2–6 h
● **trockener, schmerzhafter Husten;** langsamer Beginn der Beschwerden; Wärme ist unangenehm; das Kind hält sich beim Husten die Brust; hat trockenen Mund, gierigen Durst auf Kaltes; ist reizbar; will seine Ruhe haben	Bryonia D12 alle 2–6 h

UNTERDRÜCKTER AUSSCHLAG

● **wenn der Ausschlag nicht richtig herauskommt;** deutlich auftretender Hautausschlag ist ein gutes Zeichen, dass die Krankheit »nach außen abgeleitet wird«; Komplikationen sind dann meist selten	Sulfur D12 1mal

Folgebeschwerden

- **allgemein bewährt: Masern-Nosode;** hilft restliche Giftstoffe auszuscheiden — Morbillinum* D30 3mal wöchentlich für 3 Wochen

Mumps

Gehört wie jede Kinderkrankheit in ärztliche Hände! Nachstehende Mittel mit dem Arzt absprechen. Bei Komplikationen wie Bauchspeicheldrüsen-, Brustdrüsen-, Hoden-, Eierstock- oder Gehirnhautentzündung – schnellstens zum Arzt!

Vorbeugend

- Der Krankheitsverlauf wird bei rechtzeitiger Einnahme abgemildert, verkürzt und eventuell sogar verhindert. — Parotitis* D30 1mal täglich für 3 Tage

Seite der Schwellung

- **rechte Seite entzündet und geschwollen;** plötzlicher, heftiger Beginn der Beschwerden mit hohem Fieber (über 39 °C); rote Augen, rotes Gesicht; häufig trockener Mund
  - ○ **Verschlechterung:** durch Kälte, Berührung, Erschütterung und Kauen — Belladonna D12 alle 1–6 h
- **linke Seite entzündet und geschwollen; Kälte verschlechtert;** beim Kauen knackt es im Kiefer; die Zungenspitze ist deutlich gerötet; starke Gliederschmerzen; Fieberbläschen an den Lippen — Rhus toxicodendron D12 3–6mal täglich
- **linke Seite entzündet und geschwollen; Wärme und warme Getränke verschlechtern;** *Einengung und Berührung am Hals werden nicht toleriert*; kann vor Schmerzen kaum schlucken — Lachesis D12 3–6mal täglich

Harte geschwollene Drüsen

- **harte Schwellung am Ohr; warme Anwendungen tun gut;** beim Schlucken ziehen die Schmerzen bis zum Ohr; wunder dunkelroter Hals; Schwäche und Zerschlagenheitsgefühl
  - ○ **Verschlechterung:** durch Nässe und Kälte; *durch warme Getränke* — Phytolacca D12 3–6mal täglich

Beschwerden von Kindern

● Neben der Ohrspeicheldrüse sind auch andere Drüsen (z. B. Unterkieferspeicheldrüse, Brustdrüse) und Lymphknoten schmerzhaft verhärtet; *sehr trockener Mund;* die Mandeln sind vergrößert oder entzündet; das Kind ist häufig erkältet	Barium carbonicum D12 3–6mal täglich

STARKE SPEICHELBILDUNG

● **reichlich Speichelfluss und heftiges Schwitzen; das Kind** schwitzt am ganzen Körper, hat den Mund voller Speichel	Jaborandi* D6 3–6mal täglich
● **übler Mundgeruch;** schlechter Geschmack im Mund; nächtliches Schwitzen; der Schweiß riecht unangenehm, färbt die Wäsche gelb; weder Hitze noch Kälte werden vertragen	Mercurius solubilis D12 3–6mal täglich

SEHR ANHÄNGLICHE, WEINERLICHE KINDER

● **Verlangen nach Trost und Zuwendung;** wenig Schmerzen; wenig Durst; *Wärme wird nicht vertragen*; das Kind fühlt sich tagsüber wesentlich besser als nachts; *verlangt nach frischer Luft*; bei Schmerzen und Schwellung in Hoden oder in der Brust zum Arzt!	Pulsatilla D12 3–6mal täglich

FOLGEBESCHWERDEN

● allgemein bewährt: **Mumps-Nosode;** hilft restliche Giftstoffe auszuscheiden	Parotitis* D30 3mal wöchentlich für 3 Wochen

RÖTELN

*Gehört wie jede Kinderkrankheit in ärztliche Hände! Nachstehende Mittel mit dem Arzt absprechen. Bei Komplikationen wie Hals- und Ohrenschmerzen sowie – sehr selten: Gelenk- und Gehirnhautentzündung – **zum Arzt!***

VORBEUGEND

● Der Krankheitsverlauf wird bei rechtzeitiger Einnahme abgemildert, verkürzt und eventuell sogar verhindert.	Rubella* D30 1mal täglich für 3 Tage

DIE WICHTIGSTEN MITTEL

● **leichtes bis mittleres Fieber (bis 39,5 °C)**; blassrotes, fleckiges Gesicht; wenig getrübtes Allgemeinbefinden → bewährt bei: Röteln	**Ferrum phosphoricum D12** alle 2–6 h
● Lymphknotenschwellung: stechende Schmerzen; warme Umschläge sind unangenehm	**Apis D12** alle 2–6 h
● Lymphknotenschwellung: klopfende Schmerzen; kalte Umschläge sind unangenehm; vollblütige Kinder: Backen, Augen und Gesicht sind gerötet; rascher heftiger Beginn	**Belladonna D12** 3mal täglich
● **harte Lymphknoten**; das Kind neigt zu Erkältungen und Mandelentzündungen; friert leicht	**Barium carbonicum D12** 3mal täglich

UNTERDRÜCKTER AUSSCHLAG

● **Ausschlag kommt nicht richtig heraus**; ein deutlich auftretender Hautausschlag ist ein gutes Zeichen, dass die Krankheit »nach außen abgeleitet wird«; Komplikationen sind dann selten	**Sulfur D12** 1mal

FOLGEBESCHWERDEN

● allgemein bewährt: **Röteln-Nosode**; hilft restliche Giftstoffe auszuscheiden	**Rubella* D30** 3mal wöchentlich für 3 Wochen

SCHARLACH

*Gehört wie jede Kinderkrankheit in ärztliche Hände! Nachstehende Mittel mit dem Arzt absprechen. Bei Komplikationen wie Mittelohrentzündung, Nierenentzündung, Rheuma oder Herzklappenfehler – **zum Arzt!***

VORBEUGEND

● Der Krankheitsverlauf wird bei rechtzeitiger Einnahme abgemildert, verkürzt und eventuell sogar verhindert.	**Belladonna C30** 1mal täglich für 3 Tage

Beschwerden von Kindern

WICHTIGE MITTEL

- **Hauptmittel: plötzlich auftretendes hohes Fieber mit heißem, rotem Gesicht;** *starke Halsschmerzen mit leuchtend rotem Rachen, knallroter Zunge;* tomatenroter Hautausschlag; klopfende Empfindungen; schweißige, dampfende Haut, will zugedeckt sein; trockener Mund

  Belladonna D12 alle 1/2–2 h

- **feuerrote Zunge, trockenes Fieber, trockener Mund, kein Durst;** blassrote Schwellung im Hals; geschwollenes Zäpfchen; stechende Halsschmerzen
  - **Verbesserung:** durch Kälte
  - **Verschlechterung:** durch Wärme

  Apis D12 alle 1/2–2 h

- **dunkelroter Hals, bläulich roter Ausschlag;** Fieber mit Schüttelfrost; trockener Mund; *starke Schluckbeschwerden; vorwiegend links*
  - **Verschlechterung:** Wärme
  - **Verbesserung:** durch *Kälte, Eis*

  Lachesis D12 3mal täglich

UNTERDRÜCKTER AUSSCHLAG

- **Wenn der Ausschlag nicht richtig herauskommt;** ein deutlich auftretender Hautausschlag ist ein gutes Zeichen; Komplikationen sind dann selten

  Sulfur D12 1mal

FOLGEBESCHWERDEN

- **allgemein bewährt: Scharlach-Nosode;** hilft restliche Giftstoffe auszuscheiden

  Scarlatinum* D30 3mal wöchentlich für 3 Wochen

WINDELAUSSCHLAG

Anhaltende Ausschläge gehören fachlich abgeklärt.

- **äußerliche Behandlung** mit Salbe oder verdünnter Tinktur (10 Tropfen auf 0,2 Liter keimfreies Wasser)

  Calendula-Tinktur/Salbe

- **bei Babys mit großem runden Kopf und sauer riechendem Stuhl und Schweiß;** sie schwitzen und erkälten sich leicht

  Calcium carbonicum D12 1–3mal tägl.

• heiße, unruhige Babys mit trockener rauer Haut; gerötete Körperöffnungen (Lippen, Nase, Po) ○ **Verschlechterung:** Wärme, insbesondere Bettwärme	Sulfur D12 1–3mal täglich
• ärgerliches, gereiztes Baby, **möchte dauernd getragen werden;** häufig während der Zahnung; mit grünlichem Durchfall	Chamomilla D12 1–3mal täglich
• **knallroter nässender Ausschlag;** das Kind schläft auf Knien und Ellenbogen liegend oder auf dem Bauch, den Hintern in die Höhe gestreckt	Medorrhinum C30 1mal
• nach einer Impfung	Thuja D12 1–3mal täglich

Siehe auch: Hautausschlag (S. 81), Soor (S. 112)

WINDPOCKEN

*Gehört wie jede Kinderkrankheit in ärztliche Hände! Nachstehende Mittel mit dem Arzt absprechen. Bei seltenen Komplikationen wie Bronchitis, Bindehautentzündung oder Arthritis – **zum Arzt!***

VORBEUGEND

• Der Krankheitsverlauf wird bei rechtzeitiger Einnahme abgemildert, verkürzt und eventuell sogar verhindert.	Varicellinum* D30 1mal täglich für 3 Tage

DIE WICHTIGSTEN MITTEL

• **Hauptmittel: juckende, brennende Bläschen auf roter Haut;** *unerträglicher Juckreiz; aufgekratzte Bläschen eitern rasch;* starke Unruhe; das Kind kann nicht schlafen, wirft sich hin und her; *kratzt sich* ○ **Verbesserung:** durch *Wärme (Auflagen, Kompressen etc.)*	Rhus toxicodendron D12 alle 2–6 h
• **Bläschen auf geschwollener roter Haut;** stechende Schmerzen; Jucken; geschwollene Augen ○ **Verbesserung:** durch *Kälte (Auflagen, Kompressen etc.)*	Apis D12 alle 2–6 h
• **rasselnder Husten;** brennende eitrige Pusteln, die pockenartig aussehen und verkrusten; das	Antimonium tartaricum D6

Beschwerden von Kindern

Kind kann den Schleim nur schwer abhusten; würgt und erbricht dabei	3–6mal täglich
● **Erkältung mit dicken gelbgrünen Absonderungen; das Kind ist weinerlich,** launisch, mag nicht alleine sein; Verlangen nach frischer Luft; Juckreiz durch Wärme jeglicher Art; nach dem Kratzen verkrustet der Ausschlag	Pulsatilla D12 3–6mal täglich
● **Reaktionsmittel** (Seite 41): Juckreiz in der Bettwärme unerträglich (Pulsatilla, oben); das Kind kratzt sich blutig; dicke Krusten ○ **Verschlechterung:** *durch Waschen*	Sulfur D12 1mal

FOLGEBESCHWERDEN

● **allgemein bewährt: Windpocken-Nosode;** hilft restliche Giftstoffe auszuscheiden	Varicellinum* D30 3mal wöchentlich für 3 Wochen

WUTANFÄLLE

Anhaltende Beschwerden gehören fachlich abgeklärt. Eine homöopathische Konstitutionsbehandlung hat sich bewährt.

● **Herumtragen hilft zeitweise;** das Kind wirft sich auf den Boden oder mit Spielzeug um sich; es schreit, stampft, schlägt um sich; nichts kann man ihm recht machen	Chamomilla C30 akut: alle ¼–2 h Wasserglas sonst: 3mal wöchentlich
● **Wutausbruch bei Widerspruch oder Tadel;** auch nach unterdrücktem Ärger; das Kind **will nicht angefasst werden;** wirft mit Spielzeug oder Steinen; schreit; wütet ○ **Verschlechterung:** durch **Trost und Zuspruch**	Staphisagria D12 akut: alle ¼–2 h Wasserglas sonst: 1mal täglich
● **zerstörerische, unkontrollierbare Wutanfälle mit Beißen, Treten, Spucken;** Zuckungen und Krämpfe; zerbricht Dinge; panische Angst vor Dunkelheit, Alleinsein; schrickt aus dem Schlaf; redet, singt, lacht, schreit; ist schüchtern und ängstlich gegenüber Fremden; stottert	Stramonium D12 akut: alle ¼–2 h Wasserglas sonst: 1mal täglich

● **das Kind schimpft und flucht beim geringsten Anlass;** hasst Widerspruch; zeigt asoziales Verhalten; ist boshaft, gemein, auch grausam; hat Mangel an Selbstbewusstsein; versucht sich und anderen etwas zu beweisen ○ **Verbesserung:** Essen bessert das gesamte Befinden	Anacardium D12 akut: alle 1/4–2 h Wasserglas sonst: 1mal täglich
● **das Kind ist eifersüchtig, misstrauisch,** eher blass; es wütet, entblößt sich, macht obszöne Gesten, spielt mit seinen Genitalien, redet andauernd, singt oder betet; zeigt geiles Lachen bei geringstem Anlass; kann herrschsüchtig und grausam sein	Hyoscyamus D12 akut: alle 1/4–2 h Wasserglas sonst: 1mal täglich

KINDERTYPEN UND IHRE MITTEL

Oftmals passen homöopathische Mittel zu einem bestimmten Menschentyp bzw. zu einem bestimmten Verhaltensmuster (Konstitutionsbehandlung, S. 250). Wenn eine der folgenden Beschreibungen für Ihren kleinen Patienten typisch erscheint, haben Sie das richtige Mittel meist schon gefunden.

Calcium-carbonicum-Typ: Dieses Kind ist leicht gedunsen, dicklich oder dickbäuchig, oft hellhaarig, mit großem Kopf und neigt zu kalten Schweißfüßen oder nächtlichem Kopfschweiß; es friert und erkältet sich leicht, verträgt keine Milch, hat saure Durchfälle oder neigt zu saurem Erbrechen; es isst gerne Eier und Unverdauliches wie Kreide, Steine oder Erde; oftmals geistiger oder körperlicher Spätentwickler (etwa beim Zahnen, Laufen- oder Sprechenlernen); Wachstums- und Lernstörungen.

Calcium-phosphoricum-Typ: Dieses Kind ist lebhaft, schlank, sensibel und leicht erschöpft; oftmals dunkelhaarig; mit schwacher Wirbelsäule, schlechter Entwicklung der Knochen und dünnem, langem Hals; die Zähne kommen oftmals schmerzhaft und zu spät; es ist häufig ungeduldig, ängstlich, unkonzentriert und neigt zu Schulkopfschmerzen; es schwitzt nachts an Kopf oder Hals und leidet oft unter Blähungen und Durchfall.

Chamomilla-Typ: Dieses Kind ist ärgerlich, leicht reizbar, will andauernd etwas haben, wirft es aber sofort ärgerlich wieder

Beschwerden von Kindern

weg; es wirft sich unruhig hin und her, strampelt und schreit, will herumgetragen werden und braucht andauernde Aufmerksamkeit; oftmals ist eine Backe blass, die andere rot; oft hat es Zahn- oder Bauchschmerzen mit Durchfall, der wie gehackter Spinat aussieht.

Lycopodium-Typ: Dieses Kind ist dünn mit großem Kopf und aufgeblähtem Bauch; es beschäftigt sich gut alleine (Spielen und Lesen), muss aber wissen, dass jemand in der Nähe ist; es macht viele Schreibfehler, weint schnell, ist nervös, schüchtern und hat kein Selbstvertrauen; es kann furchtbar angeben und kleinere Kinder tyrannisieren und schikanieren; es hat großes Verlangen nach Süßigkeiten, ist beim Essen aber nach wenigen Bissen voll; viele Blähungen; Beschwerden wie Mandelentzündung oder Mittelohrentzündung beginnen oft rechtsseitig; es neigt zu Bronchitis und ist morgens schlecht gelaunt.

Natrium-chloratum-Typ: Dieses Kind ist sensibel, schnell verletzbar und kann sehr nachtragend sein; es ist daher lieber alleine und will weder Trost noch Sympathie; es liebt Tiere und ist deshalb oft Vegetarier; es hat viel Durst, liebt Salziges und Brot; bekommt leicht Fließ- oder Heuschnupfen, trockene rissige Lippen und Fieberbläschen; es leidet häufig unter Kopfschmerzen; oftmals nach schwerem Schicksalsschlag wie etwa Scheidung der Eltern.

Nux-vomica-Typ: Dieses Kind kennt keine Angst (außer vor Dunkelheit), ist dünn, drahtig, schnell gereizt, dickköpfig, stur und reagiert aggressiv; es schlägt sich schnell mit anderen und wacht morgens äußerst schlecht gelaunt auf; häufig Probleme in der Schule, kann sich nicht konzentrieren und ist schlecht im Rechnen; es ist häufig verstopft oder hat krampfartige Beschwerden (Bauchschmerzen, Erbrechen), die sich durch Wärme bessern.

Phosphorus-Typ: Dieses Kind ist lebhaft, extrovertiert, fröhlich, sehr hilfsbereit und aufgeschlossen, aber auch leicht zu beeindrucken und sehr schreckhaft; es hat viele Ängste (Geister, Dunkelheit, Dämmerung, Gewitter), großen Durst auf Eiskaltes, ist schnell erschöpft.

Pulsatilla-Typ: Dieses Kind ist sanft, nachgiebig und verzagt (v. a. Mädchen), häufig hellhäutig, blauäugig und blond; es ist oft sehr launisch und weinerlich und von ängstlicher Natur, nicht gerne allein, hat Angst im Dunkeln, will umsorgt und getröstet werden.

Silicea-Typ: Dieses Kind ist fein, zart, sehr gewissenhaft und genau; es leidet häufig unter mangelndem Selbstbewusstsein und hat Angst zu versagen oder Angst vor Nadeln; es ist schnell erschöpft und meist äußerst verfroren, verlangt nach Wärme (Wärmflasche, Heizkörper) und trägt – oft trotz Schweißfüssen – selbst im Bett Socken; häufig ist es erkältet und hat Ohrinfektionen.

Sulfur-Typ: Dieses Kind ist leicht reizbar, nicht ruhig zu stellen, schmollt leicht und weigert sich dann zu sprechen; will es etwas, so geht es ihm nicht schnell genug; es steckt voller Ideen und Einfälle, ist meist unordentlich und sicher kein »Sauberkeitsfanatiker«; es wäscht sich nur ungern, hat nachts oft heiße Füße und deckt sich dann auf (Babys strampeln sich frei); es ist meist hungrig und durstig; Lippen, Mund, Nasenlöcher, Augenlider und Po sind oft rot oder wund; die Haut neigt zu Unreinheiten und ist meist trocken, schuppig und rau.

Leitsymptome wichtiger homöopathischer Mittel

In diesem Kapitel finden Sie die wichtigsten Homöopathika des Buches in alphabetischer Reihenfolge, zusammen mit dem deutschen Namen (ist zugleich der Inhaltsstoff) und der gängigen Abkürzung. Für jedes Mittel sind die prägnantesten Symptome (= Leitsymptome) beschrieben.
Sollten bei Ihrer Suche nach dem richtigen Mittel mehrere in Frage kommen, dann vergleichen Sie deren hier beschriebene Leitsymptome mit Ihren Beschwerden und wählen das Mittel aus, bei dem die Übereinstimmung (Ähnlichkeit) am größten ist. Bedenken Sie, dass nicht alle aufgeführten Symptome in einem Fall zutreffen müssen. Wichtig ist die **maximale Ähnlichkeit**!

»*Passt zu:*« Unter diesem Begriff finden Sie bei vielen Mitteln eine allgemeine Charakterisierung des Menschentyps oder des Verhaltens eines Kranken, wie sie für dieses Mittel typisch sind. Die Beschreibung wird nicht auf jeden Patienten passen; wenn Krankheitssymptome und Charakterisierung jedoch übereinstimmen, dann gehört das Mittel in die engste Auswahl.

»→ **bewährt bei:**« Hier sind die Einsatzgebiete genannt, in denen sich das Mittel besonders bewährt hat. Bei den genannten Krankheiten gehört das beschriebene Mittel immer in die engere Auswahl.

Hinweise oder *Warnungen* machen Sie auf Besonderheiten aufmerksam, die nicht übersehen werden dürfen.

»○ **Verschlechterung:**« hebt alle Faktoren hervor, die zur Verschlechterung der Beschwerden beitragen.

»○ **Verbesserung:**« listet die Umstände auf, die eine Verbesserung der Beschwerden bewirken. Da diese Umstände in der Homöopathie oft sehr typische Merkmale sind, können sie bei der Wahl des Mittels entscheidende Hilfen darstellen.

Acidum Formicicum (Ameisensäure, Form-ac)

- Wichtiges Mittel, um den Körper zu einer Besserung hin umzustimmen (Umstimmungsmittel, S. 41)
- → bewährt bei: Allergien (Heuschnupfen, Asthma, Nesselsucht), rheumatischen Beschwerden, Gicht, Hauterkrankungen, chronischen Entzündungen, Polypen in Nase und Ohr.

Acidum Nitricum (Salpetersäure, Nit-ac)

Passt zu: ärgerlichen, gereizten Menschen, die leicht in Wut geraten und fluchen; sie haben Angst vor Krankheit und dem Tod, sind sehr kälteempfindlich, erkälten sich daher leicht und fühlen sich schnell geschwächt

- typisch: **stechende, splitterartige Schmerzen**
- Entzündungen und Geschwüre, vor all am Übergang von Haut zu Schleimhaut (etwa rissige Lippen, Afterfissuren); Sie neigen zu scharfen, übel riechenden, auch blutigen Absonderungen
- Urin stinkt nach Pferdeharn
- lange anhaltende Afterschmerzen nach dem Stuhlgang
- übel riechender Schweiß
- Warzen (an Genitalien, Lippen, Händen) bluten oder nässen leicht
    - **Verschlechterung:** abends und nachts
    - **Verbesserung:** beim Reiten oder Fahren
- → bewährt bei: Entzündungen und Geschwüren (beispielsweise an Haut, Magen, Mund); Afterfissuren.

Acidum Phosphoricum (Phosphorsäure, Ph-ac)

Passt zu: Menschen, die durch (Liebes-)Kummer, Sorgen, akute Erkrankungen, Flüssigkeitsverluste (Blut, Schweiß, Durchfall, Samen) oder geistige Überanstrengung geschwächt, apathisch und müde geworden sind

- Schwäche, Müdigkeit; Sie schlafen ein, nicken plötzlich weg
- Sie sind vergesslich, unkonzentriert, interesselos und gleichgültig
- frühzeitiges Ergrauen der Haare oder Haarausfall
- großes Verlangen nach frischen saftigen Dingen
- Wachstumsschmerzen, wenn Kinder zu schnell wachsen
- Schulkopfschmerzen durch geistige Überanstrengung
    - **Verschlechterung:** bei Anstrengung aller Art
    - **Verbesserung:** durch Wärme

Leitsymptome wichtiger homöopathischer Mittel

→ bewährt bei: Schwächezuständen; Schulkopfschmerzen, Wachstumsschmerzen.

ACIDUM SULFURICUM (SCHWEFELSÄURE, SULF-AC)

- Immer in Hektik und Eile, nichts kann schnell genug gehen
- brennende Magenschmerzen, Sodbrennen und saures Aufstoßen
- Verlangen nach hochprozentigem Alkohol
- Geschwüre und Aphthen im Mund
- Bluterguss; Neigung zu blauen Flecken
- Tendenz zu Hitzewallungen, Schwäche und Schweiß

→ bewährt bei: Bluterguss, Sodbrennen, Aphthen und Geschwüren, Hitzewallungen.

ACONITUM (BLAUER EISENHUT, ACON)

- Bei allen Beschwerden, **die akut, plötzlich, mit großer Heftigkeit auftreten**
- plötzlicher und rascher, sehr hoher Fieberanstieg (über 39,5 °C) mit hartem schnellem Puls
- die Haut ist **heiß und trocken;** ein Schweißausbruch erleichtert und senkt das Fieber
- das gerötete Gesicht wird beim Aufrichten blass
- Folgen von trockener Kälte, kaltem Wetter oder Wind
- Folgen von Schreck, Schock, Unfall
- bei unerträglichen Schmerzen
- bei körperlicher und geistiger Unruhe
- bei Panik, Panikattacken oder großer Angst bis Todesangst (»Sie glauben, sterben zu müssen«); mit Herzklopfen und Atembeklemmung
- **großer Durst** auf kalte Getränke
  - **Verschlechterung:** um Mitternacht; durch Wärme, kalten Wind; in engen Räumen, Menschenmassen
  - **Verbesserung:** durch frische Luft, Aufdecken des Kranken

→ bewährt: als erstes Mittel bei allen akuten Erkrankungen und (fieberhaften) Entzündungen mit obigen Symptomen; Häufiges Folgemittel bei Fieber: Belladonna, S. 205.

AESCULUS (ROSSKASTANIE, AESC)

- wichtiges Mittel bei venösen Stauungen
- gestaute Krampfadern; schwere, geschwollene Beine

- bei gestauten Hämorrhoiden mit brennendem, stechendem Gefühl
- dumpfe Kreuzschmerzen
  - **Verschlechterung:** durch Wärme
  - **Verbesserung:** durch Kälte
→ bewährt bei: Hämorrhoiden, Krampfadern; zur Abdichtung und Straffung der Venenwände

AGARICUS (FLIEGENPILZ, AGAR)

Passt zu: nervösen, unruhigen, zittrigen Erwachsenen und Kindern mit unfreiwilligen Zuckungen; oft bestehen Lern- und Konzentrationsstörungen; Erwachsene haben oft große Angst vor Krankheit und Tod

- Gefühl, als würde man von Eisnadeln gestochen
- Brennen, Jucken, Rötung und Schwellung wie bei Frostbeulen
- Unkoordinierte Bewegungen, lassen leicht etwas fallen
- Lidzuckungen und Ticks, die im Schlaf aufhören
  - **Verschlechterung:** durch Alkohol und Tabak; nach geistiger Anstrengung
  - **Verbesserung:** durch langsame Bewegung und Schlaf
→ bewährt bei: *Unruhe und Nervosität, Zuckungen, Erfrierungen und Frostbeulen*

ALLIUM CEPA (KÜCHENZWIEBEL, ALL-C)

Die Küchenzwiebel ist ein schönes Beispiel für das Prinzip der Homöopathie. Jedem ist die Wirkung einer frisch geschnittenen Zwiebel bekannt: die Augen tränen, die Nase läuft ... Nach homöopathischer Denkweise wird die potenzierte (S. 7) Küchenzwiebel deshalb bei Erkrankungen mit eben diesen oder ähnlichen Symptomen helfen. Allium cepa hat entsprechend folgende Leitsymptome:

- Niesreiz mit Fließschnupfen und wässrigem, sehr **scharfem**, wund machendem **Nasensekret**
- rote Augen, Augenbrennen und Tränenfluss mit **milden Tränen,** welche die Augen nicht reizen
- Kratzen und Jucken im Hals, raue Stimme
- hackender Husten, vor allem beim Einatmen von kalter Luft
  - **Verschlechterung:** abends und im Warmen
  - **Verbesserung:** an der frischen Luft und in kühlen Räumen

Leitsymptome wichtiger homöopathischer Mittel

→ bewährt bei: Heuschnupfen und Erkältungen als Folge von Kälte, Wind und Feuchtigkeit, wenn die genannten Symptome vorhanden sind.

ALOE (ALOE, ALOE)

- Viele Blähungen mit heftigem Kollern im Bauch
- Sie können den Stuhl nicht halten; Stuhl geht unbemerkt bei Blähungen mit ab
- Durchfall und Verstopfung wechseln sich ab
- akuter Stuhldrang am frühen Morgen (auch: Sulfur, S. 245); Sie erreichen die Toilette nicht schnell genug
- Stuhl oft gelb mit Schleimbeimengungen, auch orange und blutig
- Schmerzen im Anus nach dem Stuhlgang
- große blaurote Hämorrhoiden, die traubenförmig hervortreten
- rote, brennende Körperöffnungen (Anus, Lippen, Nase)
  - **Verschlechterung:** nach Essen und Trinken, morgens, durch Hitze, im Sommer
  - **Verbesserung:** kalte Anwendungen, frische Luft

→ bewährt bei: Durchfall, Blähungen, Verstopfung, Hämorrhoiden.

AMBRA (DARMAUSSCHEIDUNG DES POTTWALS, AMBR)

Passt zu: nervösen, überempfindlichen, schüchternen Menschen, die schnell erröten und schnell mal hysterisch reagieren; es passt auch zu älteren Leuten mit Vergesslichkeit und Nervenschwäche und schlanken Menschen, die sich überarbeitet haben

- verzweifelt, melancholisch, hysterisch
- Vergesslichkeit, Verwirrung, Schwäche, Schwindel
- Sie wollen alleine sein
- nervös, überreizt und schlaflos; Sie können vor Sorgen nicht einschlafen
- nervöser Husten oder nervöses Asthma
- Kälte- und Taubheitsgefühle sowie Muskelschwäche in Armen, Händen, Fingern oder einzelnen Körperteilen
  - **Verschlechterung:** bei Musik, die Anwesenheit von Fremden, durch alles Ungewöhnliche; beim Denken an die Beschwerden

→ bewährt bei: Hysterie, Schafstörungen, Vergesslichkeit, Nervosität und Unruhe.

ANACARDIUM (MALAKKA-NUSS, ANAC)

*Passt zu: reizbaren, selbst gewalttätigen Menschen, die bei jeder Gelegenheit **fluchen und schimpfen**; häufig mangelndes Selbstbewusstsein; versuchen daher, sich und anderen etwas zu beweisen; Widerspruch reizt*

- bei Vergesslichkeit, Abwesenheit und Konzentrationsstörungen (durch geistige Überarbeitung)
- Abneigung gegen Arbeit
- Gefühl, als wäre ein Pflock im Kopf, Hals, Darm, Anus etc.
- Gefühl, als wäre ein enges Band um den Kopf
- Leeregefühl im Magen mit nagendem Hunger
- Hastiges Essen, Aufstoßen, Übelkeit, Erbrechen
- **Essen bessert alle Beschwerden und das gesamte Befinden**
→ bewährt bei: Vergesslichkeit, Konzentrationsstörungen; Reizbarkeit.

ANTIMONIUM CRUDUM/STIBIUM SULFURATUM NIGRUM (SCHWARZER SPIESSGLANZ, ANT-C)

Passt zu: eigensinnigen, mürrischen, verdrießlichen Menschen, die schnell beleidigt reagieren; Sie haben einen gierigen Appetit und neigen dazu, sich zu überessen; romantische, sentimentale Menschen, die sehr sensibel auf Mondlicht reagieren;
Kinder wollen weder angeschaut noch angefasst werden

- Zunge mit **dickem weißem Belag**
- Folge von Überessen; Verlangen nach Saurem, das allerdings Beschwerden bereitet, eventuell aber auch Appetitverlust; Neigung zu Fettsucht
- Aufstoßen; Übelkeit, Erbrechen und Sodbrennen
- Durchfall wechselt mit Verstopfung; Blähungen
- Dicke Schwielen und Hornbildung an den Füßen; mit schmerzhaften Rissen; empfindliche Fußsohlen
- Nagelstörungen wie eingewachsene, verformte, verdickte, brüchige Nägel
- Hautausschläge mit Bläschen; später Krusten, die vorwiegend nachts jucken und brennen
- Warzen
    - **Verschlechterung: durch Saures, Wein; kalte Bäder, feuchte Kälte; Sonne, Hitze**
→ bewährt bei: Verdauungsstörungen, Hautausschlägen, Schwielen, Nagelstörungen.

Leitsymptome wichtiger homöopathischer Mittel

ANTIMONIUM TARTARICUM/TARTARUS STIBIATUS (BRECHWEINSTEIN, ANT-T)

Passt zu: alten Leuten oder kleinen Kindern
- schwach, blass und krank aussehend
- rasselnder Husten, der sich nur schwer löst
- Sie können den Schleim kaum abhusten, würgen und erbrechen
- Atemnot, Sie müssen sich aufsetzen, laufen blau an
- große Benommenheit und Schläfrigkeit
  - **Verschlechterung:** im Liegen; abends; durch Wärme, feuchtkaltes Wetter, Milch und saure Speisen
→ bewährt bei: Husten mit schwer löslichem Schleim, Emphysem, Altersbronchitis.

APIS (HONIGBIENE, APIS)

Der Stich einer Biene ruft bekanntlich stechende Schmerzen und eine blassrote Schwellung hervor, Kälte (Wasser, Eis) lindert die Beschwerden.
Nach dem Prinzip der Ähnlichkeit (S. 5) hilft homöopathisches Apis bei Krankheiten mit ähnlichen Symptomen:
- die Haut oder Schleimhaut ist geschwollen, blassrot und heiß
- brennende, stechende Schmerzen
- die schmerzhaften Stellen sind sehr empfindlich
- Gefühl, der Hals oder die Blase sei zugeschnürt
- fehlender Durst, auch bei Fieber
- Sie sind sehr ruhelos, können sich nicht konzentrieren
  - **Verschlechterung:** durch Wärme und Hitze, bei Berührung, nach dem Schlaf, am Spätnachmittag
  - **Verbesserung:** an der frischen Luft; **durch kalte Bäder und Umschläge**
→ bewährt bei: Insektenstichen (vor allem Bienenstichen), Hautausschlägen, Gelenkbeschwerden, Hals- und Blasenentzündungen mit oben genannten Symptomen.

ARGENTUM NITRICUM (SILBERNITRAT, ARG-N)

Passt zu: impulsiven, offenen Menschen, die Gesellschaft lieben, oftmals hektisch und immer in Eile sind; Menschen mit vielen ängstlichen Gedanken, die sich fast zwanghaft aufdrängen
- diverse Angst- und Panikzustände: Höhen- und Tiefenangst; **Platzangst;** Angst vor Krankheit, **Unglück,** Krankenhaus

oder **bedeutenden Ereignissen (zum Beispiel Prüfung, Vorstellungsgespräch)**
- bei nervösem Schwindel mit weichen Beinen, eventuell mit Rauschen in den Ohren; vor allem nach geistiger Überarbeitung, bei Reisekrankheit und bei Ängsten
- Sie sind sehr impulsiv im Denken und Handeln
- **Durchfall vor Verabredungen und Terminen**
- **starkes Verlangen nach Zucker** (auch nach Käse und Salzigem)
- ständiges Aufstoßen mit Erbrechen und Übelkeit
- krampfartige Bauchschmerzen mit starken Blähungen
- splitterartige Schmerzen
- kaltes, auch taubes Gefühl in Händen und Füßen
  - **Verschlechterung:** in der Wärme; **nach Zucker,** Käse und Salzigem; durch Ängste
→ bewährt bei: Durchfall vor wichtigen Ereignissen; Platzangst; Blähungen.

ARNICA (BERGWOHLVERLEIH, ARN)

Wichtigstes und erstes Mittel bei allen Verletzungen und Verletzungsschock
- bei Prellungen, Quetschungen, Verstauchungen, Blutungen
- bei körperlicher Überanstrengung mit Muskelkater
- Sie fühlen sich zerschlagen, wund und lahm
- das Bett fühlt sich zu hart an, Sie sind ruhe- und schlaflos
- Sie sind überempfindlich, möchten nicht berührt werden
- Sie wollen alleine gelassen werden; trotz Krankheit sagen Sie, dass alles in Ordnung sei
  - **Verschlechterung:** durch Berührung und Bewegung; in feuchter Kälte
  - **Verbesserung:** im Liegen.

ARSENICUM ALBUM (WEISSES ARSENIK, ARS)

Passt zu: sehr ordentlichen, pünktlichen und zur Perfektion neigenden Menschen; intelligenten Menschen mit überkritischer Einstellung anderen gegenüber; sehr lehrerhaften und besserwisserischen Menschen
- ruhelos, unruhig, getrieben
- sehr kälteempfindlich und verfroren
- oftmals entkräftet, schwach und nach der geringsten Anstrengung erschöpft

Leitsymptome wichtiger homöopathischer Mittel

- Angst um die Gesundheit, vor dem Alleinsein
- Herzklopfen, Atembeklemmung, pfeifende Einatmung
- brennende Schmerzen
- Verbesserung: durch Wärme
- starker Durst mit Verlangen nach warmen Getränken, die dann schluckweise getrunken werden
- bei Brechdurchfall, zum Beispiel bei Lebensmittelvergiftungen (vor allem durch Fisch und Fleisch), aber auch nach Früchten, Saurem oder kalten Getränken
- bei Hauterkrankungen
  - **Verschlechterung:** nach Mitternacht, durch Kälte, durch kaltes und nasses Wetter
  - **Verbesserung:** durch Wärme und warme Getränke
- → bewährt bei: Brechdurchfall und Lebensmittelvergiftungen.

ARUM TRIPHYLLUM (ZEHRWURZEL, ARUM-T)

- Scharfer, wund machender Schnupfen mit wässrigem, auch blutgestreiftem Sekret
- die Nasenlöcher sind wund und entzündet
- die Nase ist verstopft; Sie müssen durch den Mund atmen
- ständiges Bohren in der Nase oder im Mund
- auch der Mund, das Zahnfleisch und die Zunge können brennen, rot und entzündet sein
- bei Heiserkeit durch Überanstrengung der Stimme
- Sie können die Stimmlage nicht kontrollieren
- Sie sind unruhig, zupfen und bohren dauernd an oder in etwas herum
  - **Verschlechterung:** durch Überanstrengung der Stimme (Reden, Singen), kalten trockenen Wind; im Liegen
- → bewährt bei: Schnupfen, Heuschnupfen, Heiserkeit.

AURUM METALLICUM (GOLD, AUR)

Passt zu: hart arbeitenden, ehrlichen Menschen, die von sich und anderen viel fordern; sie sind häufig vollblütig und bekommen schnell einen roten Kopf; sie neigen zu cholerischen Wutausbrüchen und können keinen Widerspruch ertragen; geschäftliche und finanzielle Sorgen können Krankheiten und Depressionen auslösen.

- Sie sehen alles schwarz, haben keine Hoffnung mehr, würden am liebsten aus dem Fenster springen

- Selbstmordgedanken
- Gesicht oft rot und gedunsen
- Furcht vor Herzkrankheiten
- bei Herzbeschwerden (wie Bluthochdruck) oder Angina pectoris mit dem Gefühl, das Herz würde zu schlagen aufhören
- Arteriosklerose
- stinkender Ausfluss aus dem Ohr nach einer Masern-Erkrankung
- Schmerzen in den Knochen, Hoden oder der Gebärmutter
  - **Verschlechterung:** nachts (Schmerzen), in der Kälte, im Winter
  - **Verbesserung:** durch Wärme, leichte Bewegung, klassische Musik
→ bewährt bei: depressiven Verstimmungen, Bluthochdruck, Arteriosklerose

<u>Warnung:</u> Wegen einer möglichen Erstreaktion (anfängliche Verschlimmerung von Depression, Suizidneigung) sind Selbstmordgefährdete nach der Einnahme von Aurum nicht alleine zu lassen!

AVENA SATIVA (HAFER, AVEN)

→ Bewährt bei: Schlafstörungen, Nervosität und Schwäche; nach erschöpfenden Krankheiten, Drogen- und Alkoholentzug.

BARIUM CARBONICUM (BARIUMCARBONAT, BAR-C)

Passt zu: Kindern, die nicht wachsen wollen, die körperlich und geistig zurückbleiben oder verspätet laufen und sprechen lernen; Menschen, die vorzeitig altern, eher kälteempfindlich und übergewichtig sind

- Sie sind sehr scheu, schüchtern oder entschuldigen sich andauernd; Abneigung und Angst gegenüber Fremden und neuen Umgebungen
- Mangel an Selbstvertrauen; Unentschlossenheit; Sie können sich nicht durchsetzen
- kindliches oder kindisches Verhalten bei alten Leuten
- bei Arteriosklerose, Schwerhörigkeit oder grauem Star
- Vergesslichkeit; Sie können sich nicht erinnern, was Sie sagen wollten

Leitsymptome wichtiger homöopathischer Mittel

- Sie sind sehr kälteempfindlich und infektanfällig; häufig wiederkehrende Mandelentzündungen und verhärtete Lymphdrüsen
  - **Verschlechterung:** in der Kälte, im Winter
- → bewährt bei: *Vergesslichkeit, verzögerter Kindesentwicklung, vorzeitiger Senilität, Altersbeschwerden, verhärteten Drüsen*

<u>Hinweis:</u> Das Mittel hat eine langsame Wirkung und muss über Wochen oder sogar Monate eingenommen werden.

BARIUM IODATUM (BARIUMIODID, BAR-I)

Passt zu: Beschwerden von Kindern und alten Menschen wie unter Bar-c beschrieben. Hier sind die Menschen jedoch eher warmblütig (statt kälteempfindlich) und heißhungrig (ohne aber an Gewicht zuzunehmen).

BELLADONNA (TOLLKIRSCHE, BELL)

- Bei **akuten, plötzlich auftretenden** und schmerzhaften Erkrankungen
- bei Erkrankungen mit hohem Fieber, rotem Gesicht, heißem und verschwitztem Kopf, aber kalten Extremitäten; es »dampft« unter der Bettdecke, Sie möchten aber nicht aufgedeckt sein; kein Durst während des Fiebers; der Puls ist schnell, hart und klopfend
- Folge von feuchtkaltem Wetter, nassen Haaren und Luftzug
- bei Entzündungen mit Hitze, Röte und brennenden oder **klopfenden Schmerzen**
- oftmals vergrößerte Pupillen
- Empfindlichkeit gegen Erschütterungen, Lärm und grelles Licht
- trockener Mund, aber Abneigung gegen Wasser
- keine Angst (wie bei Aconitum, S. 197), dafür gereizt oder fiebrige Benommenheit mit Alpträumen
- krampfartige Schmerzen im Bauch, Hals und Unterleib
- Beschwerden kommen und gehen plötzlich
  - **Verschlechterung:** nachmittags und abends; durch Berührung, Erschütterung und Lärm; beim Hinlegen
  - **Verbesserung:** in Ruhe, im aufgerichteten Sitzen, beim Rückwärtsbeugen

→ **bewährt bei:** *akuten Entzündungen, Kopf- und kolikartigen Schmerzen* mit obigen Symptomen, vor allem wenn sie plötzlich kommen und gehen oder rechtsseitig auftreten; oft als Folgemittel nach Aconitum, wenn es zum Beispiel bei Fieber zum Schweißausbruch gekommen ist und Aconitum nicht mehr hilft.

BELLIS PERENNIS (GÄNSEBLÜMCHEN, BELL-P)

- Ähnliche Wirkung wie Arnica (S. 202)
- Folgen von Verletzung und Überanstrengung
- Gefühl wie gequetscht, zerschlagen, wund, geprügelt
- Senkungsbeschwerden der Gebärmutter nach Überanstrengung
  - **Verschlechterung:** Kälte
  - **Verbesserung:** Wärme, Massage
- → **bewährt bei:** Verletzungen, Wunden, Quetschungen, Blutergüssen, Zerrungen; vor allem bei alten Arbeitern und Gärtnern.

BERBERIS (SAUERDORN, BERB)

- Häufiger Harndrang; Harnröhre brennt bei und nach dem Wasserlassen; Urin ist schleimig, rötlich
- anhaltende Nieren- und Rückenschmerzen mit Schwäche und Zerschlagenheit, bleichem Gesicht und dunklen Augenringen
  - **Verschlechterung:** durch Anstrengung, Bewegung und Stehen
- Schmerzen strahlen weit aus (in die Hüfte, den Oberschenkel oder in das Knie)
- zum Spülen und Entgiften von Leber und Nieren
- → **bewährt bei:** Leber- und Nierenleiden sowie bei allen Krankheiten, bei denen eine Entgiftung erwünscht ist (Hautkrankheiten, Gelenkbeschwerden, Rückenschmerzen)

BORAX (NATRIUMBORAT, BOR)

Passt zu: Menschen, die große Furcht vor Abwärtsbewegungen haben (Schaukel, Lift, Landeanflug)

- Angst, Schwindel und Übelkeit bei Abwärtsbewegungen
- weiße Beläge in Mund oder Vagina (Soor, Pilzbefall, Candida) mit weißem Ausfluss
- Aphthen und Mundgeschwüre, die leicht bluten
- sehr empfindlich auf Geräusche
  - **Verschlechterung:** Wärme, Lärm, nach der Periode
- → **bewährt bei:** Soor, Aphthen, Mundgeschwüren, Ausfluss.

Leitsymptome wichtiger homöopathischer Mittel

BRYONIA (ROTBEERIGE ZAUNRÜBE, BRY)

Passt zu: sehr reizbaren, jähzornigen Patienten; Sie wollen in Ruhe gelassen werden und zu Hause sein; sprechen andauernd vom Geschäft und haben Angst vor finanziellen Schwierigkeiten

- Beschwerden nach heißen Tagen; vor allem wenn es davor kühl gewesen ist
- bei **stechenden**, ziehenden Schmerzen
    - **Verschlechterung: durch die kleinste Bewegung**
    - **Verbesserung: durch absolute Ruhe**
- alle Schleimhäute sind äußerst trocken, daher **großer Durst auf kalte Getränke**, die in gierigen Zügen getrunken werden; oft mit trockenen, rissigen Lippen und bitterem Geschmack im Mund
- starke Verstopfung mit trockenem, hartem Stuhl
- bei Verstauchungen und Zerrungen
- Essen liegt wie ein Stein im Magen *(auch Nux vomica S. 234 und Pulsatilla S. 238)*
    - **Verschlechterung:** durch Bewegung, Hitze und Wärme (bei Gelenkbeschwerden kann Wärme auch lindern); durch Ärger und Aufregung
    - **Verbesserung:** durch Ruhe; durch festen Druck (liegt gerne auf der schmerzhaften Seite); an der frischen Luft; durch kalte Getränke
- → bewährt bei: *Gelenkbeschwerden, Kopfschmerzen, Verdauungsbeschwerden und trockenem Husten, eventuell mit Brustschmerzen,* wenn die oben genannten Symptome vorhanden sind

<u>Hinweis</u>: wichtigstes Mittel bei trockenem Husten.

CACTUS (KÖNIGIN DER NACHT, CACT)

- Gefühl, als würde das Herz zusammengeschnürt oder gepresst
- heftige, scharfe Stiche am Herzen: Sie müssen aufschreien
- Schmerzen ziehen in den linken Arm, mit Taubheitsgefühl
- Herzklopfen und Blutwallung zum Kopf
- Angstgefühl und Atembeklemmung
    - **Verschlechterung:** durch Anstrengung; nachts; beim Liegen auf der linken Seite
    - **Verbesserung:** in der Ruhe; an der frischen Luft
- → bewährt bei: nervösen Herzbeschwerden, Angina pectoris.

Calcium carbonicum (Austernschale, Calc)

Passt zu: korpulenten Menschen mit aufgeschwollenem Aussehen; meist ruhigen und schüchternen oder auch ängstlichen und mutlosen Personen; bewährtes Kindermittel (siehe auch S. 192)

- Mangel an Spannkraft
- Erschöpfung und **Atemnot nach der geringsten Anstrengung** (zum Beispiel Treppensteigen); dabei Schweißausbrüche
- kalte, feuchte Füße
- sehr kälteempfindlich und infektanfällig, Sie erkälten sich andauernd
- Neigung zu krankhaftem Übergewicht mit starkem Hunger und **Verlangen nach Eiern** und Süßigkeiten
- Abneigung gegen Milch und Fett, saures Aufstoßen, Erbrechen
- Sie fühlen sich besser bei Verstopfung
- nächtliche Schweißausbrüche, vorwiegend an Kopf und Nacken
- alle Körperausscheidungen riechen sauer
- bei Polypen
   - **Verschlechterung:** durch jede (körperliche und geistige) Anstrengung, Kälte und Feuchtigkeit in jeglicher Form
   - **Verbesserung:** im Warmen, bei trockenem Wetter, beim Liegen auf der schmerzhaften Seite (auch Bryonia, S. 207)

Calcium fluoratum (Calciumfluorid, Calc-f)

- Stärkt Knochen- und Bindegewebe
- strafft das Bindegewebe
- bei Krampfadern im nicht entzündlichen Stadium
- bei Hämorrhoiden, die jucken, bluten und herausragen
- bei Haarausfall und Nagelstörungen
- bei schlechten Zähnen und Zahnzerfall
- bei Gichtknoten in den Gelenken
- unterstützend **bei allen krankhaften Verhärtungen**
   - **Verschlechterung:** nach Ruhe, Feuchtigkeit und Kälte; durch heftige Bewegung
   - **Verbesserung:** während Ruhephasen; durch Wärme; durch leichte Bewegung

Calcium phosphoricum (Calciumhydrogenphosphat, Calc-p)

Passt zu: lebhaften, sensiblen, dünnen und zur Blutarmut neigenden Kindern und Erwachsenen, die leicht erschöpft sind;

Leitsymptome wichtiger homöopathischer Mittel

schwachem Skelettbau mit langem Hals; verspätetem Zahnen. Wichtiges Kindermittel (S. 192)!
- bei nur langsam heilenden Knochenbrüchen und Osteoporose
- bei nächtlichen Knochenschmerzen (vor allem während der Wachstumsschübe)
- Kopfschmerzen der Schulkinder und bei Wetterwechsel
- bei Polypen
- bei kalten Händen und Füßen
- Menstruationsschmerzen mit Rückenbeschwerden, vor allem bei jungen Mädchen
- saures Aufstoßen, Sodbrennen und Erbrechen; häufig Blähungen
- krampfartige Bauchschmerzen, gleich nach dem Essen
- **Verlangen nach Salzigem und Geräuchertem**
- chronischer Durchfall mit Mattigkeit; Durchfall und Verstopfung im Wechsel
- Erschöpfung und Müdigkeit bei Kindern und Jugendlichen nach akuten Viruserkrankungen
    - **Verschlechterung:** kaltes und feuchtes Wetter; bei Wetterwechsel; nachts und in der Ruhe
    - **Verbesserung:** bei warmem, trockenem Wetter; im Sommer; bei leichter Bewegung an der frischen Luft.

CALENDULA (RINGELBLUME, CALEN)

- Ausgezeichnetes Wundheilmittel
- → bewährt bei: allen Wunden, vor allem aber Schürf-, Riss- und Schnittwunden; Blutungen; Entzündungen und Geschwüren.

CAMPHORA (KAMPFER, CAMPH)

- Bei Ohnmacht und Kollaps
- Kältegefühl, kalter Schweiß, große Schwäche
- Sie wollen trotz Kältegefühl aufgedeckt sein
- Gesicht ist kalt, blass, verkrampft
- bei Schnupfen und Grippe im Anfangsstadium, mit Niesen und Frösteln (ähnlich wie Aconitum)
- bei Erfrierungen
    - **Verschlechterung:** durch Kälte, kalte Luft, Bewegung
    - **Verbesserung:** durch Schwitzen
- → bewährt bei: Ohnmacht, Kollaps; Erfrierungen

Hinweis: Kampfer hebt die Wirkung der meisten homöopathischen Mittel auf. Unverdünnt oder in den niedrigen Potenzen sollte er deshalb gesondert von anderen homöopathischen Substanzen aufbewahrt werden. Bei einer Erstverschlimmerung kann er die Wirkung des eingenommenen Mittels beenden. Kampfer muss in kurzen Abständen eingenommen werden.

Cantharis (spanische Fliege, Canth)

- Bei stark brennenden Schmerzen
    - **Verschlechterung:** durch Getränke, vor allem Kaffee
- Blasenentzündung mit schneidenden Schmerzen vor, während und nach dem Urinieren; anhaltender Drang zum Wasserlassen; der Urin geht nur tropfenweise ab
- Urin brennt wie Feuer, ist rotbraun; oft Blutbeimengungen
- bei Verbrennungen und Verbrühungen bevor sich Blasen bilden; besonders charakteristisch: wenn dann auch Schmerzen beim Wasserlassen auftreten
- möglicherweise Ekel vor Essen, Trinken und Rauchen
- bei Sonnenbrand
- Harndrang
    - **Verbesserung:** durch Ruhe
    - **Verschlechterung:** durch Trinken (vor allem von Kaffee), Berührung (bereits bei Annäherung), Stehen oder Gehen
→ bewährt bei: Harnwegsinfekten, Verbrennungen und Verbrühungen

Hinweis: wichtigstes Mittel bei Blasenentzündung.

Capsicum (spanischer Pfeffer, Caps)

Passt zu: schlaffen, trägen Menschen mit Neigung zu Übergewicht und **stark geröteten Backen** *(oder Nase); kälteempfindlichen Erwachsenen und Kindern, die schlecht gelaunt sind, leicht beleidigt reagieren und sehr unter* **Heimweh** *leiden*

- bei Ohrentzündung mit Schmerzen am Knochen hinter dem Ohr (Mastoiditis) – **zum Arzt!**
- brennende Schmerzen der Haut und Schleimhaut (Halsweh, Sodbrennen), schlechter durch Kaltes
- Verlangen nach Alkohol und Kaffee
    - **Verschlechterung:** Kälte jeglicher Art
    - **Verbesserung: Wärme**, Hitze
→ bewährt bei: Ohrenschmerzen, Heimweh.

Leitsymptome wichtiger homöopathischer Mittel

CARBO VEGETABILIS (HOLZKOHLE, CARB-V)

passt zu: schwerfälligen, dicken, gemütlichen alten Menschen, chronisch Kranken; bewährt auch bei Lebensmittel- oder Gasvergiftungen

- alle Symptome sind auf einen Sauerstoffmangel zurückzuführen
- Kälteempfindlichkeit mit Frösteln, aber starkem **Bedürfnis nach frischer Luft, die am besten zugefächelt wird**
- bei träger Verdauung mit Aufblähung des ganzen Bauches (Meteorismus)
- jede Art von zu reichlichem, zu fettem Essen verursacht (übel riechende) Blähungen und erleichterndes Aufstoßen
- Atembeklemmungen mit aufgeblähtem Bauch
- krampfartige Bauchschmerzen mit massivem Blähungsabgang
- Schwindel mit Ohrenklingen und Übelkeit
- Schwäche- und Kollapsgefühl mit blauen Lippen
- roter Kopf nach dem Essen oder nach Alkohol
  - **Verschlechterung:** durch schwer verdauliche Speisen (fettes Essen, Butter, Milch, Fleisch); bei schwülwarmem Wetter; abends und nachts; durch Kälte
  - **Verbesserung:** durch frische Luft, Aufstoßen
- → bewährt bei: Kollaps, Blähungen, Aufstoßen.

CARDIOSPERMUM (HERZSAME, CARDIO)

→ bewährt bei: entzündlichen und allergischen Hauterkrankungen, Nesselsucht, Ekzemen, Hautjucken, Arznei- und Waschmittelhautausschlägen, Insektenstichen, Verbrennungen ersten Grades, Gelenkentzündungen (Arthritis) und rheumatischen Erkrankungen; man spricht dem Mittel eine kortisonähnliche Wirkung zu.

CARDUUS MARIANUS (SILBERDISTEL, CARD-M)

- **Wichtiges Lebermittel**; entgiftet und schützt die Leberzelle
- kein Appetit, Übelkeit, Erbrechen, Zunge mit rotem Rand und Zahneindrücken
- bei Gelbfärbung der Haut
- bei hellen, lehmfarbenen Stühlen
- Neigung zur Verstopfung (auch abwechselnd mit Durchfall)
- niedergeschlagen und traurig
- → bewährt bei: Leber- und Gallebeschwerden.

CAUSTICUM (ÄTZKALK NACH HAHNEMANN, CAUST)

Passt zu: trockenen Menschen, die einen starken sozialen Gerechtigkeitssinn besitzen, sehr mitfühlend und sensibel sind oder sich gegen Ungerechtigkeit und Autorität auflehnen; Sie leiden unter Kummer und Sorgen

- trockene Haut und Schleimhäute
  - **Verbesserung:** durch Feuchtigkeit
- rheumatische Beschwerden; Sie sind steif, wie verrenkt, müssen sich dehnen und strecken
- zittrige, lähmende Schwäche; Sie sind dabei unruhig und müssen sich ständig bewegen
- Heiserkeit und Stimmverlust
  - **Verschlechterung:** am Morgen
- Blasenschwäche mit unfreiwilligem Harnabgang beim Lachen oder Husten
- Warzen, ätzende Wunden und schlecht heilende Verbrennungen
- Abneigung gegen Süßes, Verlangen nach Salz und Geräuchertem
  - **Verschlechterung:** durch trockene Kälte; trockenes, schönes Wetter
  - **Verbesserung:** Feuchtigkeit, Wärme, Getränke
→ bewährt bei: Heiserkeit, Blasenschwäche, Warzen, Verbrennungen.

CHAMOMILLA (ECHTE KAMILLE, CHAM)

Passt zu: unruhigen, ärgerlichen, jähzornigen und zu Wutausbrüchen neigenden Kranken; Sie sind sehr schmerzempfindlich, auch heiß (Fieber) und durstig und nicht zufrieden zu stellen. Bewährtes Kindermittel (S. 192)! Wichtigstes Mittel bei Zahnungsbeschwerden.

- beim **Zahnen** und bei Zahnschmerzen
- bei grünlichen, unverdauten Durchfällen, wie »gehackter Spinat«; riechen nach verfaulten Eiern
- bei stechenden Ohrenschmerzen, wobei Hitze und Schwellung die Kranken verrückt machen
- bei krampfartigen Magen- und Bauchschmerzen
  - **Verbesserung:** durch Wärme
- eine Backe ist rot, die andere blass; Schwitzen am Kopf
- bei unerträglichen anfallsartigen Schmerzen

Leitsymptome wichtiger homöopathischer Mittel

- überempfindlich durch zu viel Kaffee oder Aufputschmittel
  - **Verschlechterung:** durch Ärger, Zorn, Aufregung, Kaffee, Berührung und Annäherung; Beschwerden können morgens um 9 Uhr und abends zwischen 21–24 Uhr am schlimmsten sein
  - **Verbesserung: durch Tragen (bei Kindern)**
→ bewährt bei: Kindern (Zahnung; Bauchschmerzen, Durchfall, Ohrenschmerzen) und Erwachsenen mit Beschwerden durch zu viel Kaffeegenuss (auch: *Coffea S. 215*)

<u>Hinweis:</u> Bei ruhigen und sanften Menschen hilft Chamomilla (meist) nicht! Alternative: Pulsatilla, S. 238.

CHELIDONIUM (SCHÖLLKRAUT, CHEL)

- **Wichtiges Galle- und Lebermittel,** entgiftet die Leber
- bei Übelkeit und Erbrechen
- Gelbfärbung der Haut, der Augen; gelbe bis weißliche Stühle; gelb-weiß belegte Zunge mit Zahneindrücken
- bei Gallenkolik; Schmerzen im rechten Bauch; Schmerzen im rechten Schulterblattwinkel und in der rechten Stirn
- Sie sind reizbar, ängstlich; ärgerlich
  - **Verschlechterung:** durch Berührung, Kälte und kaltes Wetter; morgens
  - **Verbesserung:** warme Getränke, Essen
→ bewährt bei: *Leber- und Gallebeschwerden.*

CHINA (CHINARINDE, CHIN)

*Passt zu: durch Krankheit oder **Flüssigkeitsverlust** (etwa Durchfall, Blutungen, Eiterungen, Stillen, Schwitzen, Erbrechen) stark geschwächten Menschen, die nervös und überempfindlich gegen Schmerzen und alle Sinneseindrücke (Berührung, Gerüche, Lärm, grelle Lichter) sind.*

- Neigung zu Schweißausbrüchen
- Sehstörungen, Ohrensausen, Schwindel und Erbrechen
- starke Blähungen des ganzen Bauches; häufiges Aufstoßen, das aber keine Erleichterung bringt
- Durchfall mit gelben unverdauten Stühlen; häufig nach Obst
- Heißhunger mit starkem Verlangen nach Süßem oder Appetitlosigkeit
- Schlaf, Ruhe und Essen bessern die Beschwerden nicht

- **Verschlechterung:** in regelmäßigen Abständen durch Zugluft, Kälte, Berührung oder Sinneseindrücke
- **Verbesserung:** durch festen Druck

→ bewährt bei: Blähungen, Durchfall, Schwäche nach Flüssigkeitsverlust.

CIMICIFUGA (WANZENKRAUT, CIMIC)

Passt zu: Frauen, bei denen die genannten körperlichen und psychischen Probleme mit dem Hormonsystem zusammenhängen (Periode, Klimakterium)

- bei Depressionen, die mit Angst und Sorgen oder Verwirrung und Verzagtheit einhergehen und sich mit hektischem Redebedürfnis abwechseln
- bei Platzangst, vor allem in öffentlichen Verkehrsmitteln und im Auto, mit dem Bedürfnis, ins Freie zu springen
- Kopfschmerzen durch geistiges Überarbeiten
  - **Verbesserung:** an frischer Luft
- Nackenschmerzen mit steifem, verspanntem Nacken (auch Rücken)
- die Wirbelsäule ist sehr druckempfindlich
- rheumatische Gliederschmerzen, Sie sind steif und verkrampft wie bei einem Muskelkater
- Menstruationsbeschwerden mit Schmerzen vor der Periode, die unregelmäßig und mit Rückenschmerzen verbunden ist
- bei Beschwerden während der Wechseljahre (Klimakterium) mit depressiver Verstimmung und rheumatischen Schmerzen
- körperliche und psychische Probleme wechseln sich ab
  - **Verschlechterung:** durch Kälte und Feuchtigkeit; morgens; vor und während der Periode; während der Bewegung
  - **Verbesserung:** durch Wärme und Essen.

CINNABARIS (ZINNOBER, CINNB)

- Wichtiges schleimlösendes Mittel bei chronischen, **immer wiederkehrenden Nasennebenhöhlenentzündungen**
- die Nebenhöhlen sind druck- und klopfempfindlich
- häufig Stirnkopfschmerzen
- die Nase ist verstopft; der Schleim fließt in den Rachen

→ bewährt bei: Nasennebenhöhlenentzündung.

Leitsymptome wichtiger homöopathischer Mittel

COCCULUS (KOCKELSKÖRNER, COCC)

- Folgen von **Schlafmangel,** Schichtarbeit, Überanstrengung, Sorgen und Trauer
- Schwindel mit Übelkeit und Erbrechen
- schwankender Gang mit Schwäche und Schwindel
- äußerst geräuschempfindlich
- Muskelschwäche, Muskelzittern; nervöse Erschöpfung
  - **Verschlechterung:** beim Aufrichten; beim Fahren (Auto, Bahn, Boot); bei jeder Bewegung
  - **Verbesserung:** in der Ruhe; im ruhigen Sitzen und Liegen
→ bewährt bei: Schwindel, Reisekrankheit, Schlafmangel, Jetlag.

COCCUS CACTI (ROTE SCHILDLAUS, COCC-C)

- Husten und Keuchhustenmittel
- bei krampfartigem Husten läuft das Gesicht dunkelrot an
- mit reichlich zähem, fadenziehendem Schleim
- Würgen und Erbrechen beim Husten, um den Schleim abzuhusten
- Gefühl, als ob ein Faden im Hals hängt
  - **Verschlechterung:** Wärme; morgens
  - **Verbesserung:** kalte Getränke; Kälte
→ bewährt bei: (Keuch)Husten.

COFFEA (KAFFEE, COFF)

- Sehr nervöse und ruhelose Menschen
- sehr schmerzempfindlich
- Folge von plötzlichen Emotionen, etwa Schock durch Überraschung und freudige Nachrichten
- Schlaflosigkeit durch Nervosität; Sie sind voller Ideen, **können nicht abschalten**
- nervöses Herzklopfen, vor allem durch Überraschung, übermäßige Freude oder Kaffee
- Folgen von Kaffeegenuss (auch: Nux vomica S. 234, Chamomilla S. 212*)*
  - **Verschlechterung:** durch starke Gefühlsregungen, Kaffee, Aufputschmittel, strenge Gerüche, Kälte; nachts
  - **Verbesserung:** durch Wärme und beim Hinlegen.

COLCHICUM (HERBSTZEITLOSE, COLCH)

- **Starke Geruchsempfindlichkeit** gegen Küchen- und Speisegerüche
- Beschwerden durch Kälte und Nässe **(Herbstmittel)**
- Magenschmerzen, Erbrechen und Durchfall mit krampfartigen Beschwerden und Blähungen
- Übelkeit schon beim Denken an Essen; Ekel speziell vor fettem Fleisch, Fisch, Eiern
- Schwäche, Kälte und Kollapsneigung
- Gelenkbeschwerden und Schwellungen
  - **Verschlechterung:** durch Kälte, Feuchtigkeit, Aufregung; jegliche Anstrengung
  - **Verbesserung:** bei Ruhe und Wärme
- → bewährt bei: Übelkeit, (Schwangerschafts-)Erbrechen, (Herbst-)Durchfälle; Wetterfühligkeit, Gelenkbeschwerden.

COLOCYNTHIS (BITTERGURKE, COLOC)

Passt zu: sehr gereizten, ärgerlichen und ungeduldigen Menschen, die über jede Kleinigkeit in Wut geraten.
- Folge von Ärger, Wut, Zorn und Aufregung
- Krämpfe und kolikartige Schmerzen, die zum **Zusammenkrümmen** zwingen; alles was schmerzt, muss gekrümmt werden
- Schmerzen kommen anfallweise und in regelmäßigen Abständen
- Stechende, scharfe Nervenschmerzen; bei Ischiasbeschwerden müssen Sie das Bein anziehen
  - **Verschlechterung:** bei Bewegung; durch Ärger, Essen und Trinken
  - **Verbesserung:** durch Wärme, festen Druck (Faust in den Bauch; Babys wollen auf dem Bauch liegen), Ruhe, Zusammenkrümmen, Kaffee
- → bewährt bei: Bauchschmerzen, schmerzhafter Periode, Gesichtsneuralgie, Ischias

Hinweis: wichtiges Mittel bei krampfartigen Bauchschmerzen.

CONIUM (SCHIERLING, CON)

- Schwindel bei jeder Lageveränderung, selbst beim Drehen des Kopfes im Bett
- Muskelschwäche mit Zittern der Hände, Arme und Beine

Leitsymptome wichtiger homöopathischer Mittel

- Verhärtete Drüsen und Tumore (Brust, Hoden, Prostata, Gebärmutter)
- Alkohol wird nicht vertragen
- Gedächtnisschwäche
- Schwitzen beim Einschlafen
- Sexuelle Schwäche oder Überreizung verursacht nervöse Beschwerden
  - **Verschlechterung:** durch Bewegung, Schlaf, Alkohol, Geschlechtsverkehr; am Morgen
  - **Verbesserung:** durch Essen, Wärme
- → bewährt bei: Schwindel, Impotenz, Vergesslichkeit, Prostatabeschwerden.

CRATAEGUS (WEISSDORN, CRAT)

- Bewährtes Herzmittel und mildes Tonikum bei Herzschwäche
- erhöhter oder erniedrigter Blutdruck mit Schwindel, Atemnot bei Anstrengung, Kopfschmerzen
- Lufthunger mit bläulichen Lippen
- Sie sind schwach und erschöpft
  - **Verschlechterung:** durch Wärme
  - **Verbesserung:** durch Ruhe und frische Luft
- → bewährt bei: Herz und Kreislaufbeschwerden aller Art

<u>Hinweis:</u> Das Mittel muss über längere Zeit eingenommen werden.

CUPRUM METALLICUM (METALLISCHES KUPFER, CUPR)

- Bei Krämpfen in den Fingern oder Zehen (beginnend)
- bei krampfartigem Husten; Atemnot durch krampfartiges Zusammenschnüren der Brust, eventuell mit Erbrechen verbunden
  - **Verbesserung:** durch Trinken von kaltem Wasser
- bei Fieberkrampf
- bei metallischem Mundgeschmack und vermehrter Speichelbildung
- bei Übelkeit, Erbrechen und Durchfall mit krampfartigen Magen- und Bauchschmerzen
  - **Verbesserung:** durch Trinken von kaltem Wasser
  - **Verschlechterung:** nach dem Erbrechen

<u>Hinweis:</u> wichtiges Krampfmittel in der Homöopathie.

DIOSCOREA (YAMWURZEL, DIOS)

- Bei kolikartigen Bauchschmerzen (etwa Gallen-, Nierenkolik)
- Sie müssen **sich nach hinten überstrecken**
- Schmerzen strahlen in alle Richtungen aus
  - **Verbesserung:** durch Rückwärtsbeugen und Aufrechtstehen
- → bewährt bei: krampfartigen Bauchschmerzen, bei denen das übliche Zusammenkrümmen nicht erleichtert.

DROSERA (SONNENTAU, DROS)

- Krampfartiger Husten mit **Hustenattacken**, die rasch aufeinander folgen, eventuell mit Würgereiz, selten mit Erbrechen
- aufeinander folgende Hustenstöße, die einem den Atem nehmen
- tiefer, rauer Husten
- Kitzelreiz, der zum Husten zwingt
- raue, tiefe und tonlose Stimme
- Kehlkopfentzündung und Heiserkeit mit trockenem Hals; wobei Sprechen anstrengend und schmerzhaft ist
  - **Verschlechterung:** nach Mitternacht, **beim Hinlegen** »sobald der Kopf das Kopfkissen berührt«; durch Trinken, Reden, Singen und Lachen, Wärme und warme Getränke
  - **Verbesserung:** durch Aufsitzen oder Aufstehen.

DULCAMARA (BITTERSÜSS, DULC)

- Wichtiges Mittel bei **Folgen von feuchter Kälte**, Durchnässung, nasser Witterung, Herbst, feuchter Kleidung oder feuchter Wohnung, heißen Tagen und kalten Nächten
- bei kälteempfindlichen Menschen, die sich sofort verkühlen
  - **Verschlechterung:** durch Kälte und Feuchtigkeit, Wechsel von heiß nach kalt
  - **Verbesserung:** durch Bewegung; Wärme bessert alle Beschwerden
- → bewährt bei: Erkältungskrankheiten mit Schnupfen und Husten; (Herbst-)Durchfällen, Blasenentzündung, Hautausschlägen und rheumatischen Beschwerden.

ECHINACEA (SCHMALBLÄTTRIGE KEGELBLUME, ECHI)

- → Bewährt bei: allen entzündlichen und fieberhaften Prozessen; stärkt das Immunsystem; scheint antibakterielle Wirkung zu haben.

Leitsymptome wichtiger homöopathischer Mittel

EUPATORIUM PERFOLIATUM (WASSERHANF, EUP-PER)

- Wichtiges Grippemittel
- bei **starken Schmerzen in den Gliedern, Knochen, Muskeln, in der Brust**
- Zerschlagenheitsgefühl, »wie geprügelt«
- Folgen von Kälte, Wind und Feuchtigkeit
- schmerzhafter Brustkorb, Sie müssen sich beim Husten die Brust halten
- Übelkeit und galliges Erbrechen
- bei starken klopfenden Kopfschmerzen
- sehr druckschmerzhafte Augäpfel (auch: Bryonia S. 207)
- bei Fieber, das häufig am Morgen erhöht ist; vor dem Fieber Schüttelfrost mit großem Durst; Schwitzen bringt Erleichterung
- → bewährt bei: Grippe mit starken Knochenschmerzen.

EUPHRASIA (AUGENTROST, EUPHR)

- Bei Bindehautentzündung eines der ersten und wichtigsten Mittel
- anfangs meist trockenes Sandgefühl im Auge, dem aber bald heftiger Tränenfluss folgt
- die Augen tränen unaufhörlich, die Tränen sind scharf und wund machend
- die Schmerzen sind brennend oder drückend
- Gefühl als wäre Sand in den Augen; andauerndes Blinzeln
- sehr lichtempfindlich, vor allem gegen Kunstlicht und am Abend
- später auch eitriges Sekret, das die Augenlider brennen und anschwellen lässt
- **milder Fließschnupfen und scharfe, wund machende Tränen** (umgekehrt bei: Allium cepa S. 198)
- Husten bessert die Beschwerden im Liegen und verschlechtert im Stehen
  - **Verschlechterung:** abends; im Warmen, im Haus; durch grelles Licht
  - **Verbesserung:** im Freien
- → bewährt bei: Bindehautentzündung sowie bei grippalem Infekt und Heuschnupfen mit den oben genannten Symptomen.

Ferrum phosphoricum (phosphorsaures Eisen Ferr-p)

Passt zu: nervösen, empfindlichen, zur Blutarmut (Anämie) neigenden Patienten, die leicht erröten

- bei allen entzündlichen Erkrankungen im ersten Stadium (Kennzeichen: Hitze, Röte, Schwellung und Schmerz)
- **das Allgemeinbefinden ist typischerweise wenig beeinträchtigt;** Kinder spielen beispielsweise immer noch zufrieden bei Fieber
- bei Blutungen; vor allem Nasenbluten, mit hellrotem Blut
- bei Ohrenschmerzen (nahezu spezifisch im ersten Stadium der Mittelohrentzündung)
- bei beginnendem, trockenem Husten; eventuell mit hellrotem Blut im Auswurf
- bei grippalen Infekten mit mittlerem bis hohem Fieber und weichem, beim Pulsfühlen leicht unterdrückbarem, schnellem Pulsschlag
  - **Verschlechterung:** nachts; durch Berührung, Wärme
  - **Verbesserung:** durch kalte Auflagen, Ruhe
- → bewährt bei: Entzündungen und Infekten ohne deutliche Symptome, bei Mittelohrentzündung (wenn beispielsweise Belladonna nicht hilft).

Formica acidum (= Acidum formicicum, S. 196)

Galphimia (Galphimia, Galph)

→ Bewährt bei: Heuschnupfen. Es wird eine desensibilisierende, antiallergische Wirkung des Mittels angenommen.

Gelsemium (falscher Jasmin, Gels)

- Eines der wichtigsten Mittel bei Grippe
- bei Folgen von Schreck, Angst, Schock, seelischer Erregung (vor allem durch schlechte Nachrichten) oder Stress; Sie sind vor Angst schwach, wie gelähmt und wissen nicht mehr, was Sie sagen wollten
- Durchfall, vor allem **kurz vor oder bei** einem Examen, durch die lähmende Schwäche (durch hektische Angst: Argentum nitricum, S. 201)
- Sie fühlen sich apathisch, benommen, schlapp und energielos
- zittrige Schwäche von Händen und Füßen

Leitsymptome wichtiger homöopathischer Mittel

- Gefühl, das Herz bleibt stehen; Sie müssen sich bewegen
- fehlender Durst (auffälliges Merkmal bei Fieber)
- Frostschauer, die über den Rücken laufen
- große Schläfrigkeit und Erschöpfung, Sie können »die Augenlider kaum noch offen halten«
- dunkles, rotes, etwas aufgedunsenes Gesicht
- Kopfschmerzen und Migräne mit Sehen von Doppelbildern
  - **Verbesserung:** durch Urinieren
- Nacken- und Kopfschmerzen
- Schwindel mit Nackenschmerzen
- wunde Halsschmerzen, die eventuell zum Ohr ausstrahlen; oft auch Kloßgefühl im Hals
- Fließschnupfen bei einem grippalen Infekt
  - **Verschlechterung:** durch Aufregung, Schreck, Schock, Hitze, warme Räume und Sonne; vor Gewitter; durch Rauchen
  - **Verbesserung:** an frischer Luft; durch Wasserlassen
→ bewährt bei: Grippe (vor allem Sommergrippe), Nackenschmerzen, migräneartigen Kopfschmerzen, bei oder nach seelischer Aufregung (Examensangst, Lampenfieber ...).

GLONOINUM (NITROGLYCERIN, GLON)

- Plötzlich auftretende Beschwerden wie Kopfschmerzen, Herzklopfen
- **Pulsieren** im ganzen Körper, vor allen im Kopf
- Blutandrang zum Kopf; **roter, gestauter Kopf**
- bei Hitzewallungen
- Sie sind verwirrt, wissen nicht mehr, wo sie sind, fühlen sich matt
  - **Verschlechterung: Sonne, Hitze,** Wärme, Erschütterung, Schütteln und Beugen des Kopfes; **Alkohol**
  - **Verbesserung:** Kühle, kalte Anwendungen
→ bewährt bei: Sonnenstich, Hitzewallungen, Kopfschmerzen, Migräne, Bluthochdruck, Angina pectoris und Schlaganfall.

GRAPHITES (REISSBLEI, GRAPH)

Passt zu: verfrorenen, oft dicklichen und dickhäutigen Menschen mit Trägheit im Denken oder schlechtem Gedächtnis; Sie haben Probleme, Entscheidungen zu fällen, sind ängstlich und verzagt; weinen leicht bei Musik

- krankhafte Neigung zu Übergewicht
- Verstopfung: Sie fühlen den Stuhl, haben aber kein Bedürfnis, ihn zu entlassen
- rissige, spröde, juckende Hautausschläge; die nässen und gelbliches, klebriges Sekret absondern können (auch an den Genitalien)
- Nagelbettentzündung mit rissiger, spröder Haut
- abblätternde, spröde, rissige, deformierte Nägel und eingewachsene Zehennägel
- Gehörgangsekzem mit Schmerzen oder Hautausschlägen hinter dem und im Ohr
  - **Verschlechterung:** durch Wärme; nachts; während und nach der Periode
  - **Verbesserung:** durch Einhüllen.

HAMAMELIS (ZAUBERNUSS, HAM)

- Bei venösen, dunklen Stauungen und Blutungen, die nicht gerinnen wollen
- Krampfadern, Hämorrhoiden
- lange anhaltendes Nasenbluten
- wundes Gefühl, wie gequetscht
- Abgeschlagenheitsgefühl in Armen und Beinen mit Schmerzen in den Muskeln und Gelenken
  - **Verschlechterung:** bei warmer, feuchter Luft.

HEPAR SULFURIS (KALKSCHWEFELLEBER, HEP-S)

Passt zu: hellhäutigen, trägen Menschen mit ungesunder Haut; Sie sind oftmals sehr gereizt und sprechen hastig

- **extreme Zugluft- und Kälteempfindlichkeit:** schon das Entblößen von Händen oder Füßen (zum Beispiel im Bett) verschlechtert alle Symptome; vor allem bei Fieber
- große Berührungsempfindlichkeit der Haut und der erkrankten Stellen – selbst die Kleidung schmerzt
- entzündete Stellen sind **extrem schmerzempfindlich** (Geschwüre, Furunkel, Abszesse, Akne)
- splitterartige Schmerzen (zum Beispiel bei Halsschmerzen)
- große Neigung zu Eiterungen
- Körperabsonderungen (Schweiß, Sekret, Stuhl) sind klebrig und riechen säuerlich oder nach altem Käse
- rasselnder Husten mit heiserer bis tonloser Stimme

Leitsymptome wichtiger homöopathischer Mittel

- Sie sind reizbar und reagieren jähzornig auf Kleinigkeiten
  - **Verschlechterung:** trockene, kalte Winde; kalte Luft, der leiseste Luftzug; bei Berührung und beim Entblößen
  - **Verbesserung:** durch warmes Einhüllen, Wärme und warme Dampfbäder
- → bewährt bei: Nasennebenhöhlenentzündung, Husten, Ohren- und Halsschmerzen, Abszessen, Geschwüren, Hauterkrankungen und Eiterungen

<u>Hinweis:</u> Bei beginnenden Eiterungen kann mit hohen Potenzen (C30, C200 und höher) und mit häufigen Gaben (2- bis 3mal täglich) die Eiterung oftmals noch gestoppt werden; tiefere Potenzen fördern die Eiterung!

HYOSCYAMUS (BILSENKRAUT, HYOS)

Passt zu: sehr eifersüchtigen Menschen, die viel fluchen, oftmals obszön und schamlos daherreden; sie sind sehr misstrauisch, glauben, vergiftet zu werden, neigen zu schamlosem Verhalten (etwa sich zu entblößen)

- Folgen von Eifersucht, unglücklicher Liebe, Kummer
- Sie singen, tanzen und gestikulieren wild mit den Händen
- Muskelkrämpfe, Zuckungen und Zittern
- krampfartiger, nächtlicher, trockener Husten
  - **Verschlechterung:** durch Essen, Trinken, Sprechen
- Sie bewegen dauernd die Finger, zupfen an etwas
- Angst vor fließendem Wasser
- unfreiwilliger Stuhl- und Harnabgang
- Sie schrecken mit einem Schrei aus dem Schlaf
- Halluzinationen, Delirium und Epilepsie
- → bewährt bei: trockenem Kitzelhusten.

HYPERICUM (JOHANNISKRAUT, HYP)

- **Wichtigstes Mittel bei allen Nervenverletzungen**
- bei Stauchung und Prellung der Wirbelsäule; vor allem bei Steißbeinprellung
- bei geprellten Fingern und Zehen
- bei Phantomschmerzen
- die entlang der Nerven auftretenden Schmerzen sind schießend, ziehend oder schneidend
- bei depressiven Verstimmungen
  - **Verschlechterung:** durch Kälte, Feuchtigkeit, Berührung

→ **bewährt:** als Tinktur zur raschen Abheilung beispielsweise von Wunden, Pickeln, Mundgeschwüren

Hinweis: Das Johanniskraut hat sich als leichtes Antidepressivum einen Namen gemacht. Es muss dafür aber meist in hohen, nicht homöopathischen Dosierungen eingenommen werden. In diesem Fall müssen Wechselwirkungen mit anderen Medikamenten beachtet werden. Lassen Sie sich dazu vom Arzt, Heilpraktiker oder Apotheker fachlich beraten.

IGNATIA (IGNATIUSBOHNE, IGN)

Passt zu: meist sensiblen, intelligenten, romantischen und zur Hysterie neigenden Menschen; bewährtes Frauenmittel!

- wichtiges Mittel **bei Kummer** durch unglückliche Liebe; bei stillem Kummer durch den Verlust eines geliebten Wesens; auch bei Heimweh
- sehr wechselhafte Stimmungen
- Neigung zu Lach- und Weinkrämpfen (durch psychische Erregung)
- Sie seufzen und weinen viel, durch Kummer oder Freude
- Kloßgefühl im Hals, Beklemmung in der Brust
  - **Verbesserung:** durch Essen
- oftmals saures Aufstoßen oder saurer Mundgeschmack
- körperliche und psychische Symptome wechseln sich ab und sind oft sehr widersprüchlich
- Krämpfe in Armen oder Beinen
- Kopfschmerzen, wie wenn ein Nagel in den Kopf getrieben würde oder als ob der Schädel platzen wollte
- Schlaflosigkeit mit viel Gähnen; vor allem durch Sorgen und Kummer
  - **Verschlechterung:** durch Tabakgeruch oder Rauchen, durch Kaffee und Alkohol; beim Denken an die Beschwerden
  - **Verbesserung:** während des Essens.

IODUM (IOD, IOD)

Passt zu: nervösen, ängstlichen, unruhigen, dünnen, dunkelhaarigen Menschen, die dauernd essen, ohne dabei zuzunehmen

- Heißhunger, trotzdem Gewichtsverlust
- viel Durst
- fiebrige Unruhe, Getriebenheit, mit Angst und Zittern
- große Schwäche, schwitzen bei der geringsten Anstrengung

Leitsymptome wichtiger homöopathischer Mittel

- großes Bedürfnis nach frischer Luft
- heißer Fließschnupfen mit Niesen; die Nase ist verstopft und fängt im Freien zu laufen an
- Heiserkeit mit Räuspern und keuchender Atmung
- Drüsenschwellung, -verhärtung, -schrumpfung (Schilddrüse, Brüste, Hoden)
- Nächtliche Knochenschmerzen
  - **Verschlechterung:** durch Fasten, Wärme, Hitze, in Ruhe
  - **Verbesserung:** durch Essen, kühle Luft, Kälte; bei Bewegung
- → bewährt bei: Abmagerung, Schnupfen, Schilddrüsenüberfunktion

<u>Hinweis:</u> Bei dicken Menschen ist das Mittel meist nicht angezeigt.

PECACUANHA (BRECHWURZEL, IP)

- Bei **anhaltender Übelkeit und Erbrechen;** das Erbrechen erleichtert nicht
- **die Zunge ist meist rein,** der Mund feucht, starke Speichelbildung
- Husten mit Übelkeit und Erbrechen
- Husten, der mit jedem Atemzug heftiger wird; eventuell mit Erstickungsgefühl
- Husten mit Engegefühl in der Brust und Atemnot; das hustende Kind kann im Gesicht blau anlaufen und steif werden **(Notarzt rufen!)**
- Husten mit Nasenbluten (auch: Ferrum phosphoricum, S. 220)
- Husten mit Heiserkeit bis Stimmverlust
- anfangs trockener Husten, später mit Schleimrasseln – der Schleim lässt sich schwer abhusten
- bei hellroten Blutungen aus Nase, Magen, Lunge, Gebärmutter
  - **Verschlechterung:** nachts; im Liegen; beim Einatmen
- → bewährt bei: Übelkeit, Erbrechen, Husten, Blutungen.

IRIS (SCHWERTLILIE, IRIS)

- Brennende Magen-Darmbeschwerden
- Sodbrennen, saures Erbrechen, kolikartige Bauchschmerzen und brennende Durchfälle
- starker Speichelfluss
- Kopfschmerzen oder Migräne, anfangs mit Sehstörungen, dann mit Übelkeit und saurem Erbrechen

- Migräne tritt häufig an Ruhetagen (Sonntagsmigräne) auf
- Beschwerden kommen in regelmäßigen Abständen
  - **Verschlechterung:** in Ruhe und Entspannung; abends und nachts
  - **Verbesserung:** durch sanfte Bewegung
- → bewährt bei: Erbrechen, Sodbrennen, Migräne.

KALIUM BICHROMICUM (KALIUMBICHROMAT, KALI-BI)

- **Zähe, fadenziehende** und gelbliche **Absonderungen der Schleimhäute** (Nase, Bronchien, Mund ...)
- die Zunge ist meist dick gelb belegt
- bei Schnupfen mit grünlich gelbem, fadenziehendem, eventuell übel riechendem Sekret und wunden, entzündeten Nasenlöchern
- die Nase und die Nebenhöhlen fühlen sich verstopft an; Sie können nicht durch die Nase atmen
- Geruchsverlust
- Kopfschmerzen bei oder nach einer Nasennebenhöhlenentzündung und nach einem unterdrückten Schnupfen; meist nur an kleinen, Cent-großen Stellen über den Augen, an der Nasenwurzel oder den Wangenknochen
- Migräne, meist nur über einem Auge; vor den Kopfschmerzen meist Sehstörungen wie verschwommenes Sehen, aber auch vorübergehende Blindheit
- metallisch klingender, hackender Husten mit gelben Klumpen oder gelbem, fadenziehendem Auswurf
- Übelkeit und Erbrechen nach Alkohol, vor allem Bier
  - **Verschlechterung:** durch Bier, morgens und bei heißer, trockener Luft
  - **Verbesserung:** durch Wärme, warmes Kopfdampfbad oder Inhalation
- → bewährt bei: **Nasennebenhöhlenentzündungen,** die nicht hochakut auftreten und eher einen chronischen Verlauf nehmen; Kopfschmerzen und Migräne, die auf eine Nasennebenhöhlenentzündung zurückzuführen sind

KALIUM CARBONICUM (POTTASCHE, KALI-C)

Passt zu: Menschen mit einem starken Pflichtbewusstsein und ausgeprägtem Schwarzweiß-Denken, die sich korrekt und ordentlich verhalten; sie spielen ihre Beschwerden oftmals he-

runter und verstecken ihre Verletzbarkeit hinter einer gefühlskalten Fassade; Kontrollfreaks
- Sie sind reizbar und ängstlich; mögen nicht alleine sein
- starke Schwäche mit Schweißausbrüchen, Blässe und schnelle Ermüdbarkeit
- Rückenschmerzen bei schwachem Rücken, »alles schlägt aufs Kreuz«
- Herzschwäche, Atemnot
- Schwellungen und Ödeme, typischerweise an den Augen, besonders am Oberlid
- **Stechende,** reißende Schmerzen
- Neigung zur Fettsucht
- Überempfindlichkeit aller Sinnesorgane (Lärm, Geruch, leichte Berührung)
- Starkes Wärmeverlangen
  - **Verschlechterung:** Kälte; nachts zwischen 3–5 Uhr; morgens, nach dem Aufstehen
  - **Verbesserung:** Wärme

Kalium iodatum (Iodkali, Kali-I)

- Sie schwitzen bei geringster Anstrengung, erkälten sich leicht
- großes Bedürfnis nach frischer Luft
- heißer Fließschnupfen mit Niesen; die Nase ist verstopft und fängt im Freien zu laufen an, später gelbes, zähes Sekret
- Heiserkeit mit Räuspern und keuchender Atmung
- Schwellung von Haut und Schleimhaut
- Drüsenschwellung, -verhärtung, -schrumpfung (Schilddrüse, Brüste, Hoden)
- Nächtliche Gelenkschmerzen
  - **Verschlechterung:** Wärme, Hitze, in Ruhe
  - **Verbesserung:** kühle Luft, Kälte, in Bewegung
→ bewährt bei: (Heu)Schnupfen.

Kalium phosphoricum (Kaliumhydrogenphosphat, Kali-P)

Passt zu: schlanken, nervenschwachen Menschen (»Nervenbündeln«) und überarbeiteten Studenten; bewährtes Nervenmittel!
- bei nervöser Erschöpfung
- bei nervösem Magen oder Durchfall
- bei geistiger Überarbeitung und Erschöpfung

- bei geistiger Überarbeitung treten Kopfschmerzen mit Leeregefühl im Bauch auf
  - **Verbesserung:** durch leichte Bewegung
- Schwindel durch geistige Erschöpfung und Schwäche
- Summen und Brummen in den Ohren
- Stimmverlust durch Überanstrengung der Stimmbänder
- der Mund ist morgens meist sehr trocken, oftmals schlechter Mundgeruch mit senfgelb belegter Zunge
  - **Verschlechterung:** morgens; durch körperliche und vor allem geistige Anstrengung, Aufregung, laute Geräusche, Föhn
  - **Verbesserung:** bei Ruhe und durch leichte Bewegung.

KALIUM SULFURICUM (KALIUMSULFAT, KALI-S)

- Abneigung gegen Wärme und Verlangen nach frischer Luft
- reichlich milde, gelbe, schleimige Absonderungen und Sekrete (Nase, Bronchien)
- gelber Zungenbelag
  - **Verschlechterung:** durch Wärme, Hitze
  - **Verbesserung:** durch frische Luft, Kälte
→ bewährt bei: Husten

<u>Hinweis:</u> Weitere Symptome sind ähnlich denen von Pulsatilla (S. 238). Der Kranke ist jedoch durstig und die gedrückte, ängstliche oder weinerliche Stimmung wird durch Trost nicht gebessert.

KREOSOTUM (BUCHENHOLZTEER, KREOS)

- Juckende, brennende, scharfe, wund machende und faulig riechende Absonderungen
- Blutungen und Geschwüre
- schwarz verfärbte Zähne
- Appetitlosigkeit und Gewichtsverlust
- Pulsieren im ganzen Körper
- Bettnässen im tiefen Schlaf; plötzlicher Harndrang, Sie schaffen es nicht mehr auf die Toilette
- die Periode ist oft zu stark, zu früh, zu lang
  - **Verschlechterung:** durch Kälte, in der Ruhe, nach der Periode
  - **Verbesserung:** durch Wärme, Bewegung
→ bewährt bei: Bettnässen, Ausfluss.

Leitsymptome wichtiger homöopathischer Mittel

LACHESIS (BUSCHMEISTERSCHLANGE, LACH)

Passt zu: Menschen mit großem Rededrang, die sehr schnell sprechen, von einem Thema zum anderen springen, sehr misstrauisch, eifersüchtig, neidisch oder gereizt sind, sich schnell unter Druck fühlen; oftmals lösen diese Emotionen ebenso wie Kummer oder Ärger Beschwerden aus; eines der ganz wichtigen Frauenmittel!

- die Beschwerden treten oft **linksseitig** auf
- überempfindlich gegen Berührung; Beengung am Hals oder Bauch wird nicht vertragen; Kloßgefühl im Hals
- Hitzewallungen mit dunkelrotem Gesicht, Sonne und Wärme werden nicht vertragen
- dunkel- bis blaurote Entzündungen (etwa von Hals, Mandeln, Venen), Geschwüre oder Abszesse, die äußerst berührungs- und hitzeempfindlich sind
- Herz-/Kreislaufbeschwerden mit Angst; Bluthochdruck aber auch Kreislaufschwäche mit Neigung zu Ohnmacht
- häufiges Aufwachen mit Beschwerden (etwa Herzbeschwerden, Kopfschmerzen, Hitzewallungen)
  - **Verschlechterung: nach dem Schlaf;** durch Hitze, Sonne, Wetterwechsel von Kalt nach Warm; durch unterdrückte Ausscheidungen (Periode, Klimakterium!), vor der Periode, Beengung am Hals
  - **Verbesserung:** Einsetzen von Absonderungen (Periode, Blutungen); kalte Anwendungen (bei Entzündungen)

→ bewährt bei: prämenstruellem Syndrom (PMS), Wechseljahrebeschwerden, Entzündungen aller Art; Herz-/Kreislaufbeschwerden, krankhafter Eifersucht.

LEDUM (SUMPFPORST, LED)

- Wichtiges Mittel **bei allen Stichwunden** (durch Glas, Splitter, Dornen, Nägel etc.), **Bisswunden** (Hunde, Zecken usw.), **Insektenstichen** (Mücken, Bienen, Wespen etc.)
- beim »blauen« Auge
- Kalte Auflagen und Anwendungen lindern, obwohl die verletzte oder schmerzhafte Stelle sich kalt anfühlt

→ bewährt bei: allen Stich- und Bisswunden; Bluterguss am Auge.

Luffa (Kürbisschwämmchen, Luffa)

- Besitzt eine starke Wirkung auf die Nasenschleimhäute. Dabei haben verschiedene Potenzen unterschiedliche Wirkungen.
- allgemeine Symptome sind: Kopfschmerzen, von der Stirn zum Nacken ziehend, Müdigkeit, Durst

Luffa D4 fördert den Sekretfluss

→ bewährt bei: chronischem Schnupfen und trockenen Nasenschleimhäuten, eventuell mit Schorfbildung, Trockenheitsgefühl; trockene Luft wird als unangenehm empfunden
  - **Verbesserung:** feuchte Luft

Luffa D6 reguliert den Sekretfluss

→ bewährt bei: Stockschnupfen; verstopfter Nase mit dickem, schleimigem Sekret und Nasennebenhöhlenentzündung

Luffa D12 vermindert den Sekretfluss

→ bewährt bei: Fließschnupfen mit dünnflüssigem Sekret und Heuschnupfen.

Lycopodium (Bärlapp, Lyc)

Passt zu: Menschen, die Gesellschaft lieben, solange es ihnen gut geht, aber alleine sein wollen, wenn es ihnen schlecht geht; sie leiden plötzlich unter dem Verlust ihres Selbstvertrauens und haben ständig Angst, unter Stress zusammenzubrechen; sie vermeiden daher neue Situationen, vertragen keinerlei Widerspruch, sind machtliebend, verhalten sich diktatorisch und angeberisch gegenüber Untergebenen; wird ihnen jedoch gedankt, sind sie zu Tränen gerührt

- Völlegefühl mit aufgeblähtem Bauch und saurem Aufstoßen; **Beengung um den Bauch wird nicht vertragen**
- Heißhunger, typischerweise auch nachts; meist nach wenigen Bissen satt
- starkes Verlangen nach Süßigkeiten
- Abneigung gegen kalte Getränke; Sie bevorzugen warmes Essen und warme Getränke
- **Beschwerden** treten oft **zuerst rechts** auf und können dann auf die linke Seite ziehen
- ein Fuß ist warm, der andere kalt

Leitsymptome wichtiger homöopathischer Mittel

- Blasen- und Nierenbeschwerden meist verbunden mit Rückenschmerzen; Sie müssen nachts oft auf die Toilette; der Urin kommt langsam, manchmal erst nach Pressversuchen
- Urin oft übel riechend und mit rotem Satz
- wichtiges Mittel bei Impotenz
  - **Verschlechterung:** zwischen 16–20 Uhr; nach dem Essen, verbunden mit großer Müdigkeit; in warmen, geschlossenen Räumen; durch kalte Luft und kalte Getränke
  - **Verbesserung:** an der frischen Luft; bei Bewegung; beim Lockern der Kleidung
- → bewährt bei: Menschen, die vorwiegend um den Bauch zunehmen, während Gesicht und Hals mager und faltig werden, die Schreibfehler machen, die in der Vorgeschichte häufig Nierenbeschwerden, erhöhte Harnsäurewerte, Gicht oder viele Altersflecken haben; bei vorzeitigem Altern mit Ergrauen, Haarausfall, schlechtem Gedächtnis (besonders für Namen).

MAGNESIUM PHOSPHORICUM (PHOSPHORSAURES MAGNESIA, MAG-P)

Passt zu: vor allem erschöpften, müden, mageren und alten Menschen; wichtiges Mittel bei Krämpfen und Nervenschmerzen

- bei Bauchkrämpfen und starken Blähungen (Blähungskolik); Blähungsabgang lindert nicht (im Gegensatz zu Colocynthis, S. 216)
- krampfartige Menstruationsbeschwerden
- anfallweise bohrende oder schießende neuralgische Schmerzen im Verlauf der Nerven
- Schreibkrämpfe
  - **Verschlechterung:** nachts; durch Kälte und Luftzug
  - **Verbesserung:** alle Beschwerden bessern sich durch **Wärme und warme Auflagen** (Wärmflasche), Zusammenkrümmen, Druck, **Reiben und Massagen**

Hinweis: Magnesiummangel macht sich oftmals durch nächtliche Waden- oder Zehenkrämpfe, vor allem nach körperlicher Anstrengung, bemerkbar! Ein solcher Mangel kann nicht mit homöopathischen Mitteln behoben werden.

MEDORRHINUM (TRIPPER-NOSODE, MED)

- Ein großes Mittel mit vielen Einsatzmöglichkeiten und Symptomen, die aber vorwiegend chronischer Natur sind.

Alle Leitsymptome können in diesem Ratgeber nicht aufgeführt werden. Somit werden hier nur einige bewährte Einsatzmöglichkeiten erwähnt:
- Folgen einer Geschlechtskrankheit
- Ausfluss
- Windeldermatitis
- Menschen, die oft auf dem Bauch oder auf Knien und Ellenbogen (Knie-Ellenbogen-Lage) schlafen.

MERCURIUS CORROSIVUS (QUECKSILBERCHLORID, MERC-C)

- Bei scharfen, wund machenden, blutigen Absonderungen und Durchfällen
- krampfartige Schmerzen beim Stuhlgang oder Wasserlassen
- ansonsten ähnliche Symptome wie Mercurius solubilis (unten)
→ bewährt bei: Blasenentzündung; Durchfall.

MERCURIUS SOLUBILIS (QUECKSILBER NACH HAHNEMANN, MERC)

Passt zu: überempfindlichen, unruhigen Menschen, die ständig in Eile sind; sie reagieren impulsiv und schnell aufbrausend; werden später dann äußerst verschlossen, kontaktscheu und misstrauisch und antworten nur langsam

- **starke Speichelbildung**, vor allem nachts
- **übler Mundgeruch** und metallischer Mundgeschmack
- die geschwollene Zunge ist feucht und meist dick gelblich belegt, mit **Zahneindrücken am Zungenrand**
- starker Durst, obwohl der Mund feucht ist
- Geschwüre und Aphthen auf der Zunge, in Mund oder Rachen
- Neigung zu schlecht heilenden, eitrigen, schmierigen und stinkenden Geschwüren
- bevorzugt nachts auftretende Zahnwurzelschmerzen
- Zittern der Hände
- grünliche, schleimige und blutgestreifte Absonderungen (Ohr, Rachen, Nase, Darm)
- die Haut ist meist ölig feucht mit Neigung zu übel riechenden und schwächenden Schweißausbrüchen
  - **Verschlechterung:** durch Schwitzen; nachts; im warmen Bett oder Raum; weder Wärme noch Kälte werden vertragen

Leitsymptome wichtiger homöopathischer Mittel

→ bewährt bei: Mundgeschwüren, Zahnwurzelschmerzen, Eiterungen und immer wiederkehrenden eitrigen Ohr- oder Mandelentzündungen, wenn oben genannte Symptome vorhanden sind.

MEZEREUM (SEIDELBAST, MEZ)

- Wichtiges Mittel bei **Herpes zoster**
- Hautentzündungen mit heftigem Juckreiz; Bläschen, die nässen und verkrusten; unter der Kruste sammelt sich Eiter
- Neuralgische, brennende, schießende Schmerzen im Brustkorb oder im Gesicht (auch noch Jahre nach einem Zoster)
- sehr empfindlich gegen Kälte
  - **Verschlechterung:** durch Kälte und kalte Luft; durch Bettwärme; nachts; bei Berührung; nach Impfungen

→ bewährt bei: Gürtelrose (Herpes zoster), Neuralgien (etwa im Gesicht, am Brustkorb), Hautausschlägen.

MILLEFOLIUM (SCHAFGARBE, MILL)

→ bewährt bei: hellroten Blutungen aus Wunden und Schleimhäuten (Nase, Gebärmutter, Niere, Blase, Darm, Hämorrhoiden, Lunge).

NATRIUM CHLORATUM (KOCHSALZ, NAT-M)

Passt zu: Menschen, die schon lange unter einem Kummer leiden, aufgrund dessen dann körperliche Beschwerden auftreten; sie sind oftmals sehr sensibel, introvertiert, mitfühlend und helfen gerne anderen.

- bei Folgen von Kummer, Trauer und Enttäuschungen mit Abneigung gegen Mitleid und Fürsorge
- bei depressiver Verstimmung; Sie ziehen sich zurück und sind verschlossen, grübeln über Vergangenes
- Sie wollen alleine sein, um zu weinen, oder brechen plötzlich in Tränen aus
- wenn Sie nicht beachtet werden, können Sie sehr reizbar und nachtragend werden
- Verlangen nach Salzigem mit Abneigung gegen Fett und Brot
- ständig hungrig; auch der Durst kann unstillbar sein
- bei Fließschnupfen mit tropfender Nase und heftigen Niesanfällen
- bei Erkältung mit Schnupfen, rissigen Mundwinkeln und Fieberbläschen

- Sie fühlen sich morgens im Bett erschöpft und schwach
- Migräne mit Sehstörungen (Blitze oder Zick-Zack-Linien) von Sonnenaufgang bis Sonnenuntergang
- unregelmäßige Periode mit Schmerzen; oft verbunden mit Rückenschmerzen
- Hautausschläge und Akne; vor allem am Haaransatz und in den Gelenkbeugen; bei fettigem Haar und fettiger Haut; bewährt bei Sonnenallergie
- bei Rückenschmerzen
    - **Verschlechterung:** morgens und mittags; durch Geräusche, Licht, Sonne und Hitze; am Meer; durch Stress
    - **Verbesserung:** an frischer Luft; durch Waschungen mit kaltem Wasser, Liegen auf einer harten Unterlage.

NATRIUM SULFURICUM (GLAUBERSALZ, NAT-S)

Passt zu: Menschen mit wasserreichem Gewebe; eher dicklich, gedunsen, verfroren; sie sind häufig gereizt, melancholisch oder depressiv

- Beschwerden durch feuchtes Wetter und Nebel (etwa Durchfall, Schnupfen, Husten, Asthma, Rheuma)
- gelb bis grünlich gefärbte Absonderungen (zum Beispiel Nasen-, Hustensekret; Ausfluss, Durchfall)
- rasselnder, feuchter Husten mit Stichen in der Brust; Sie müssen sich den Brustkorb halten
- Durchfälle, vorwiegend frühmorgens, mit Blähungen
- Beschwerden durch Schädel- oder Wirbelsäulentrauma
- Sie werden nicht warm, selbst im Bett nicht
- Schmerzen in den Knochen, Hoden oder der Gebärmutter
    - **Verschlechterung:** durch Feuchtigkeit, Nebel, Kälte; morgens
    - **Verbesserung:** durch trockene Wärme
- → bewährt bei: Durchfall, Husten, Asthma.

NITRICUM ACIDUM (= ACIDUM NITRICUM, S. 196)

NUX VOMICA (BRECHNUSS, NUX-V)

Passt zu: gestressten Großstadtmenschen und Managern; meist dünnen, aktiven und nervösen Menschen mit vorwiegend sitzender Lebensweise und beruflicher Überlastung; sie neigen zum Missbrauch von Nikotin und Kaffee, lieben reichliche, schwere Mahlzeiten und Alkohol; die Folge sind Magen- und

Leitsymptome wichtiger homöopathischer Mittel

Kopfschmerzen mit Neigung, zu viel Tabletten einzunehmen; das überlastete Nervensystem macht sie zu irritierten, überempfindlichen und leicht gereizten Menschen

- nervöses bis aggressives cholerisches Verhalten
- 1–3 Stunden nach dem Essen Magenbeschwerden mit Sodbrennen und Aufstoßen; Gefühl, als läge ein Stein im Magen
- Beschwerden nach zu reichlichem oder zu schwerem Essen, nach verdorbener Nahrung; zu viel Alkohol, Kaffee oder Nikotin; nach Missbrauch von Arzneimitteln, Drogen oder anderen Stimulanzien
- Übelkeit und Würgen, ohne richtig erbrechen zu können
- krampfartige Verstopfung mit vergeblichem Stuhldrang
- katerartige Kopfschmerzen
  - **Verschlechterung:** morgens
- Überempfindlichkeit aller Sinnesorgane
- Sie frieren und erkälten sich leicht durch Kälte und Luftzug
- Schlafstörungen
  - **Verschlechterung:** morgens; nach geistiger Anstrengung; durch Alkohol, Kaffee, Nikotin, Ärger, Zorn, Aufregung, Geräusche, grelles Licht, Kälte und Luftzug
  - **Verbesserung:** abends, in der Ruhe, durch Wärme und warme Anwendungen
- → bewährt bei: Beschwerden durch verdorbene oder zu schwere Nahrung, Kaffee, Alkohol, Tabak oder Medikamentenmissbrauch.

OKOUBAKA (OKOUBAKA, OKOU)

→ bewährt bei: Verdauungsstörungen mit Durchfall, Schmerzen, Übelkeit und Erbrechen durch verdorbene Nahrung sowie nach oder bei Infekten aller Art; auch als Prophylaxe bei (Tropen-)Reisen, wenn Nahrung oder Klima schlecht vertragen werden (hier die halbe Normaldosierung).

OPIUM (SCHLAFMOHN, OP)

- Folgen von Schreck, Aufregung, Schock oder Operation
- Betäubung oder Bewusstlosigkeit mit schnarchender Atmung und rotem Gesicht
- Chronische Verstopfung ohne Drang; der Stuhl ist hart, klein und trocken (»Hasenboller«)
- → bewährt bei: Verstopfung ohne Stuhldrang, Bewusstlosigkeit.

Petroleum (Steinöl, Petr)

- Bei Übelkeit, Erbrechen und Schwindel durch Bewegung (Auto, Bahn, Schiff)
  - **Verbesserung:** durch Essen
- trockene und aufgesprungene Haut mit tiefen Rissen, die schmerzt, juckt und leicht blutet (Finger, Hände); trockene, schrundige, krustige Hautausschläge am Kopf, hinter den Ohren, an Achsel, Nase, Mundwinkel oder After, die auch nässen und eitern
  - **Verschlechterung: im Winter**
→ bewährt bei: Reiseübelkeit, Hautausschlägen.

Phosphoricum acidum (= Acidum phosphoricum, S. 196)

Phosphorus (gelber Phosphor, Phos)

Passt zu: sympathischen, offenen, kontaktfreudigen, herzlichen und hilfsbereiten Menschen, die gerne ihre Gefühle zeigen; sie sind oft groß und schlank gebaut mit feinem, hellem bis rötlichem Haar, feiner Haut und leichtem grazilem Äußeren; sie wachsen als Jugendliche oft sehr rasch; bewährtes Kindermittel (auch: S. 193)!

- Angst vor dem Alleinsein
- Angst vor der Dunkelheit, Gewitter, Geistern
- Sie sind schnell erschöpft, erholen sich aber auch leicht (zum Beispiel nach kurzem Schlaf)
- großer Durst auf kalte Getränke
- Sie bekommen leicht blaue Flecken und bluten leicht
- stark brennende Schmerzen bei Reizungen und Entzündungen (auch: Arsenicum album, S. 202)
- Sodbrennen
- Erbrechen von Essen und Trinken, sobald es im Magen warm geworden ist
- raue Stimme bis Stimmlosigkeit und Schmerzen beim Reden (Kehlkopfentzündung)
- harter, trockener Husten (mit blutgestreiftem Auswurf); bei beginnender Lungenentzündung (hohes Fieber, Brustschmerzen, flache Atmung) zum Arzt!
  - **Verschlechterung:** durch Reden, kalte Luft und beim Übergang vom Kalten ins Warme

Leitsymptome wichtiger homöopathischer Mittel

- Sie können nicht auf der linken Seite liegen
  - **Verschlechterung:** nach warmem Essen oder Trinken; abends; bei Gewitter; durch Elektrosmog, Wasseradern; beim Liegen auf der linken Seite
  - **Verbesserung:** an der frischen Luft; durch kaltes Essen und Trinken; nach dem Schlaf; nach dem Essen
- → bewährt bei: Husten, Heiserkeit, Kehlkopfentzündung, Sodbrennen und Erbrechen.

PHYTOLACCA (KERMESBEERE, PHYT)

- Bei Halsschmerzen mit dunkelrotem Rachen
- Schmerzen strahlen beim Schlucken bis zum Ohr aus
  - **Verschlechterung:** durch heiße Getränke
- Die Lymphknoten am Hals sind geschwollen und schmerzhaft
- Die Zunge ist schleimig gelb belegt mit roter Spitze
- Beschwerden, die auf eine Mandelentzündung folgen (zum Beispiel Gelenkschmerzen)
- Brustentzündung bei stillenden Müttern; beim Saugen strahlen die Schmerzen in den ganzen Körper aus; Knoten in der Brust
- Sie fühlen sich müde, kaputt und zerschlagen; sind dabei aber ruhelos
  - **Verschlechterung:** nachts; durch nasskaltes Wetter, Bewegung
  - **Verbesserung:** durch Wärme und Ruhe
- → bewährt bei: Halsschmerzen (Mandelentzündung, Seitenstrang-Angina), Brustentzündung.

PIPER METHYSTICUM (RAUSCHPFEFFER = KAVA KAVA, PIP-M)

- → bewährt bei: Angst- und Spannungszuständen, psychischer Erregbarkeit, depressiver Verstimmung, Reizbarkeit, Spannungskopfschmerz, Schwindel, Erschöpfung, Stress

<u>Hinweis:</u> Das Mittel kräftigt, macht lebendig, heiter, ausgeglichen und verbessert die Durchblutung des Gehirns.

PLANTAGO MAJOR (BREITBLÄTTRIGER WEGERICH, PLAN)

- Bei Zahnschmerzen und Zahnungsbeschwerden; die Schmerzen ziehen ins Gesicht oder zum Ohr
- bei Gesichtsneuralgien durch einen Zahnherd

- bei Raucherentwöhnung: das Mittel bewirkt Abneigung gegen Nikotin, beruhigt die überreizten Nerven, mildert Schlaflosigkeit und gereizte Verstimmung.

PODOPHYLLUM (MAIAPFEL, PODO)

- Bei Durchfall, der nur so herausspritzt; Explosionen von schmerzlosen, aber stinkenden, gelbgrünen, wässrig schleimigen, unverdauten Stühlen mit Rumpeln und Kollern im Bauch; Sie sind erschöpft und schwach nach dem Durchfall
- Krampfartige Bauchschmerzen, Sie müssen sich zusammenkrümmen oder auf dem Bauch liegen
  - **Verschlechterung:** in der Frühe; bei heißem Wetter, während der Zahnung
  - **Verbesserung:** durch Wärme (Wärmflasche)
→ bewährt bei: (Kinder-)Durchfall.

PULSATILLA (KÜCHENSCHELLE, PULS)

Passt zu: meist sanften, nachgiebigen und unentschlossenen Menschen; sie sind oft blauäugig und blond; wenn erkrankt, sind sie häufig widersprüchlich, launisch und weinerlich, können schlecht alleine sein und suchen deshalb nach Gesellschaft, Sympathie und Trost; sie vertragen fettes Essen schlecht. Bewährtes Frauenmittel!

- Sie verlangen nach frischer Luft, obwohl Ihnen leicht kalt ist und Sie leicht frösteln
- trotz trockenem Mund kein Durst
- Schleimhautabsonderungen (Nase, Ohr, Bronchien ...) sind dick, grüngelb und mild
- Beschwerden, nachdem man nass oder feucht geworden ist
- Verdauungsbeschwerden; vor allem nach zu fettem, schwerem Essen und Eis
- Wandernde und wechselhafte Beschwerden (mal hier, mal dort, mal körperlich, mal psychisch)
  - **Verschlechterung:** durch Hitze, Wärme und in der Ruhe; nach fettem, schwerem Essen und Eis
  - **Verbesserung:** bei leichter Bewegung; an der frischen Luft; durch kalte Auflagen
→ bewährt bei: Verdauungsstörungen; allen Störungen des Hormonsystems wie Menstruations- oder klimakterischen Beschwerden; bei allen Erkrankungen nach Durchnässen wie

Blasenbeschwerden, Schnupfen, Husten oder rheumatischen Beschwerden.

RESCUE REMEDY (NOTFALLTROPFEN, RESCUE)

→ **Bewährt bei:** Schreck, Schock, Verletzungen, Verbrennungen (auch: Erste Hilfe, S. 26)

<u>Hinweise und Dosierung:</u> Rescue Remedy gehört zu den Bachblüten. Es wird jedoch nach homöopathischer Vorgehensweise hergestellt und hat sich bei den genannten Indikationen so sehr bewährt, dass es in jede Hausapotheke gehört.

- Geben Sie 10 Tropfen Rescue Remedy-Konzentrat auf 0,2 Liter Wasser und trinken Sie dieses schluckweise (Sie können auch 3–5 Tropfen direkt auf die Zunge geben.)
- Die Salbe sanft auftragen. So oft wie nötig wiederholen.

RHODODENDRON (ALPENROSE, RHOD)

- **Rheumatische Beschwerden**, die sich **vor jedem Wetterwechsel**, vor Sturm oder Gewitter verschlimmern
- Schmerzen der Muskeln, Knochen und Zähne bei Übergang in regnerisches, windiges Wetter
- Hoden schmerzhaft geschwollen, entzündet, wie gequetscht
  - **Verschlechterung:** nachts, morgens, durch Ruhe
  - **Verbesserung:** nach einem Sturm, durch Bewegung

→ bewährt bei: rheumatischen Beschwerden; Hodenquetschung.

RHUS TOXICODENDRON (GIFTSUMACH, RHUS-T)

Wichtiges Mittel bei Beschwerden des Bewegungsapparates
- Folgen von Zerrungen, Verrenkungen und Überanstrengung
- Gelenkschmerzen mit Steifheit
- charakteristisch: schlimmer anfangs bei Bewegung, besser bei fortlaufender, leichter Bewegung
- Beschwerden durch Nässe, Kälte und Zug, vor allem nach Schwitzen
- bei grippalen Infekten mit Gliederschmerzen
- bei juckenden Hautausschlägen mit Bläschenbildung
- große innere und äußerliche Unruhe; Sie müssen sich ständig bewegen
- eventuell großer Durst mit Verlangen nach Milch
- die Zunge ist häufig dunkelbraun belegt, die Zungenspitze aber rot

- ○ **Verschlechterung:** durch Nässe, Kälte und Luftzug; in der Ruhe; nachts im Bett; im Sitzen; beim Liegen auf der schmerzhaften Seite; *bei anfänglicher Bewegung*
- ○ **Verbesserung:** bei warmem Wetter, *durch Wärme, warme Auflagen und Massagen; durch fortlaufende leichte Bewegung*
→ bewährt bei: Verrenkungen, Zerrungen, Überdehnungen, Hexenschuss und Ischias; bei rheumatischen Gelenkbeschwerden; bei Unruhe.

ROBINIA (FALSCHE AKAZIE, ROB)

- Saures Aufstoßen und saures Erbrechen, mit dem Gefühl, die Zähne werden stumpf
→ bewährt bei: Magenübersäuerung (auch in der Schwangerschaft), Sodbrennen.

RUMEX (KRAUSER AMPFER, RUMEX)

- Trockener krampfartiger **Kitzelhusten, der durch Kälte ausgelöst wird**; Sie müssen durch einen Schal atmen
- Einatmen verursacht Kitzelreiz im Hals, hinter dem Brustbein
- Schleim im Kehlkopf, Sie müssen sich ständig räuspern
  - ○ **Verschlechterung:** durch kalte Luft, beim Übergang ins Kalte; tiefes Einatmen; abends
  - ○ **Verbesserung:** durch Bedecken des Mundes; Wärme
→ bewährt bei: Husten.

RUTA (WEINRAUTE, RUTA)

- Bei Prellung und Verletzung der Knochen
- bei Verrenkungen und Verstauchungen mit folgender Lahmheit (dann im Wechsel mit Arnica, S. 202); bei Überanstrengung des Handgelenks
- bei Sehnenschmerzen (zum Beispiel Achillessehne), Sehnenzerrungen (zum Beispiel Tennisellenbogen), Sehnenscheidenentzündung und Überbein (dann im Wechsel mit Rhus toxicodendron, S. 239)
- bei Rheuma der Muskeln und Sehnen
- bei Überanstrengung der Augen (zum Beispiel durch Arbeit am Computer, durch zu viel Lesen); mit Kopfschmerzen, roten, brennenden Augen und Nackenverspannungen
  - ○ **Verschlechterung:** im Liegen; feuchtes Wetter und Kälte

→ bewährt bei: Knochenprellungen, Muskel- und Sehnenerkrankungen und Überanstrengung der Augen.

SABADILLA (LÄUSESAMEN, SABAD)

Passt zu: verfrorenen, ängstlichen und schreckhaften Menschen, die sich schwach und abgeschlagen fühlen

- bei Schnupfen mit krampfartigen Niesanfällen, roten tränenden Augen und Stirnkopfschmerzen
- bei Fließschnupfen mit wunder, brennender Nase
- Kratzen oder Jucken in Hals, Nase oder Gaumen mit dem Bedürfnis zu schlucken
  - **Verschlechterung:** durch Kälte, kalte Getränke und Speisen
  - **Verbesserung:** durch Wärme, warme Getränke und Speisen

→ bewährt bei: Heuschnupfen.

SAMBUCUS (SCHWARZER HOLUNDER, SAMB)

- Wichtiges Mittel beim Stockschnupfen der Säuglinge
- Säuglinge können nicht durch die Nase atmen; der trockene Schnupfen behindert das Stillen
- Kinder mit sich wiederholendem erstickendem Husten- oder Asthmaanfall, mit dem sie aus dem Schlaf schrecken, blau anlaufen und sich aufsetzen müssen
- heftiges Schwitzen tagsüber
- bei Fieber ist der Körper heiß und trocken

→ bewährt bei: trockenem Säuglingsschnupfen.

SANGUINARIA (BLUTWURZEL, SANG)

- Blutandrang zum Kopf mit erhitztem, gerötetem Gesicht
- rechtsseitige Kopfschmerzen, vom Hinterkopf zum Auge ziehend, mit Übelkeit und Erbrechen; die Schmerzen beginnen am Morgen, werden über Mittag unerträglich und gegen Abend zu wieder besser
- Hitzewallungen; heiße, brennende Hände und Füße
- Sie sind oft ungeduldig und ärgerlich erregt

→ bewährt bei: Klimakterium, Hitzewallungen, Kopfschmerzen.

SECALE CORNUTUM (MUTTERKORN, SEC)

Passt zu: schlaffen, mageren, welken Menschen mit eingesunkenen Augen und dunklen Augenrändern; Gewichtsverlust trotz gutem Appetit und großem Durst

- eiskalte Haut, doch Wärme (selbst das Zudecken mit einer Decke) ist unerträglich
- brennende Schmerzen mit Taubheitsgefühl, Ameisenlaufen
- Durchblutungsstörungen und Geschwüre mit blauen, schwärzlichen Flecken
- bei dunklen, starken Gebärmutterblutungen
- Absonderungen sind oftmals übel riechend
  - **Verschlechterung:** durch Wärme oder Bedecken
  - **Verbesserung:** durch Kälte
→ bewährt bei: Durchblutungsstörungen, Gebärmutterblutungen.

SELENIUM (SELEN, SEL)

Passt zu: Menschen, die sich müde und schwach fühlen, sich am liebsten hinlegen und schlafen würden, sich nach dem Schlaf aber schlechter fühlen

- sexuelle Schwäche (trotz sexuellem Verlangen) und Reizbarkeit, begleitet von Impotenz, vorzeitigem Samenerguss und Prostatabeschwerden
- großes Verlangen nach Alkohol oder Tee, aber Beschwerden dadurch (etwa Kopfschmerzen)
- bei Haarausfall und fettiger (Gesichts-)Haut; Akne
  - **Verschlechterung:** durch Hitze, Wärme, Sonne; nach dem Schlaf; durch Samenverlust

→ bewährt bei: Haarausfall, Impotenz, Akne, Prostatabeschwerden.

SEPIA (TINTENFISCH, SEP)

Passt zu: oft braun- bis dunkelhaarigen Menschen mit braunem, leicht gelblichem Teint und gelblich braunen Flecken (vor allem auf der Nase und im Gesicht); sie haben oftmals kalte Hände und Füße, frieren leicht, zeigen großes Verlangen nach Ruhe und Einsamkeit mit Abneigung gegen Beruf, Familie und Sex, sind reizbar bis depressiv und fühlen sich leicht angegriffen. Bewährtes Frauenmittel bei eher männlichem Typ mit kleinen Busen, schönen Augen und starker Körperbehaarung.

- bei Bänderschwäche und **Senkungsgefühl** der inneren Organe
- Gefühl, die Gebärmutter drängt nach unten, mit dem Bedürfnis sich zu setzen und **die Beine übereinander zu schlagen**
- Senkungsgefühl der Blase, Sie können den Urin nicht halten
- Senkungsgefühl der Verdauungsorgane, vor allem nach dem Essen

Leitsymptome wichtiger homöopathischer Mittel

- Leeregefühl im Magen, selbst nach dem Essen; Sie werden nicht satt; Morgenübelkeit
- **Verlangen nach Saurem**
- Beschwerdekomplex der Wechseljahre mit Schwäche, Hitzewallungen und Schweißausbrüchen
- Verstopfung mit Kugelgefühl im Mastdarm
- Menstruationsbeschwerden und Schmerzen beim Geschlechtsverkehr
- juckende, trockene oder bläschenartige Hautausschläge, die entweder ringförmig angeordnet oder in den Gelenkbeugen (zum Beispiel von Elle und Knie) auftreten
  - **Verschlechterung:** vormittags und abends; auf der linken Seite; durch Kälte und Nässe; vor einem Gewitter
  - **Verbesserung:** durch kräftige Bewegung wie Sport und Tanzen; in der Bettwärme; durch warme Auflagen
- → bewährt bei: Menstruationsbeschwerden, im Klimakterium, Bänderschwäche, Senkung der Organe und Hautausschlägen.

SILICEA (KIESELSÄURE, SIL)

Passt zu: sehr verfrorenen Menschen mit kalten Händen und Füßen (tragen selbst im Sommer eine Mütze); sie leiden meist unter einem Mangel an Lebenswärme und einem schwachen Rücken, sind oft sehr nachgiebig und unentschlossen in ihrem Wesen; aus Angst vor Misserfolg übernehmen sie ungern Verantwortung, sind aber sehr gewissenhaft; geistige Arbeit erschöpft sie sowohl körperlich als auch psychisch; sie können sehr reizbar werden. Bewährtes Kindermittel (auch: S. 194)!

- Angst vor spitzen Gegenständen und Nadeln
- kalter Schweiß an Kopf und Füßen
- Kopfschmerzen, die im Nacken beginnen und zu den Augen ziehen (auch: **Gelsemium**, S. 220)
- bei häufigen Eiterungen (Abszesse, Karbunkel, Akne, Fisteln ...)
- bei Stockschnupfen mit Geruchsverlust und trockenen Krusten in der Nase, die bluten, wenn sie gelöst werden
- bei Nagelstörungen (verformt, rissig ...) mit weißen Punkten
- bei Verstopfung, mit dem Gefühl, der Stuhl schlüpft wieder zurück; oftmals vor und während der Periode; Schmerzen beim Stuhlgang
- bei rissiger, leicht eiternder und entzündlicher Haut (Risse am After, Nagelbettentzündung, rissige Brustwarzen)

- **Verschlechterung:** durch Kälte und kaltes Wetter; durch unbedeckte Körperstellen; während der Periode
- **Verbesserung:** durch warmes Einhüllen, Wärme, Dampfbäder und bei feuchtwarmem Wetter

→ bewährt bei: sich langsam entwickelnden Eiterungen, Nagelstörungen, Kopfschmerzen, Verstopfung, Nasennebenhöhlenentzündungen

Hinweis: Das Mittel treibt wirksam kleine Fremdkörper heraus, bei großen ist eine Selbstbehandlung nicht ratsam!

SOLIDAGO (GOLDRUTE, SOLID)

- Spült und entgiftet die Nieren

→ bewährt bei: allen Erkrankungen der Harnwege.

SPONGIA (MEERSCHWAMM, SPONG)

Passt zu: blassen, hellhaarigen Kindern mit schlaffem Gewebe
- trockener, bellender Husten mit pfeifender, giemender Atmung, als ob man durch einen Schwamm atmen müsste
- nächtliche Hustenanfälle, die aus dem Schlaf reißen, mit dem Gefühl zu ersticken; Sie müssen sich aufsetzen
- raue Stimme und Heiserkeit
- Sie fühlen sich ängstlich und schwach
  - **Verschlechterung:** vor Mitternacht; im Liegen; durch kalte Getränke
  - **Verbesserung:** durch warme Getränke und Speisen

→ bewährt bei: Krupp-artigem Husten; Heiserkeit.

STAPHISAGRIA (STEPHANSKÖRNER, STAPH)

Passt zu: schüchternen, zurückgezogenen Menschen, die gegenüber allen äußeren Eindrücken äußerst sensibel reagieren. Bei psychischer Erregung kommt es zu Zittern und Sprachlosigkeit. Sie fressen Ärger und Kummer in sich hinein, bis sie »platzen«, sind sexuell sehr schnell erregbar und neigen zur Selbstbefriedigung. Kinder schlagen bei Wutausbrüchen um sich und werfen Gegenstände auf die, die ihnen Trost spenden.
- Folgen von Demütigung, Tadel, Kummer, Zorn
- wiederkehrende Gerstenkörner, die kleine harte Narben hinterlassen können
- bei Schnittverletzungen, auch Operationen (Dammschnitt)
- bei Blasenreizung nach Sex

Leitsymptome wichtiger homöopathischer Mittel

- bei Karies; die Zähne werden schwarz
- bei schneidenden Bauchkoliken nach Zorn oder Demütigung
- bei Hautausschlägen, wenn nach Kratzen der Juckreiz an einer anderen Stelle auftritt
- → bewährt bei: Gerstenkörnern, Schnittverletzungen, Nabelkoliken, Karies, Blasenreizung.

STRAMONIUM (STECHAPFEL, STRAM)

Passt zu: Menschen, vor allem Kinder, die zu Gewalttätigkeit neigen; sie zeigen plötzliche heftige Wutausbrüche mit Zerstörungssucht, zerbrechen und zerreißen Gegenstände in blinder Wut, schlagen um sich, beißen, treten und spucken; sie haben oft große Angst vor Dunkelheit und müssen bei Licht schlafen

- auch Stottern, Singen und Lachen; beten wie wild, lästern; zeigen obszönes Verhalten und religiösen Wahn
- Zuckungen und Krämpfe; ungewollte, rhythmische Bewegungen
- Angst vor glänzenden Gegenständen, fließendem Wasser, großen Tieren, vor dem Alleinsein
  - **Verschlechterung:** beim Alleinsein, im Dunkeln
  - **Verbesserung:** bei Licht; in Gesellschaft
- → bewährt bei: Aggression, Hyperaktivität, Verhaltensstörungen.

SULFUR (SCHWEFELBLÜTE, SULF)

Passt zu: Menschen mit unreiner, trockener Haut, sprödem Haar, ungepflegtem Äußerem und geringem Bedürfnis, sich zu waschen; trotz normalerweise gutem Appetit sind sie häufig mager und schwächlich; längeres Stehen ist für sie unerträglich; sie stecken oftmals voller Ideen und sind dann tatkräftig und geschäftig, können aber plötzlich Abneigung gegen Beruf und Geschäft entwickeln, werden faul und melancholisch, sind oft sehr selbstsüchtig und reizbar, aber auch depressiv

- bei juckender, brennender Haut mit und ohne Ausschlag
- bei **trockenen**, schuppigen, brennenden und **juckenden Hautausschlägen**
  - **Verschlechterung:** durch Kratzen, Waschen oder Baden und Bettwärme
- Hautjucken, wobei Kratzen anfangs angenehm ist; danach brennende Haut, die oftmals bis zum Bluten gekratzt wird
- alle **Körperöffnungen sind rot** (Mund, Nase, After ...)

- Sie strecken die heißen Füße nachts aus der Bettdecke oder decken sich ganz auf
- Sie fühlen sich am Vormittag gegen 11 Uhr plötzlich schwach und müssen unbedingt etwas essen
- alle Körperausscheidungen (Mund, Schweiß, Stuhl) haben einen unangenehmen Geruch (zum Beispiel heiße Schweißfüße)
- katzenartiger Schlaf; Sie wachen häufig auf; das geringste Geräusch weckt, schlaflos zwischen 2–5 Uhr
- Durchfall treibt Sie morgens aus dem Bett **oder** Sie haben Verstopfung mit großem, schmerzhaftem Stuhl
- Verlangen nach Süßem und Unverträglichkeit von Milch
  - **Verschlechterung:** durch Wärme, v. a. im Bett, langes Stehen, Baden und Waschen; am Vormittag und abends
  - **Verbesserung:** an der frischen Luft
- → bewährt bei: Hautausschlägen, Akne, Hämorrhoiden, Durchfall, Verstopfung und Schlafstörungen. Besonders bewährt bei unterdrückten oder verschleppten Krankheiten, beziehungsweise wenn sorgfältig gewählte Mittel nicht helfen.

<u>Warnung:</u> Sulfur kann als Erstreaktion auch Hautausschläge hervorrufen, beziehungsweise verschlechtern! Deshalb einschleichend dosieren: Man beginnt mit 1 Globulus, 1 Tropfen oder 1 Vierteltablette mittlerer Potenz. Falls keine Erstreaktion auftritt, tägliche Steigerung bis zur empfohlenen Normaldosis.

SYMPHYTUM (BEINWELL, SYMPH)

- Unterstützt die Heilung von Knochenbrüchen und lindert die Schmerzen (im Wechsel mit Arnica)
- bei Verletzung der Sehnen, Bänder und der Knochenhaut; beim Umknicken eines Knöchels
- bei Prellungen und Verletzungen des äußeren Auges
- bei Gesichtsverletzungen
- → bewährt bei: Knochenbrüchen, umgeknickten Knöcheln und beim »blauen Auge«.

TABACUM (TABAKPFLANZE, TAB)

- Übelkeit mit Erbrechen
- Sie fühlen sich sterbenselend; Schwindel, große Schwäche
- Kreislaufbeschwerden mit Neigung zu Ohnmacht; Kältegefühl; kalter Schweiß bricht aus; Sie wollen dennoch aufgedeckt sein, sind blass bis grünlich im Gesicht

Leitsymptome wichtiger homöopathischer Mittel

- bei krampfartigen Herzbeschwerden
- bei Ohrensausen
  - **Verschlechterung:** durch Tabak, Bewegung (aktive und passive); in der Kälte, aber auch in warmen Räumen
  - **Verbesserung:** nach dem Erbrechen; durch Aufdecken, frische Luft

→ bewährt bei: (Reise-)Übelkeit, Erbrechen, Schwindel, Herz- und Kreislaufbeschwerden, Raucherentwöhnung

<u>Hinweis:</u> Die Beschwerden erinnern an die erste Zigarette (Nikotinvergiftung).

THUJA (LEBENSBAUM, THUJ)

Passt zu: verfrorenen Menschen, die feuchtkaltes Wetter nicht vertragen und zum Beispiel mit Erkältung, Husten oder rheumatischen Gelenkbeschwerden reagieren

- chronische Erkältungen und Katarrhe mit gelblich grünen, dicken, eitrigen Absonderungen aus Nase, Ohr, Rachen, Vagina, Harnröhre
- bei Warzen von fleischigem, auch blumenkohlartigem Aussehen, die bluten oder nässen können
- bei Polypen (Nase, Gebärmutter, Dickdarm)
- bei weichen, abblätternden Nägeln mit Dellen
- bei Folgebeschwerden nach Impfungen (wie Infektanfälligkeit, verzögerte Entwicklung bei Kindern, Abmagerung)
- starkes Schwitzen an unbekleideten Stellen (Gesicht, Hals); Hautausschläge dagegen nur an bedeckten Körperstellen; die Haut ist fettig und unrein
  - **Verschlechterung:** durch Kälte, Nässe, Nebel
  - **Verbesserung:** durch Wärme, Bewegung; wenn Absonderungen in Gang kommen (etwa Schweiß, Ausfluss)

→ bewährt bei: Polypen, Warzen, Nagelstörungen, Impfbeschwerden.

TUBERCULINUM (NOSODE DER RINDERTUBERKULOSE, TUB)

Ein bedeutendes Mittel mit vielen Einsatzmöglichkeiten und Symptomen, die aber vorwiegend chronischer Natur sind. Alle Leitsymptome können in diesem Ratgeber nicht aufgeführt werden, es sind hier nur einige bewährte Einsatzmöglichkeiten genannt.

Passt zu: ruhelosen Kindern, die dauernd nach Neuem, nach Veränderungen verlangen und oft unzufrieden und etwas boshaft sind; sie neigen zu Zerstörungswut, knirschen nachts mit den Zähnen, sind infektanfällig; hyperaktiven Kindern.

URTICA URENS (BRENNNESSEL, URT-U)

Ein schönes Beispiel für das Wirkprinzip der Homöopathie. Jeder kennt den brennenden Hautausschlag nach Kontakt mit einer Brennnessel. Nach dem Ähnlichkeitsprinzip hilft das Mittel somit
- bei Nesselsucht: erhabene Hautausschläge mit wässrigen Bläschen und rotem Rand; stechende, brennende, juckende Beschwerden; Sie müssen andauernd die Stelle reiben
- bei leichten Verbrennungen
- bei Insektenstichen
  - **Verschlechterung:** durch Feuchtigkeit, Schwitzen, Kälte
- → bewährt bei: Nesselsucht nach Genuss bestimmter Lebensmittel (wie Muscheln, Fisch), Verbrennungen.

VERATRUM ALBUM (WEISSER NIESWURZ, VERAT)

- Bei Kreislaufschwäche und Kollaps mit kalter, wächserner Haut, blauen Lippen, eingefallenem Gesicht, kalter Nasenspitze und kaltem Schweiß
- trotz innerer Kälte Verlangen nach kalten Getränken
- Durchfall mit Erbrechen; reichliche Durchfälle mit schneidenden, kolikartigen Bauchschmerzen; anhaltendes heftiges Erbrechen
- große Schwäche und Erschöpfung
  - **Verschlechterung:** nachts; in der Kälte; im Winter
  - **Verbesserung:** durch Wärme
- → bewährt bei: Kollaps, Kreislaufbeschwerden, Erbrechen und Durchfall (nach Lebensmittelvergiftung).

ZINCUM METALLICUM (ZINK, ZINC)

- Große Unruhe in den Gliedern; Sie können die Beine nicht ruhig halten, selbst im Schlaf
- nervöse Schwäche mit Müdigkeit tagsüber, Benommenheit und Gedächtnisschwäche
- nervöse Unruhe, nächtliche Schlaflosigkeit, Gliederzuckungen, unruhige Träume
- → bewährt bei: Unruhe, Nervosität.

ZUM NACHSCHLAGEN

Wichtige Begriffe in der Homöopathie

Allopathie: Homöopathen verwenden diesen von Hahnemann geprägten Begriff, um die konventionelle »Schulmedizin« zu beschreiben. Die Allopathie versucht Körperfunktionen zu regulieren und krankhafte Prozesse zu unterdrücken, während die Homöopathie anstrebt, den Körper zur Selbsthilfe zu stimulieren.

Anamnese: die Befunderhebung oder Fallaufnahme durch den Arzt oder Heilpraktiker. Auf der Suche nach dem Mittel, das am besten zu den Beschwerden passt, legt der Homöopath bei seiner Befragung und Untersuchung großen Wert selbst auf die kleinsten Details. Ziel ist, ein möglichst umfassendes Bild von dem Menschen und seiner Krankheit zu bekommen. Lokale Symptome (Wo, warum, seit wann bestehen die Beschwerden?), Allgemeinsymptome (wie Durst, Wetterfühligkeit, Appetit- oder Schlafstörungen) und das psychische Befinden (Ängste, Depression, Aggression etc.) werden berücksichtigt. Immer wird gefragt, was die Symptome bessert oder verschlechtert und wann dies geschieht. Wichtig sind vor allem die Symptome, die besonders intensiv auftreten, die ungewöhnlich oder selten sind.

Arzneimittellehre: In diesen Büchern oder Computerprogrammen sind die Arzneimittelbilder (S. 6) zusammengefasst.

Heringsches Gesetz: Der Homöopath Konstantin Hering entdeckte bestimmte Gesetzmäßigkeiten beim Heilungsverlauf: Die Besserung der Beschwerden verläuft danach von den oberen Körperteilen nach unten (und nicht umgekehrt!) sowie von den lebenswichtigen inneren Organen (Herz, Gehirn, Nieren) zu den weniger wichtigen äußeren Organen (Haut, Gelenke). Dies erklärt, warum sich bei erfolgreicher Behandlung häufig zuerst das Allgemeinbefinden bessert. Weiterhin bessern sich die Beschwerden in der umgekehrten Reihenfolge ihres Erscheinens (von jetzt nach früher). Das Heringsche Gesetz ist vor allem bei der Beurteilung chronischer Krankheitsverläufe hilfreich.

Klassische Homöopathie: Hier wird streng nach der ursprünglichen Vorgehensweise Hahnemanns nur das eine, das ähnlichste Mittel für den Krankheitsfall gesucht und angewendet. Sie wird auch Einzelmittelhomöopathie genannt.

Komplexmittel: Komplexmittel sind Mischungen aus verschiedenen homöopathischen Einzelmitteln. Man geht davon aus, dass die Wirkungen der verschiedenen Mittel sich gegenseitig ergänzen oder verstärken und somit ein breiteres Wirkungsspektrum besitzen; man könnte fast von einem »Breitband-Homöopathikum« sprechen. Anders als in der klassischen Homöopathie (S. 249) ist bei der Behandlung mit Komplexmitteln die Symptomatik von nicht so zentraler Bedeutung. Die Komplexmittel-Homöopathie wird deshalb oft von den klassischen Homöopathen verurteilt. Tatsache aber ist, dass auch die Behandlung mit Komplexmitteln beachtliche Erfolge vorweisen kann.

Konstitutionsbehandlung: Die Homöopathie hat sich nicht nur bei leichteren Erkrankungen (wie in diesem Buch) bewährt, sondern ist auch für die Behandlung chronischer oder langjährig bestehender Krankheiten geeignet. Dabei kommen Konstitutionsmittel zum Einsatz, die einen besonders tief greifenden Einfluss auf das Krankheitsgeschehen und die Gesundung haben. Unter der Konstitution eines Menschen versteht man die Summe aller seiner geistigen, seelischen und körperlichen Eigenschaften, die durch das Erbgut, die Umweltfaktoren und den Zeitfaktor bestimmt sind. Konstitutionsmittel verbessern auf Dauer die Anpassung des Körpers an seine Umwelt und können so auch chronische Geschehen verändern. Es ist selbstverständlich, dass eine Konstitutionsbehandlung in die Hände des Fachmanns gehört. Die Homöopathie kennt eine Anzahl von Konstitutionsmitteln, die exakt zu einem bestimmten Menschentyp (Konstitutionstyp) passen. Dies sind Menschen, die ähnliche Verhaltensmuster aufweisen und immer wieder an ähnlichen Krankheiten erkranken. Gehört man einem eindeutigen Typ an und kennt man sein Konstitutionsmittel, so können mit diesem die meisten Krankheiten, ob akut oder chronisch, behandelt werden.

Miasma: Mit diesem Begriff beschrieb Hahnemann Erbkrankheiten, die er als Grundlage für chronische Krankheiten ansah. Er identifizierte drei Krankheitsgeschehen bei den Vorfahren als Ursache für Organ- oder Systemschädigungen bei den Nachkommen: Psora (Krätze), Gonorrhoe (Tripper) und Syphilis. Später kam unter anderem die Tuberkulose hinzu. Werden diese Erbbelastungen ausgeleitet, so wird der chronischen Erkrankung die Grundlage entzogen und Heilung kann geschehen. Ein Homöopath wird deshalb bei chronischen Krankheiten nach dem Miasma des Patienten suchen und ihn mit einem geeigneten Konstitutionsmittel behandeln.

Zum Nachschlagen

Modalitäten: Die Faktoren, die ein Symptom oder das Gesamtbefinden des Kranken verbessern oder verschlechtern können, werden Modalitäten genannt. Auf der Suche nach dem ähnlichsten Mittel spielen sie eine herausragende Rolle. Wichtige Modalitäten zur Verbesserung oder Verschlechterung einer Erkrankung können sein: Schlaf, Stuhlgang, Schweiß, Baden, Lärm, Licht, Gerüche, Druck, regelmäßige Zeiten, Speisen und Getränke, Körperhaltungen, der Einfluss von Wärme oder Kälte, von Ruhe oder Bewegung.

Nosode: So bezeichnet man ein homöopathisches Arzneimittel, das aus einem Krankheitserreger hergestellt worden ist. Beispielsweise wird das Mittel Tuberculinum aus dem Erreger der Tuberkulose hergestellt.

Repertorium: In diesen Büchern oder Computerprogrammen sind Krankheitssymptome mit den dazugehörigen Mitteln in einem Schema angeordnet, das ein schnelles Auffinden des richtigen Mittels nach anatomischen wie auch nach psychischen Gesichtspunkten ermöglicht.

Bücher, die weiterhelfen

Dorsci Mathias: *Homöopathie heute.* rororo, Hamburg

Enders Norbert: *Enders Handbuch Homöopathie.* Haug Verlag, Heidelberg

Gauß Fritz: *Wie finde ich das passende Arzneimittel?* Haug Verlag, Heidelberg

Graf Friedrich: *Ganzheitliches Wohlbefinden – Homöopathie für Frauen.* Herder Verlag, Freiburg

Sommer Sven: *GU Kompass Homöopathie.* Gräfe und Unzer Verlag, München

Sommer Sven: *GU Kompass Homöopathie für Kinder.* Gräfe und Unzer Verlag, München

Sommer Sven: *Homöopathie – Heilen mit der Kraft der Natur.* Gräfe und Unzer Verlag, München

Sommer Sven: *GU Kompass Homöopathie in der Schwangerschaft.* Gräfe und Unzer Verlag, München

Stumpf Werner: *Homöopathie.* Gräfe und Unzer Verlag, München

Stumpf Werner: *Kinder mit Homöopathie natürlich behandeln.* Gräfe und Unzer Verlag, München

Ullman Dana: *Homöopathie für Kinder.* Econ Verlag, München

Vithoulkas George: *Medizin der Zukunft.* Wenderoth, Kassel

Sach- und Beschwerdenregister

Abmagerung 149
Abszess 42
Acidum formicicum 41, **196**
Acidum nitricum 196
Acidum phosphoricum 196
Acidum sulfuricum 197
Aconitum 197
Adipositas 173
Aesculus 197
Agaricus 198
Ähnlichkeitsprinzip 5, 6
Akne 42
akutes Krankheitsgeschehen 9
Alkohol 155
Allergie 44
allergischer Schnupfen 88
Allium cepa 198
Allopathie 249
Aloe 199
Ambra 199
Anacardium 200
Anamnese 249
Angina 77, 86
Ängste 150
Angstzustände 167
Antibiotika 8
Antimonium crudum 200
Antimonium tartaricum 200
Antriebslosigkeit 152
Aphthen 112
Apis 6, **201**
Appetitstörungen 152
Argentum nitricum 201
Ärger 165

Arnica 27, **202**
Arsenicum album 202
Arthritis 45
Arthrose 73
Arum triphyllum 203
Arzneimittelbild 6
Arzneimittellehre 249
Arzneimittelprüfung 6
Asthma 45
Atemnot 27
Augenverletzung 37
Aurum 203
Ausfluss 46
Avena sativa 204

Barium carbonicum 204
Barium iodatum 205
Bauchkrämpfe, Kinder 176
Bauchschmerzen 48
Belladonna 205
Bellis perennis 206
Berberis 206
Bettnässen 178
Bienenstich 6, **31**
Bindehautentzündung 50
Blähungen **52**, 141
Blasenbeschwerden 53
Blasenentzündung 53
Blinddarmreizung 56
Blutdruck, erhöht 56
Bluterguss 34
Blutungen 27
Borax 206
Brechdurchfall 142
Bronchitis 91
Brustentzündung 58
Bryonia 207

Cactus 207
Calcium carbonicum 208
Calcium-carbonicum-Typ 192
Calcium fluoratum 208
Calcium phosphoricum 208
Calcium-phosphoricum-Typ 192
Calendula 209
Camphora 209
Cantharis 210
Capsicum 210
Carbo vegetabilis 211
Cardiospermum 211
Carduus marianus 211
Causticum 212
Chamomilla 212
Chamomilla-Typ 192
Chelidonium 213
China 213
Chinarinde 6
Cholesterin, erhöht 59
Cimicifuga 214
Cinnabaris 214
Cocculus 215
Coccus cacti 215
Coffea 6, **215**
Colchicum 216
Colocynthis 216
Conium 216
Crataegus 217
Cuprum metallicum 217

depressive Verstimmungen 153
Dioscorea 218
Dosierung 8, 9
Drogen 14, 155

Zum Nachschlagen

Drosera 218
Dulcamara 218
Durchblutungsstörung 60
Durchfall 61
Durchfall, Kinder 178
Dysmenorrhoe 126

***E**chinacea* 218
Eifersucht 166
Eiterflechte 179
Eiterung 39
Ekzem 81
Entgiftung 155
Entwöhnung 155
Entzündung 39, 64
Erbrechen 137
Erbrechen, Kinder 180
Erfrierung 29
Erkältung 65
Erschöpfung 157, 168
Ersthilfemittel 26
Erstreaktion 13
Erstverschlimmerung 13
Eupatorium perfoliatum 219
Euphrasia 219

***F**errum phosphoricum* 220
fieberhafter Infekt 65
Fieberkrampf 67
Fissuren 80
Frostbeulen 29
Furunkel 68

***G**abe* 10
Gallenbeschwerden 69
Galphimia 220
Gebärmutterblutung 71
Gehirnerschütterung 30

Gelenkbeschwerden 72
Gelenkerguss 73
Gelsemium 220
Gerstenkorn 73
Geschwüre 112
Globuli 10
Glonoinum 221
Graphites 221
Grippe 65
Gürtelrose 74

Haarausfall 75
Hahnemann 5
Halsschmerzen 77
Hamamelis 222
Hämorrhoiden 79
Harnwegsbeschwerden 53
Hausapotheke 16
Hautausschlag 81
Heimweh 162
Heiserkeit 84
Hepar sulfuris 222
Heringsches Gesetz 12, **249**
Herrschsucht 167
Herzbeschwerden 86
Heuschnupfen 88
Hexenschuss **90**, 97
Hitzekollaps 30
Hitzewallungen 159
hochakutes Krankheitsgeschehen 9
Hochpotenzen 7, 8, 10, 11
Homöopathie 5
hormonelle Störungen 154
Hühneraugen 133
Husten 91
Hyoscyamus 223
Hyperaktivität 181
Hypericum 223

***I**gnatia* 224
Immunisierung 5
Immunsystem 5, 8
Impfung 5, 15
Impotenz 76
Insektenstich 6, 30
Iodum 224
Ipecacuanha 225
Iris 225
Ischias 96

Kaffee 14, 215
Kalium bichromicum 226
Kalium carbonicum 226
Kalium iodatum 227
Kalium phosphoricum 227
Kalium sulfuricum 228
Kampfer 13, 14, 209
Kater 98
Kehlkopfentzündung 84
Keuchhusten 182
Kinderkrankheiten, Nachbehandlung 184
Kindertypen 192
klassische Homöopathie 8, **249**
klimakterische Beschwerden 98
Knochenschmerzen 184
Knochenverletzung 31
Kolik, Säugling 176
Kollaps 31
Komplexmittel 249
Konstitutionsbehandlung 250
Konzentrationsstörungen 161

Kopfschmerzen 100
Kopfverletzung 30
Krampfadern 107
Krämpfe 32
Kreislaufbeschwerden 108
Kreosotum 228
Kropf 173
Kummer 162, 167

Lachesis 229
Laryngitis 84
Lebensmittelvergiftung 139
Lebensüberdruss 153, 155
Lebererkrankung 109
Ledum 229
Leitsymptome 195
Lichtempfindlichkeit 51
Lidrandentzündung 50
Liebeskummer 166
Luffa 230
Lumbago 90
Lycopodium 230
Lycopodium-Typ 193

Magenbeschwerden 110
Magen-Darm-Infekt 140
Magengeschwür 112
Magenschmerzen 111
Magenverstimmung 139
Magnesium phosphoricum 231
Malaria 6
Mandelentzündung 77
Masern 184
Mastitis 58
Medikamente 155

Medorrhinum 231
Menierscher Schwindel 134
Mercurius corrosivus 232
Mercurius solubilis 232
Mezereum 233
Miasma 250
Migräne 100
Milchzucker 10
Millefolium 233
Modalitäten 251
Müdigkeit 157
Mumps 186
Mundschleimhautentzündung 112
Muskelkater 114, 157
Muskelzuckungen 163

Nabelkolik 177
Nackenschmerzen 114
Nagelbettentzündung 117
Nagelstörungen 116
Nasennebenhöhlenentzündung 117
Natrium chloratum 233
Natrium-chloratum-Typ 193
Natrium sulfuricum 234
Nebenwirkungen 5, 8
nervöser Tick 164, 181
nervöse Überreiztheit 6
Nervosität 163
Nierenbeschwerden 119
Nikotin 155
Nosode 251

Notfalltropfen 26
Nux vomica 234
Nux-vomica-Typ 193

Ohnmacht 31, 32
Ohrenschmerzen 121
Okoubaka 235
Operationen, vor und nach 33
Opium 235

Panikattacken 150
Periode, Beschwerden vorher 125
Periode, schmerzhaft 126
Periodenstörungen 123
Petroleum 236
Phobien 150
Phosphorus 236
Phosphorus-Typ 193
Phytolacca 237
Piper methysticum 237
Plantago major 237
PMS 125
Podophyllum 238
Pollenallergie 88
Polypen 129
Potenzen 7
Potenzieren 7
Prämenstruelles Syndrom 125
Prellung 34
Prüfungsangst 150, 167
Pulsatilla 238
Pulsatilla-Typ 194
Pulver 10

Quetschung 34

Raucherhusten 156
Raucherlunge 156

Zum Nachschlagen

Reaktionsmittel 12, 41
Reisekrankheit 134
Reiseobstipation 144
Reiseübelkeit 137
Reizbarkeit 165
Reizblase 55
Repertorium 251
Rescue Remedy 26, **239**
Rheuma 129
Rhododendron 239
Rhus toxicodendron 239
Robinia 240
Röteln 187
Rückenschmerzen 90, 96, 114
Ruhelosigkeit 164
Rumex 240
Ruta 240

Sabadilla 241
Sambucus 241
Sanguinaria 241
Säuglingsschnupfen 133
Scharlach 188
Schilddrüsen-
 -überfunktion 152
 -unterfunktion 173
Schlaflosigkeit 6
Schlafstörungen 167
Schlaganfall 135
Schleimbeutelentzündung 130
Schnupfen 130
Schock 35
Schulangst 181
Schwäche 157
Schwangerschaft 76
 – erbrechen 137
Schweißausbruch 169
Schwielen 133
Schwindel 6, **134**, 159
Secale cornutum 241

Sehnenscheidenentzündung 136
Sehnenzerrung 136
Selbstvertrauen, Mangel 159, **171**
Selbstwertverlust 155
Selenium 242
Sepia 242
Silicea 243
Silicea-Typ 194
Solidago 244
Sonnenbrand 35
Sonnenstich 35
Soor 112
Spongia 244
Standarddosis 9
Staphisagria 244
Stimmungsschwankungen 154
Stramonium 245
Stress 172
Sulfur 12, 41, **245**
Sulfur-Typ 194
Symphytum 246
Symptome 19

Tabacum 6, **246**
Tabletten 10
Thuja 247
Tiefpotenzen 7, 8
Tierversuche 6
Trauer 162
Tropfen 10
Tuberculinum 247

Übelkeit 6, **137**
Überanstrengung, Augen 52
Überanstrengung, geistig 158
Überarbeitung 168
Übergewicht, krankhaftes 173
Überreiztheit 169
Unruhe 163

Umstimmungsmittel 41
Unterkühlung 29
Ursubstanz 7
Urtica urens 6, **248**

Venen 107
Veratrum album 248
Verbrennung 6, 36
Verdauungsstörung 139
Verdünnung 7
Vergesslichkeit 161
Vergiftung 37
Verletzung 38
Verrenkung 39
Verstauchung 39
Verstopfung 143
Vertigo 134

Warzen 144
Wechseljahre 154
Wechselwirkungen 13
Wetterfühligkeit 173
Wetterwechsel 174
Windelausschlag 189
Windpocken 190
Wunde 38
Wutausbruch 167, **191**

Zahnbehandlung, Beschwerden 146
Zahnfleischentzündung 112
Zahnschmerzen 146
Zahnungsbeschwerden 146
Zerebralsklerose 161
Zerrung 39
Zerstörungswut 181
Zincum metallicum 248
Zuckung 164
Zwölffingerdarmgeschwür 112

Impressum

HINWEIS
Die Ratschläge in diesem Buch sind von Autor und Verlag sorgfältig erwogen und geprüft. Dennoch kann eine Garantie nicht übernommen werden. Eine Haftung des Autors und des Verlages für Personen-, Sach- und Vermögensschäden ist ausgeschlossen.

Die **GU Homepage** finden Sie im Internet unter
www.gu-online.de
Umwelthinweis: Dieses Buch wurde auf chlorfrei gebleichtem Papier gedruckt. Um Rohstoffe zu sparen, haben wir auf Folienverpackung verzichtet.

© 2001 GRÄFE UND UNZER VERLAG GmbH, München
Alle Rechte vorbehalten. Nachdruck, auch auszugsweise, sowie Verbreitung durch Film, Funk und Fernsehen und Internet, durch fotomechanische Wiedergabe, Tonträger und Datenverarbeitungssysteme jeder Art nur mit schriftlicher Genehmigung des Verlages.

Redaktion: Ilona Daiker
Lektorat: Kurt Gallenberger, Münsing
Herstellung: Helmut Giersberg
Gestaltung: Independent Medien Design, München
Satz: Filmsatz Schröter, München
Fotos: Barbara Büchner (U4 Mitte), Dieter Knapp (Cover), Studio Schmitz (U4 rechts u. links)
Druck und Bindung: Druckerei Auer, Donauwörth

ISBN 978-3-7742-3223-5

12. Auflage 2007

Ein Unternehmen der
GANSKE VERLAGSGRUPPE